U0726202

晶状体病
影像学检查及诊断

Imaging Examinations and Diagnosis of
Lens Diseases

主　编　罗莉霞　　刘臻臻

副主编　陈晓云　　谈旭华　　靳光明

主　审　刘奕志

编　者（以姓氏笔画为序）

古晓勋	伍洁仪	刘臻臻	阮晓婷	邹颖诗
张　妙	张　彧	张一帆	张佳晴	张恩恩
陈凯琳	陈晓云	林灏文	罗莉霞	胡乐怡
娄秉盛	晋爱霞	徐超群	谈旭华	梁　晨
韩晓彤	靳光明	谭　源	戴　烨	

人民卫生出版社
·北京·

版权所有，侵权必究！

图书在版编目（CIP）数据

晶状体病影像学检查及诊断 / 罗莉霞，刘臻臻主编.
北京 ：人民卫生出版社，2024. 11. -- ISBN 978-7-117-
36567-3

Ⅰ. R776.304

中国国家版本馆 CIP 数据核字第 2024JA6221 号

人卫智网　www.ipmph.com　医学教育、学术、考试、健康，
　　　　　　　　　　　　　　购书智慧智能综合服务平台
人卫官网　www.pmph.com　人卫官方资讯发布平台

晶状体病影像学检查及诊断
Jingzhuangtibing Yingxiangxue Jiancha ji Zhenduan

主　　编　罗莉霞　刘臻臻
出版发行　人民卫生出版社（中继线 010-59780011）
地　　址　北京市朝阳区潘家园南里 19 号
邮　　编　100021
E - mail　pmph@pmph.com
购书热线　010-59787592　010-59787584　010-65264830
印　　刷　天津市银博印刷集团有限公司
经　　销　新华书店
开　　本　787×1092　1/16　　印张：17
字　　数　382 千字
版　　次　2024 年 11 月第 1 版
印　　次　2024 年 12 月第 1 次印刷
标准书号　ISBN 978-7-117-36567-3
定　　价　198.00 元

打击盗版举报电话：010-59787491　E-mail: WQ@pmph.com
质量问题联系电话：010-59787234　E-mail: zhiliang@pmph.com
数字融合服务电话：4001118166　　E-mail: zengzhi@pmph.com

序

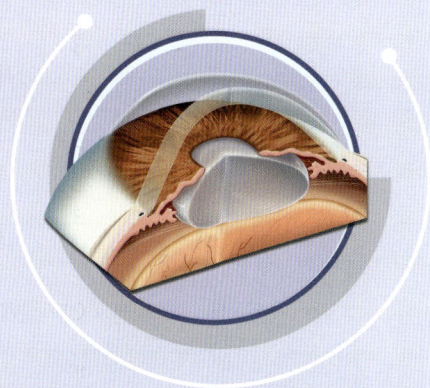

党的二十大报告中提出：推进健康中国建设，把保障人民健康放在优先发展的战略位置。其中，影响人民眼健康的晶状体病的防治，是国家实施健康优先战略的重要一环。中山大学中山眼科中心是我国规模最大的公立眼科医院，眼病防治全国重点实验室依托单位，我国唯一的世界卫生组织眼健康与视觉合作中心，在服务国家战略、人民需求与全球眼健康事业发展中不断地贡献智慧和力量。

中山眼科中心白内障科在学术带头人刘奕志教授的指导和带领下，致力于晶状体病防治策略的创新，全体同仁传承优势学科底蕴，锐意进取，在内源性干细胞介导晶状体再生、白内障一类新药研发等诸多领域成绩斐然。《晶状体病影像学检查及诊断》正是中山眼科中心白内障科针对晶状体防治需求，立足前沿影像学技术，经过3年的数据收集、整理及修订，对影像学检查在晶状体病临床诊疗方面的创新研究与应用的总结。

晶状体在解剖位置上处于眼前节，其特征可被非侵入性影像学检查客观、快速地记录。晶状体影像学揭示的是晶状体生理病理过程中的特征性变化，不仅为晶状体病的防治提供精准参考，也具有评估个体生物学年龄和预测全身重大疾病和死亡风险的重大潜力。该书通过大量来自临床一线的高质量图片和实例，图文并茂地展示了裂隙灯显微镜、光学相干断层扫描、Scheimpflug照相机、超声生物显微镜等影像学检查在晶状体病精准诊断、手术操作和人工晶体选择评估中的临床应用。书中内容翔实，结构严谨，适用于不同层级医院的眼科医生和特检师，不仅有助于医生准确诊断晶状体病，还可以作为教学和培训的宝贵资源，帮助年轻医生和特检师快速掌握影像学检查的要点和技巧，对于高阶手术医生提高白内障手术成功率和患者术后满意度同样具有重要意义。

希望该书的出版，"为社会福，为邦家光"，有助于向眼科医疗工作者传递晶状体病影像学的创新成果并应用于临床实践，成为健康中国战略的行动派、实干家。在眼影像检查技术不断革新的大背景下，我们愿和读者们一起为晶状体病的诊疗不断贡献新的思路和方法，在眼健康事业中不断取得新突破。

最后，我对所有参与本书编写的同仁表示最诚挚的感谢，特别是中山眼科中心白内障科富有朝气的中青年骨干编者团队。作为这个科室的一员,我也亲自见证了他们的成长和进步,对他们的付出和取得的成绩表示由衷的肯定和鼓励,期待他们在祖国眼病防治事业中作出更大贡献。

林浩添

中山大学中山眼科中心主任、医院院长

2024 年 11 月 8 日

目 录

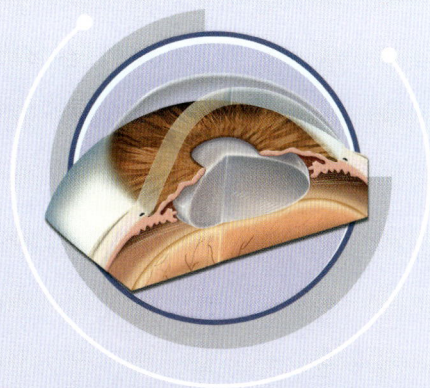

晶状体影像学的发展与应用

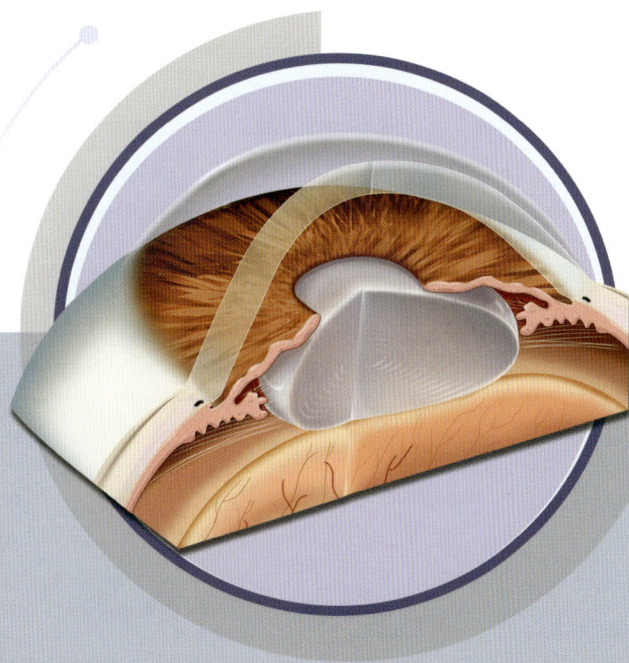

晶状体是眼内发挥屈光和调节功能的组织,其形态、质地等随年龄和疾病状态改变,继而引起晶状体生理功能的退化或异常。在临床决策中,影像学检查可提供晶状体形态、质地改变的丰富信息,对晶状体相关疾病的诊断与治疗方案的制订具有重要意义。本书将介绍晶状体影像学在晶状体相关疾病诊疗中的应用,为眼科医师、特检师与医学生提供借鉴。

一、晶状体的解剖特点和生理功能

(一)晶状体的解剖特点

晶状体为眼内一富有弹性的双凸状透明结构(图 0-0-1),前方毗邻虹膜,后方有玻璃体支撑。根据空间位置关系,可将晶状体分为前部、后部和前后部交界处的赤道部。根据解剖构成,可将晶状体分为四部分:晶状体囊、晶状体上皮细胞、晶状体纤维细胞和悬韧带。

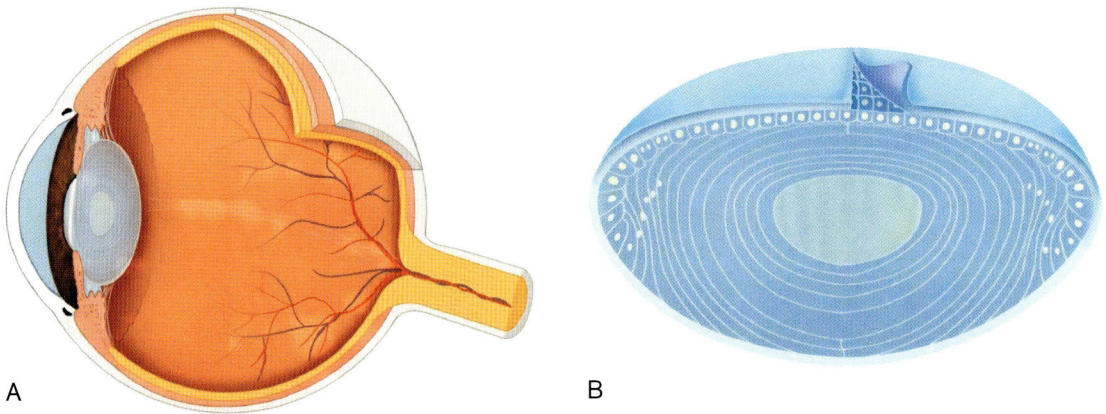

A   B

图 0-0-1 晶状体的解剖毗邻与结构
A. 眼球矢状剖面图;B. 晶状体矢状/水平剖面图。

晶状体囊为晶状体最外围的一层具有弹性的均质基底膜。晶状体上皮细胞是位于前囊和赤道部囊膜下的单层立方上皮。其中,赤道部的晶状体上皮细胞持续增殖、分化为晶状体纤维细胞,形成洋葱样结构。悬韧带一端附着在晶状体赤道部囊膜外表面,另一端附着在睫状肌上,随着睫状肌收缩、舒张使晶状体的形状发生改变。

(二)晶状体的生理功能

晶状体的上述解剖特点决定了其生理功能,即屈光及调节。

晶状体的透明性依赖于晶状体内上皮、纤维细胞的紧密、有序排列,以及晶体蛋白的稳态。晶状体中晶体蛋白浓度极高且具有高度可溶性,这些特性与晶状体双凸透镜的形状、晶状体内部的梯度折射率等一同决定了晶状体的屈光能力。

睫状肌的收缩与舒张及悬韧带的松弛与紧张,引起晶状体前后表面曲率改变,从而使晶状体屈光力发生变化,实现调节功能,让人得以清晰看到不同距离的物体。根据 Helmholtz 视觉调节定律,视近物时,睫状肌收缩,悬韧带松弛,晶状体变凸,人眼屈光能力增强,视远物时则反之。

二、晶状体影像学检查的临床意义

疾病状态下,晶状体整体与局部的透明性、梯度折射率的分布、结构完整性及形状、位置等可能发生改变,导致相应的功能变化和临床症状。由于晶状体位置相对表浅,且位于晶状体前方的结构(包括泪膜、角膜、房水和瞳孔)均可使光线通过,可通过影像学手段直接或间接地了解晶状体结构与功能的改变,以辅助晶状体疾病的诊疗。

当前用于晶状体影像学检查的仪器/手段包括裂隙灯显微镜,磁共振成像(magnetic resonance imaging,MRI),超声生物显微镜(ultrasound biomicroscopy,UBM),Scheimpflug 照相机,眼前节光学相干断层扫描(anterior segment optical coherence tomography,AS-OCT)等。借助并结合不同的影像学手段对晶状体的结构与功能进行准确、全面、快速的评估,在以下方面具有临床意义:

1. 定性、定量评估晶状体的位置、形态与质地改变,深化对晶状体结构功能随年龄、疾病动态变化的认识,为指导晶状体疾病的诊断和治疗方案的制订提供影像学证据,为深化对晶状体生理、病理状态的认识提供理论依据。

2. 结合其他眼球生物学测量手段,评估晶状体本身的生物参数及其在特殊人群(如高度近视眼、玻璃体切除术后眼)中的变化对全眼屈光力的影响,为精准计算人工晶状体屈光力、指导人工晶状体类型选择提供依据。

三、晶状体影像学检查方法的发展概况

(一)晶状体影像学检查方法的发展简史

科学技术的不断革新推进了眼科影像学的发展。其中,晶状体影像学检查作为眼前节影像学检查的重要部分,经历了很多阶段性的技术突破(图 0-0-2)。20 世纪初,裂隙灯显微镜的发明使检查者能对眼部结构进行放大,比肉眼直接观察能发现更细微的结构改变;结合不同照明方式,可获得晶状体的切面影像和晶状体混浊对于视轴区光线穿透性的影响。20 世纪 40 年代,基于声学原理的检查设备开始应用于眼科检查。20 世纪 60 年代,Scheimpflug 照相机出现,以围绕矢状轴旋转的可见光作为光源,获得冠状面上不同角度的角膜到晶状体的扫描图像,并将图像的测量精度提高到微米级。20 世纪 90 年代,超声生物显微镜面世,与基于光学原理的检查设备不同,它可提供被葡萄膜(虹膜)遮挡的晶状体赤道部与悬韧带的影像。光学相干断层扫描技术在晶状体影像检查中的应用,与此前的其他检查方法、设备相比,除高分辨率外,还可提供更多新的晶状体生物测量参数(三维的倾斜、偏中心数值等)。人们借助各种原理和技术,更加精细地评估晶状体的各项参数,同时深化对晶状体功能的认识,以进一步指导晶状体相关疾病的诊疗。

(二)晶状体影像学检查方法的发展趋势

随着影像学技术的发展,对晶状体各项生物参数的测量逐渐细化。无论是从定性、分级到定量的评估方法,还是从对间接指标到对直接指标的观察,都让晶状体影像学检查结果越来越全面,且具有客观性和可重复性。

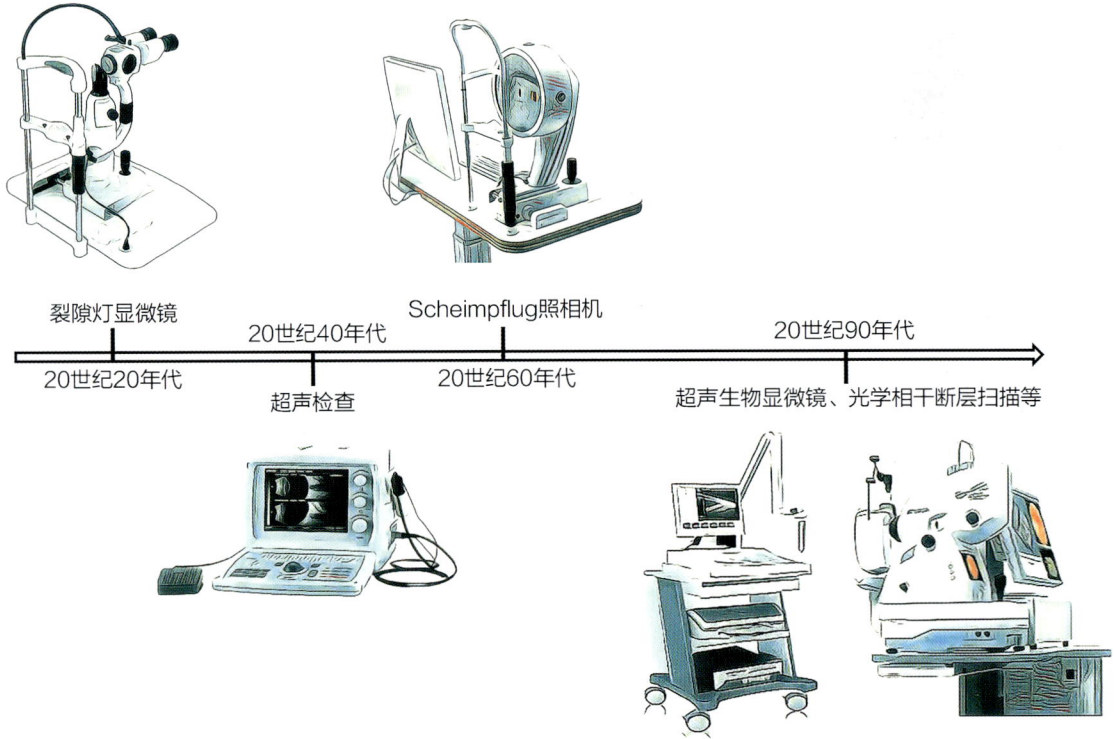

图 0-0-2 晶状体影像学检查方法的发明时间轴

1. 从定性到定量

以晶状体透明性评估为例,它经历了从用肉眼直接观察有无混浊(包括虹膜新月影投照试验等,图 0-0-3),到基于裂隙灯显微镜等眼前节照相的晶状体混浊程度分级系统(lens opacities classification system,LOCS)的应用(即通过对比患者眼前节与标准化拍摄的照片,从对晶状体混浊程度进行分级),再到基于 Scheimpflug 照相机或 AS-OCT 以图像灰度定量评估晶状体密度(图 0-0-4)这三个主要阶段。

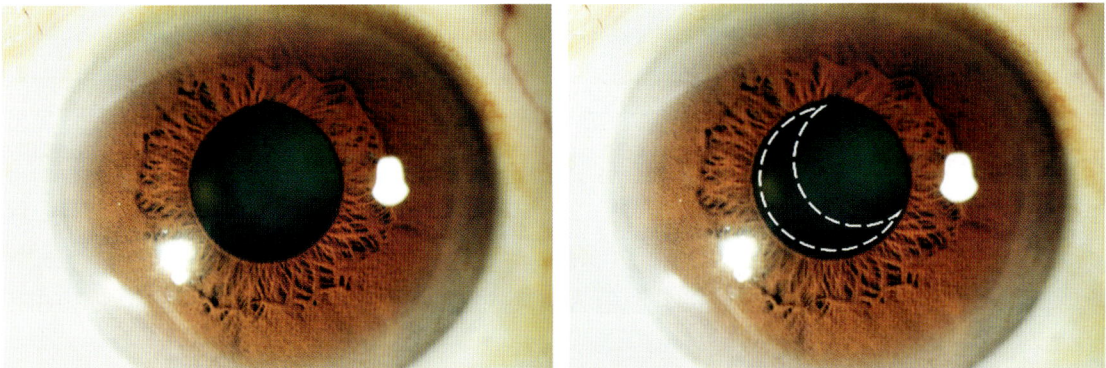

图 0-0-3 虹膜新月影投照试验
入射光线被虹膜遮挡,在瞳孔区左下方的晶状体前表面形成新月形阴影。

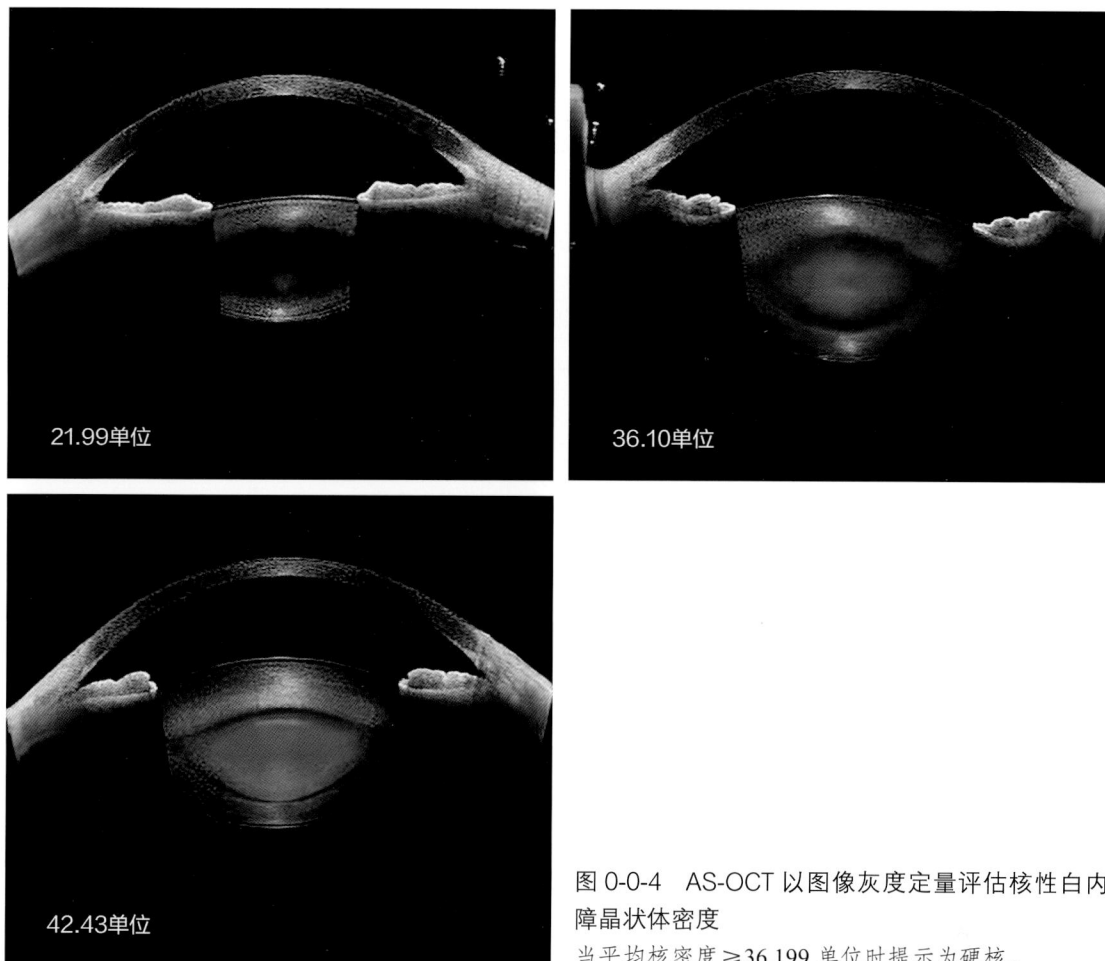

图 0-0-4　AS-OCT 以图像灰度定量评估核性白内障晶状体密度

当平均核密度≥36.199 单位时提示为硬核。

2. 从直接到间接

对晶状体形态的评估,早期是通过散瞳或调节前后眼球屈光力的改变来判断的。如今,我们可以利用 Scheimpflug 照相机、AS-OCT 直接测量散瞳或调节前后,甚至是动态观察散瞳或调节过程中晶状体前后表面曲率、厚度与位置的变化。

3. 晶状体功能评估参数的多样化

在晶状体影像学检查发展过程中,除了对晶状体某一特定参数测量的细化,也有对前期未被发现或重视的其他参数的补充。

例如,早期评估晶状体位置时,观测指标主要是晶状体轴向的前后移动距离及是否有明显的不全或完全脱位,而如今检查仪器可以测算出肉眼无法直接比较的晶状体倾斜与偏中心情况。又如对晶状体屈光能力的评估,已从早期对眼屈光力的整体计算,发展到如今利用仪器对眼内不同类型的像差进行测量。

综上,对晶状体认识的深化和晶状体影像学技术的进步相辅相成。晶状体影像学检查在经历了 20 世纪的蓬勃发展后,在测量深度、广度,检查便捷性、客观性和可重复性等层面都有了巨大进展,为了解晶状体解剖生理作出重要贡献,也为晶状体疾病的诊疗打下坚实的基础。

四、晶状体影像学检查方法的原理、优劣与临床应用场景

请见表 0-0-1。

表 0-0-1　晶状体影像学检查方法的原理、优劣与临床应用场景

检查仪器	原理	优势	不足	临床应用场景
裂隙灯显微镜	光线经过集光透镜后形成强而集中的光束,通过对裂隙宽窄、光点大小的控制和焦点调节之后形成一条边缘平整、亮度集中均匀的裂隙光线,投射到被检眼进行照明	直接观察晶状体的颜色、形状、位置	结果不能量化	晶状体混浊程度分级;晶状体、人工晶状体位置的定性评估
超声生物显微镜(UBM)	探头发出高频的超声脉冲扫描物体,物体反射和散射的超声波被探头接收,信号传递、滤过、放大、处理,形成数字信息,数-模转换形成二维图形	可观察被虹膜遮挡的晶状体区域和悬韧带	分辨率低;接触式检查;对患者固视时间要求高	悬韧带状态评估:是否断裂或缺如、紧张度
Scheimpflug 照相机	通过移动镜头轴使被拍摄体平面、影像平面和镜头平面的延长面相交于一直线,从而获得全面清晰的影像	非接触、内置密度分析工具	对固视要求高;不能显示被虹膜遮挡的结构	晶状体核密度分析;晶状体后囊情况评估(小儿与年轻人);白内障术前的角膜生物学测量
眼前节光学相干断层扫描(AS-OCT)仪	利用低相干光进行干涉,根据生物组织内部的光学散射进行二维成像,这种方式类似于超声脉冲-回声成像,用一束光射入眼内,光能够在眼内不同组织边界发生反射,也可在不同的组织中发生散射,根据测定入射光在不同层面反射的延迟时间,即可获得不同组织结构的厚度和大小	能够观察整个眼前节部分,快速、高效地扫描、全角度、非接触地成像与测量	不能显示被虹膜遮挡的结构	晶状体生物参数的自动测量;白内障混浊程度与类型评估;人工晶状体倾斜与偏心的自动定量测量

五、晶状体影像学检查在临床应用中的挑战与发展方向

(一)晶状体影像学检查在临床应用中的挑战

晶状体影像学检查仪器的原理及优劣已在表 0-0-1 进行了总结,在临床应用中,上述检查方法仍面临以下挑战:

1. 单一检查方法存在各自的盲区,难以通过一种方法或设备快速、全面评估晶状体的

结构和功能参数。

2. 仪器测量晶状体生物参数的可重复性和不同仪器之间测量晶状体生物参数的一致性也需要进一步验证，以实现各仪器测量值的互换。

3. 均难以实现对晶状体悬韧带的精细、定量和动态检查。对晶状体赤道部、悬韧带与睫状肌的观察困难，难以满足对晶状体调节机制进一步认识的要求。

4. 目前晶状体影像学检查的分辨率并不能满足活体细胞水平的检查。

5. 各种晶状体影像学检查方法获得的图像，因测量过程中图像的畸变以及校正方式的不同，无法测量晶状体内部的梯度折射率。

（二）晶状体影像学检查的发展方向

1. 优化检测方法技术，标准化仪器操作。对仪器使用方法的优化和标准化将保证影像学图像采集质量的高水平统一，同时降低操作者的学习成本。

2. 对主流检测仪器结果进行一致性验证，获得测量值的互换公式。

3. 优化或研发新的影像学检查技术，以实现晶状体-悬韧带-睫状肌一体化图像实时采集，获得晶状体活体细胞水平分辨率的图像，实现晶状体梯度折射率的测量。

4. 建立晶状体生物参数数据库，进一步明确晶状体生物参数随着年龄与疾病的变化规律，以深入研究晶状体调节机制、优化人工晶状体度数计算公式。

（刘臻臻　胡乐怡　罗莉霞）

参 考 文 献

［1］ MIESFELD J B, BROWN N L. Eye organogenesis: A hierarchical view of ocular development［J］. Current Topics in Developmental Biology, 2019, 132: 351-393.

［2］ HEJTMANCIK FIELDING J. Lens biology and biochemistry［J］. Prog Mol Biol Transl Sci, 2015, 134: 169-201.

［3］ PAVLIN C J, HARASIEWICZ K, SHERAR M D, et al. Clinical use of ultrasound biomicroscopy［J］. Ophthalmology, 1991, 98（3）: 287-295.

［4］ GREWAL D S, BRAR G S, GREWAL S. Correlation of nuclear cataract lens density using Scheimpflug images with Lens Opacities Classification System Ⅲ and visual function［J］. Ophthalmology, 2009, 116（8）: 1436-1443.

［5］ CHYLACK L T JR, WOLFE J K, SINGER D M, et al. The Lens Opacities Classification System Ⅲ. The Longitudinal Study of Cataract Study Group［J］. Arch Ophthalmol, 1993, 111（6）: 831-836.

［6］ WANG W, ZHANG J, GU X, et al. Objective quantification of lens nuclear opacities using swept-source anterior segment optical coherence tomography［J］. Br J Ophthalmol, 2022, 106（6）: 790-794.

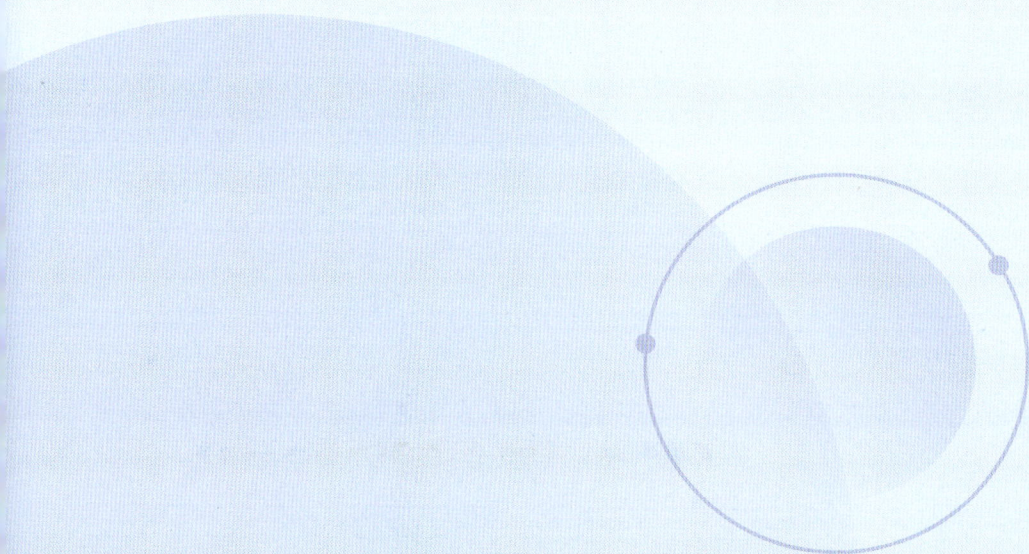

第一章

裂隙灯显微镜

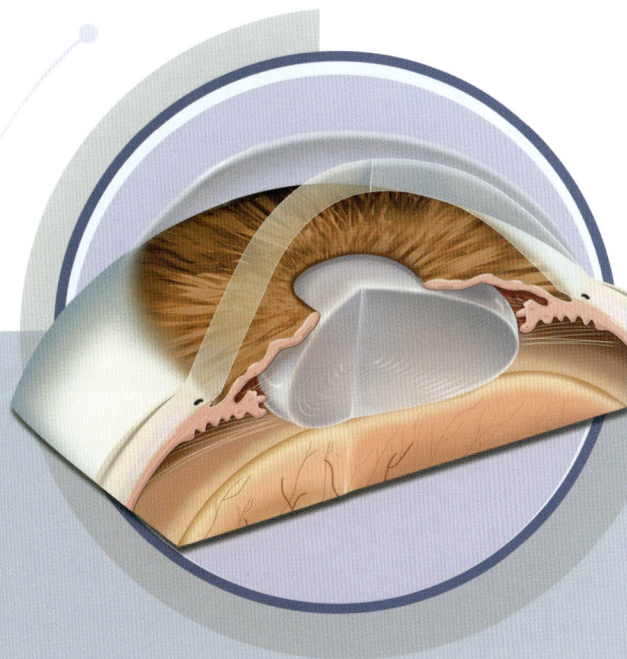

裂隙灯显微镜（slit lamp）又称裂隙灯生物显微镜（slit lamp biomicroscope），简称裂隙灯，是眼科临床诊疗最常用的光学设备之一。裂隙灯显微镜可以直接观察眼前节整体情况，并可初步判断晶状体及邻近组织病变的位置、性质及其大小；结合各种附件，如房角镜、前置镜等，可观察到前房角、玻璃体和视网膜等部位的更多细节，对于晶状体及相关疾病的评估具有重要意义。

第一节　裂隙灯显微镜的基本结构

裂隙灯显微镜由裂隙灯照明系统、双目立体显微镜观察系统和机械辅助控制系统三大部分组成（图 1-1-1）。本书以 BX900 裂隙灯显微镜照相系统为例，简要阐述其三大基本结构。

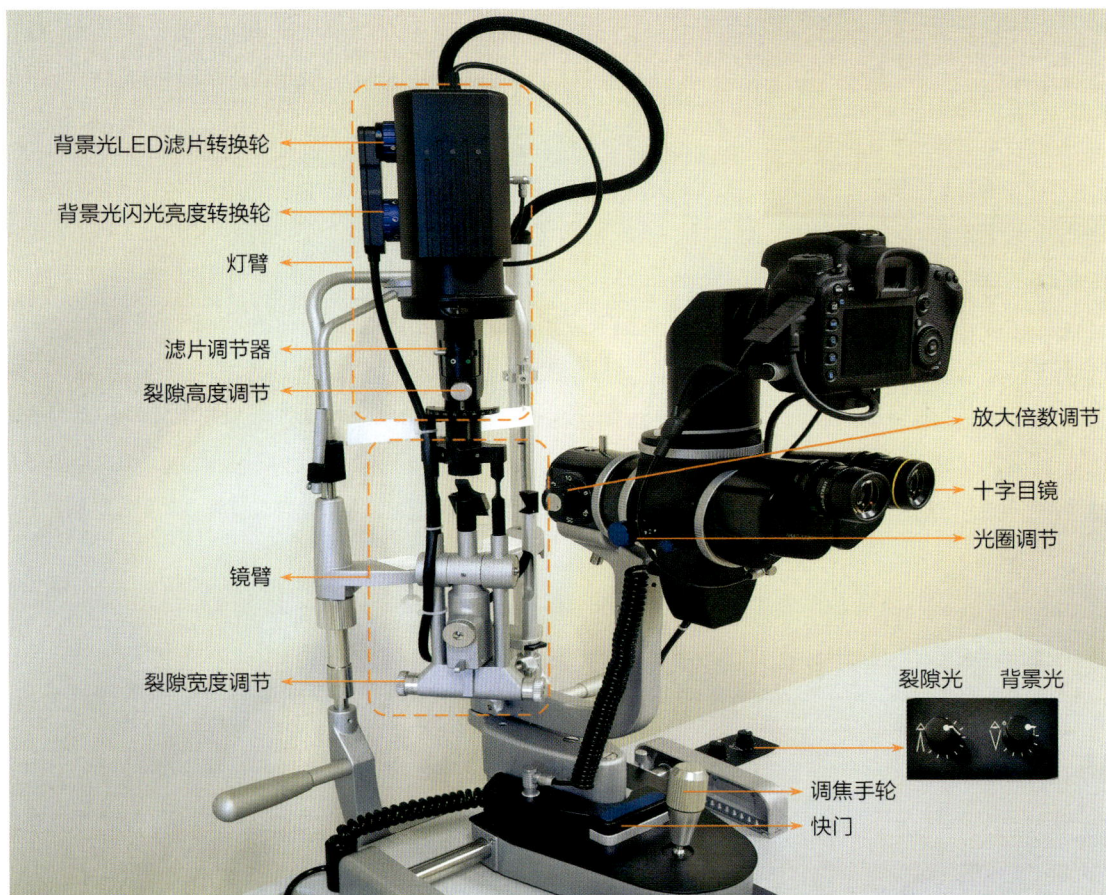

图 1-1-1　裂隙灯显微镜结构图

一、裂隙灯照明系统

裂隙灯照明系统由光源和光学仪器(集光透镜、光栏盘、滤光片、投射透镜、反射镜或三棱镜等)组成。裂隙灯照明系统的裂隙光束,亮度、高度、宽度和方向可调,其中亮度调节范围为0~10亮度调节档次,裂隙的高度调节范围在1~14mm,宽度调节范围在0~8mm,方向在0°~180°内由水平到垂直方向可调。根据光源的位置不同,常见的裂隙灯显微镜有上光源照明型和下光源照明型两种类型。

二、双目立体显微镜观察系统

双目立体显微镜观察系统由物镜、目镜、棱镜和放大镜等光学组件共同组成。双目立体显微镜观察系统的基本要求是清晰的对焦成像功能、可变的放大倍率(6.3~40倍),以满足不同条件下观察眼部细微结构的需求。

三、机械辅助控制系统

机械辅助控制系统在机械上具备可调节的左右摆动角,以调整裂隙光束的入射角度。其次,配备三维可调的移动工作足台,能辅助裂隙灯照明系统与双目立体显微镜观察系统更好地观察眼部不同解剖结构的位置和形态。此外,还包括:固视灯,以帮助被检查者固定注视方向;颌架装置,以固定被检查者的头位,颌架装置的下颌托可上、下调节,以匹配不同的面部高度与比例。

四、辅助设备

裂隙灯显微镜除了上述三大系统相关部件之外,可以配备使用各种辅助附件,以扩大观察范围和/或增加测量参数。比如,附加前置镜或接触镜可进一步检查玻璃体和眼底,附加房角镜可检查前房角,附加Goldman压平眼压计可测量眼压,等等。

第二节　裂隙灯显微镜的工作原理

裂隙灯显微镜的照明系统发出的光线经过集光透镜后形成强而会聚的光束,通过调整光束的宽窄、长度、入射角度、焦点,并结合不同滤光片、放大倍率及检查方法,可达到不同的检查目的,在临床上广泛应用于不同眼部组织、病变的观察与评估。

其中,当照明系统产生的光束为裂隙状的光带时,光带经过眼部组织后,仅光线通过处的组织被照亮,其被照亮的部位与光线路径完全一致,从而形成一个清晰的光学切面;在光线路径以外的组织,则为黑暗区,因而形成强烈的明暗对比;通过双目立体显微镜对光学切面进行观察,即可判断被观察部位的层次与深度。换言之,裂隙灯显微镜通过照明系统与观察系统的配合,使观察者可直接观察眼部特定组织由照明光束照射形成的"活体切片",故裂隙灯显微镜又被称为裂隙灯活体生物显微镜(图1-2-1)。

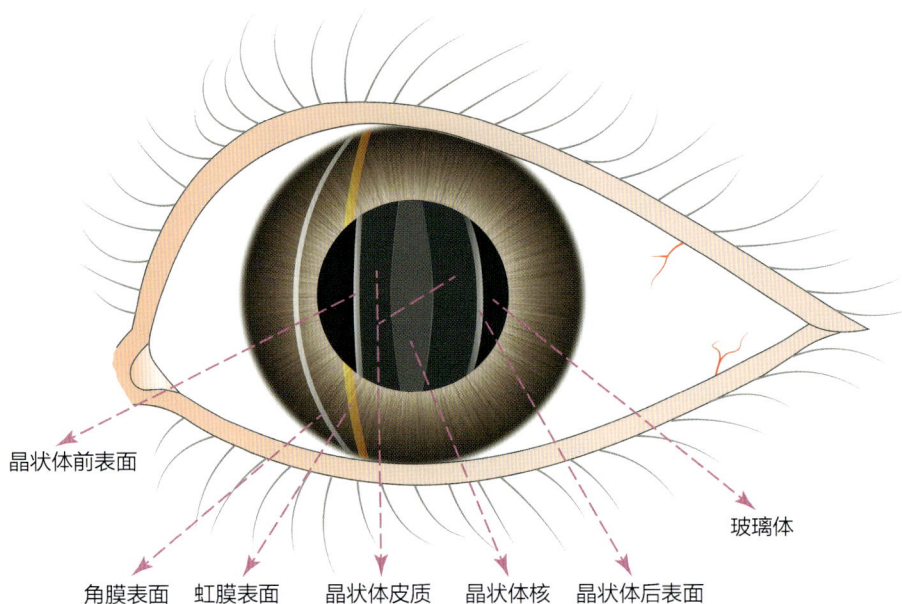

晶状体前表面

玻璃体

角膜表面　虹膜表面　晶状体皮质　晶状体核　晶状体后表面

图 1-2-1　裂隙灯显微镜观察的眼部结构示意图

第三节　裂隙灯显微镜的操作流程

裂隙灯显微镜观察与镜下图像的采集,对于晶状体相关疾病的诊断与鉴别诊断、治疗决策、预后评估极其重要。对于需要长期跟踪、随访的晶状体相关疾病患者,利用标准化流程下拍摄的一致性、对比性强的裂隙灯眼前节照片,可辅助临床医生准确判断晶状体透明性、位置的变化与发展,为诊疗决策的制订与调整提供客观临床证据。

一、裂隙灯显微镜观察晶状体的照明方法与选择

(一)裂隙灯显微镜观察晶状体的照明方法

1. 弥散光照法

弥散光照法可整体了解眼前节的情况,并初步评估晶状体的透明度、颜色、位置等。弥散光照法观察晶状体时,焦点对准前囊,调整镜臂角为 20°~30°;根据观察需要适当增加裂隙光带的宽度与高度,同时将灯柱反射镜下的毛玻璃移入光路,获得弥散光;对于阳性病灶,可放大倍数对焦病灶,观察病灶具体形态(图 1-3-1)。

2. 裂隙光侧照法

裂隙光侧照法可以辅助晶状体核性混浊诊断和核颜色分级。窄裂隙光束以 20°~30° 投射到晶状体表面,产生一个光学切面。受裂隙灯显微镜的景深限制,无法在同一焦点清楚显示这一光学切面上的从前囊到后囊的各个层面,因此,先将焦点对准前囊,由前往后逐步观察晶状体的各个层面(图 1-3-2)。

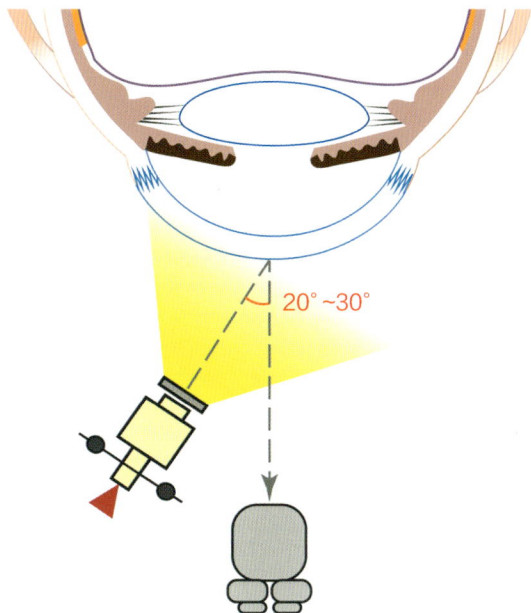

图 1-3-1　弥散光照法示意图

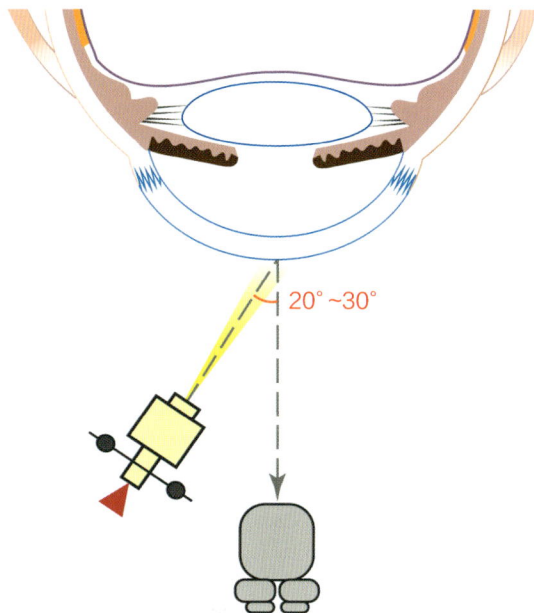

图 1-3-2　裂隙光侧照法示意图

3. 裂隙光后照法

裂隙光后照法也叫红光反照法,将裂隙灯光源投射到位于目标检查结构的解剖位置后方的组织,通过后方组织的反射或散射光线来观察目标结构。如观察晶状体后囊时,将裂隙光投射到眼底,利用从眼底反射或散射的光线以观察位于晶状体后囊的病变(图 1-3-3)。

(二)不同照明方法的选择

例如:采用弥散光照法配合钴蓝滤光片,既可以通过角膜和结膜荧光素钠染色情况,观察上皮有无缺损,也可以计算泪膜破裂时间评估泪膜稳定性;采用裂隙光侧照法形成的光学切面观察角膜各层次,可精准判断病变的位置、累及深度;采用后照法观察晶状体后囊,利用眼底组织的反射来检查晶状体后囊混浊的形态、位置与范围;等等。

以下列举裂隙灯不同照明法观察自然晶状体的应用实例(图 1-3-4)与后照法观察人工晶状体(IOL)的应用实例(图 1-3-5)。

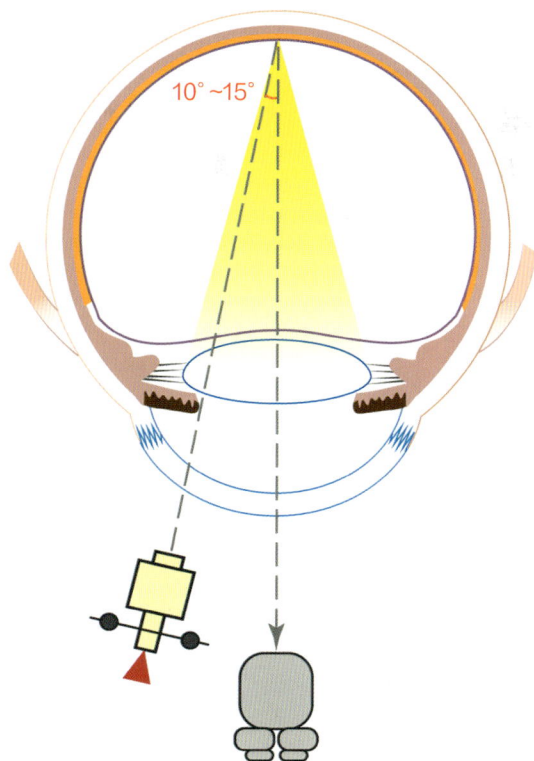

图 1-3-3　裂隙光后照法示意图

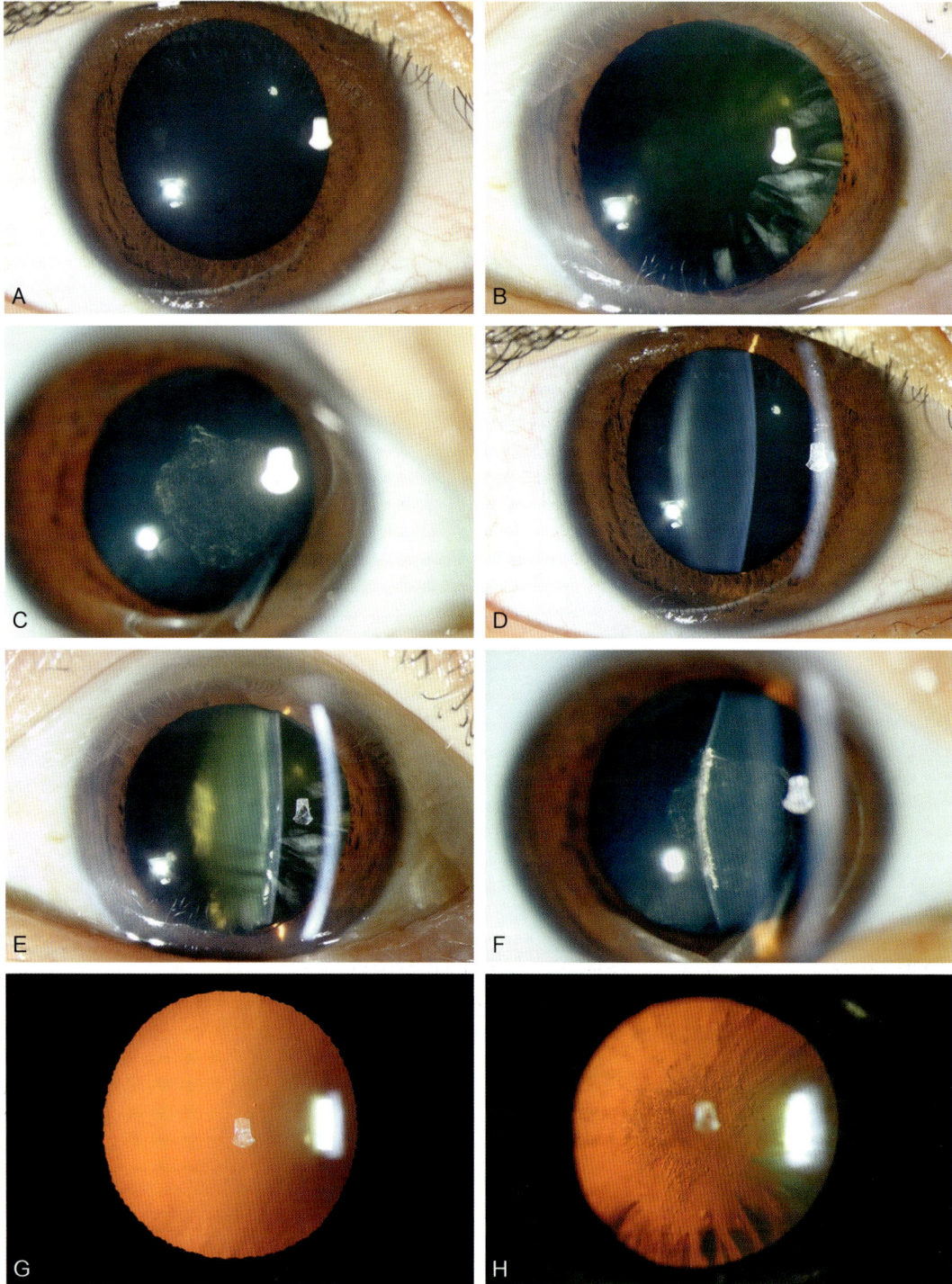

图 1-3-4　不同裂隙灯拍照法观察自然晶状体的应用实例

A. 晶状体透明，居中，未见晶状体赤道部及悬韧带；B. 晶状体周边约 1/2 皮质形成楔形混浊，呈羽毛状，尖端指向中央；C. 晶状体后囊盘状混浊，遮挡视轴；D. 晶状体前囊、皮质、核、后囊均透明；E. 晶状体周边皮质楔形混浊，晶状体核密度增加、颜色变深；F. 晶状体前囊、皮质、核均透明，后囊混浊；G. 晶状体后囊透明；H. 晶状体周边轮辐状阴影，后囊中央可见小空泡和结晶样颗粒混浊；

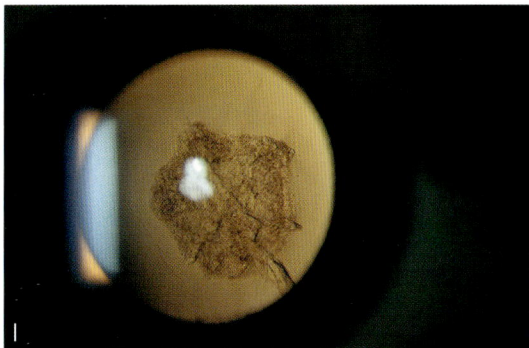

图 1-3-4（续）
I. 晶状体后囊盘状混浊。

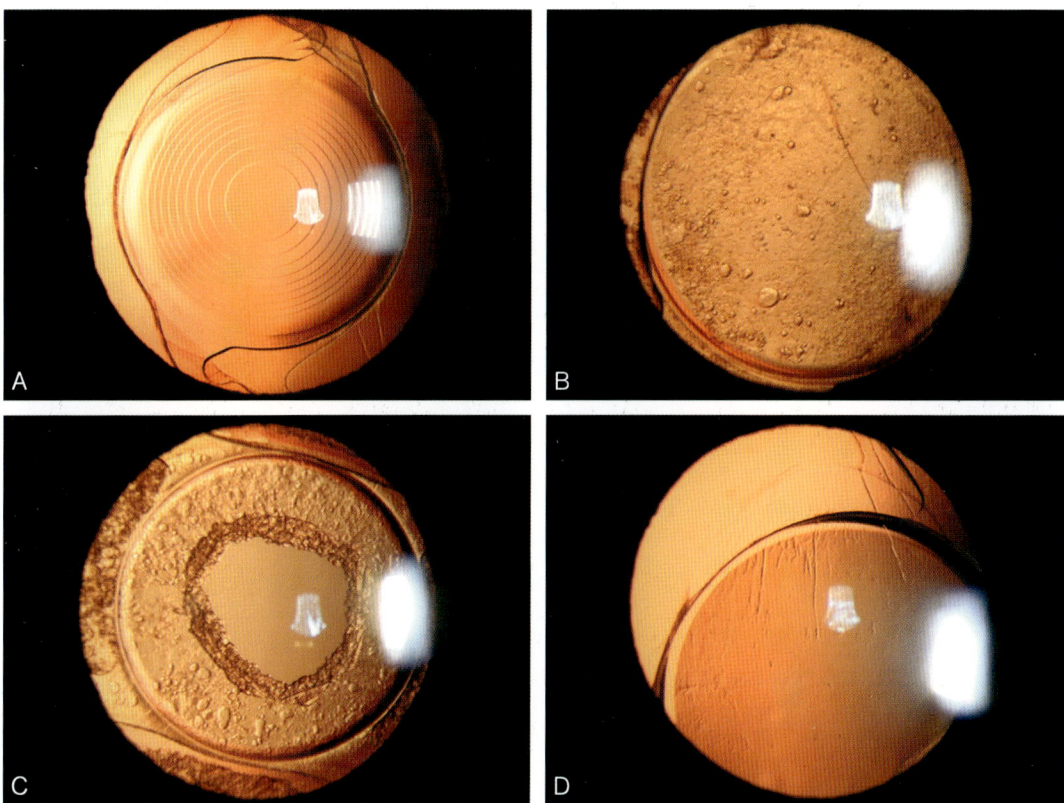

图 1-3-5　裂隙光后照法观察人工晶状体的应用实例

A. 晶状体后囊透明；B. 晶状体后囊混浊；C. 晶状体后囊激光切开术后：后囊膜不完整，视轴区透明；D. 人工晶状体囊袋内向下脱位。

注意不同裂隙灯显微镜照相系统设定的参数可能与下述不同，可以根据实际操作进行合适的调整。

二、裂隙灯晶状体照相的操作步骤

1. 接通电脑、裂隙灯显微镜、裂隙灯升降台和打印机的电源。

2. 打开电脑,双击电脑端的相机驱动软件图标。

3. 点击桌面 eyesuite,进入主界面,新建患者"+",输入患者的基本信息,包括姓名、年龄、诊断等,点击 save,保存患者信息。点击 Slit Lamp Imaging 进入拍摄界面,因 BX900 拍照系统不能自动识别眼别,拍摄前请先选择眼别。

4. 按下灯箱电源开关和裂隙灯开关。

5. 调整视差   调整双侧目镜的屈光度,直至看到裂隙灯下双十字聚焦的鲜明轮廓。

（1）先将闪光灯支架由固定孔上拿下,再将调焦棒插入固定孔;

（2）扭开裂隙亮度按钮;

（3）调整双侧目镜的屈光度,至看清楚调焦棒的双十字轮廓,调整瞳距;

（4）校正结束后,将闪光灯支架插入固定孔。

6. 弥散光照法   了解眼前节的整体情况,并初步观察晶状体混浊的范围和形态。

（1）打开裂隙灯背景光,背景光闪亮度为 25%,裂隙长度为 8mm,滤片透光度打到最大,灯臂与镜臂成 90°;

（2）选择放大倍率为 10 倍,将光圈按钮旋转到 3;

（3）调整裂隙光的宽度为 9mm;

（4）将磨砂镜片翻转至功能位,以遮蔽裂隙灯光带,获得弥散光;

（5）摆动镜臂,使镜臂角成 45°;

（6）调节操作台面的裂隙灯亮度为 5、背景光为 5;

（7）将被检查者的下颌放在下颌托上,额头顶住前额靠带,调整下颌托的高度,使双眼高度与下颌托支架上的眼睛高度标记线一致;

（8）调整控制杆,观察晶状体的整体情况;

（9）按下拍摄按钮;

（10）根据电脑端成像的明暗度,调整裂隙光宽度、背景光的亮度或光圈大小。

7. 裂隙光侧照法   利用不同光束宽度及长度可得到光学切面,细致观察不同层次的组织结构和病变。如用于辅助晶状体核性混浊的诊断、晶状体核颜色的分级。

（1）将磨砂镜片翻转至非功能位,获得裂隙光;

（2）其他参数设置与弥散光拍照相同;

（3）调整控制杆,将成像的焦点定位于晶状体前囊,按下拍摄按钮;

（4）根据电脑端成像的明暗度,调整裂隙光宽度、背景光的亮度或光圈大小。

8. 裂隙光后照法   是利用眼后节组织反射的光线,以评估眼前节组织的透明度,如评估晶状体后囊下混浊的范围与致密性。

（1）充分散瞳;

（2）调节操作台面的裂隙灯亮度为 5、背景光为 0;

（3）关闭背景光闪亮度,调节裂隙长度为 1.5mm,滤片透光度打到最大,灯臂与镜臂成 90°;

（4）放大倍数为 10 倍,光圈按钮旋转到 1;

（5）调节裂隙的宽度为 14mm;

（6）摆动镜臂,使得镜臂角接近 0°;

（7）光带打在鼻侧或颞侧;

（8）调整控制杆,将成像的焦点定位于晶状体后囊,按下拍摄按钮;

（9）根据电脑端成像的明暗度,调整裂隙光宽度。

第四节　裂隙灯显微镜晶状体图像采集质量标准

裂隙灯显微镜晶状体图像要求进行规范化采集,以保证不同临床场景、不同操作者等所采集的图像数据具有一定可比性,符合眼科临床和科研的使用标准。为使照片的质量达到统一的标准,采集时须注意以下要点。

1. 图像采集前,将室内光线调至略暗;调整好患者头高位置。

2. 图像采集时应使患者注视正前方进行图像捕捉。

3. 图像应包含晶状体结构及病灶信息。图像采集时,上、下睑裂之间应尽可能包含上下角膜缘以及超过 90% 晶状体区域;采用裂隙光侧照法的图像焦点应在晶状体前表面,后照法成像的焦点应在晶状体后囊。

4. 成像范围内无影响判读的暗影和/或高亮反光区域;曝光适度,无过曝光、欠曝光;无影响判读的镜头污渍、眼睑和/或睫毛等遮挡影,无运动伪影。

采集的裂隙灯照片应具有完整的信息,包括:患者姓名、出生年月日、编号/诊疗卡号、检查日期等,以便查找和整理。为保证照片符合采集标准,摄影者需要熟练掌握眼科的基本理论,以及裂隙灯显微镜规范化拍摄操作。一张符合标准的裂隙灯显微镜眼前节照片不仅是对被检查者当下眼部情况的记录,还应有助于病情发生和发展的跟踪随访,为调整、优化临床诊疗方案,也为开展高质量的科学研究,提供有力支持。

第五节　裂隙灯显微镜观察晶状体邻近组织

晶状体相关疾病的临床表现除了晶状体本身的透明度改变或位置异常,还可以伴随邻近组织的异常病变,如葡萄膜炎并发白内障,借助裂隙灯显微镜可以发现角膜后沉着物（keratic precipitates,KP）或房水细胞等。因此,利用裂隙灯显微镜观察晶状体的透明度和位置的同时,还需要观察晶状体邻近组织的形态,以进一步获取有助疾病诊断与鉴别诊断的信息,为治疗决策和预后评估提供有力依据。以下简要介绍裂隙灯显微镜观察晶状体邻近组织的方法。

（一）角膜

利用裂隙灯显微镜观察角膜,先使用宽裂隙光带扫视角膜全貌及有无 KP,然后调整镜臂角为 45°,裂隙最窄,选择放大倍率为 16 倍,以裂隙光侧照法观察角膜各层次,明确病变的位置、程度和性质。必要时使用荧光素钠染色,通过裂隙灯钴蓝光的宽光带检查角膜和结膜染色情况,染色阳性代表该区域存在上皮缺损（图 1-5-1）。

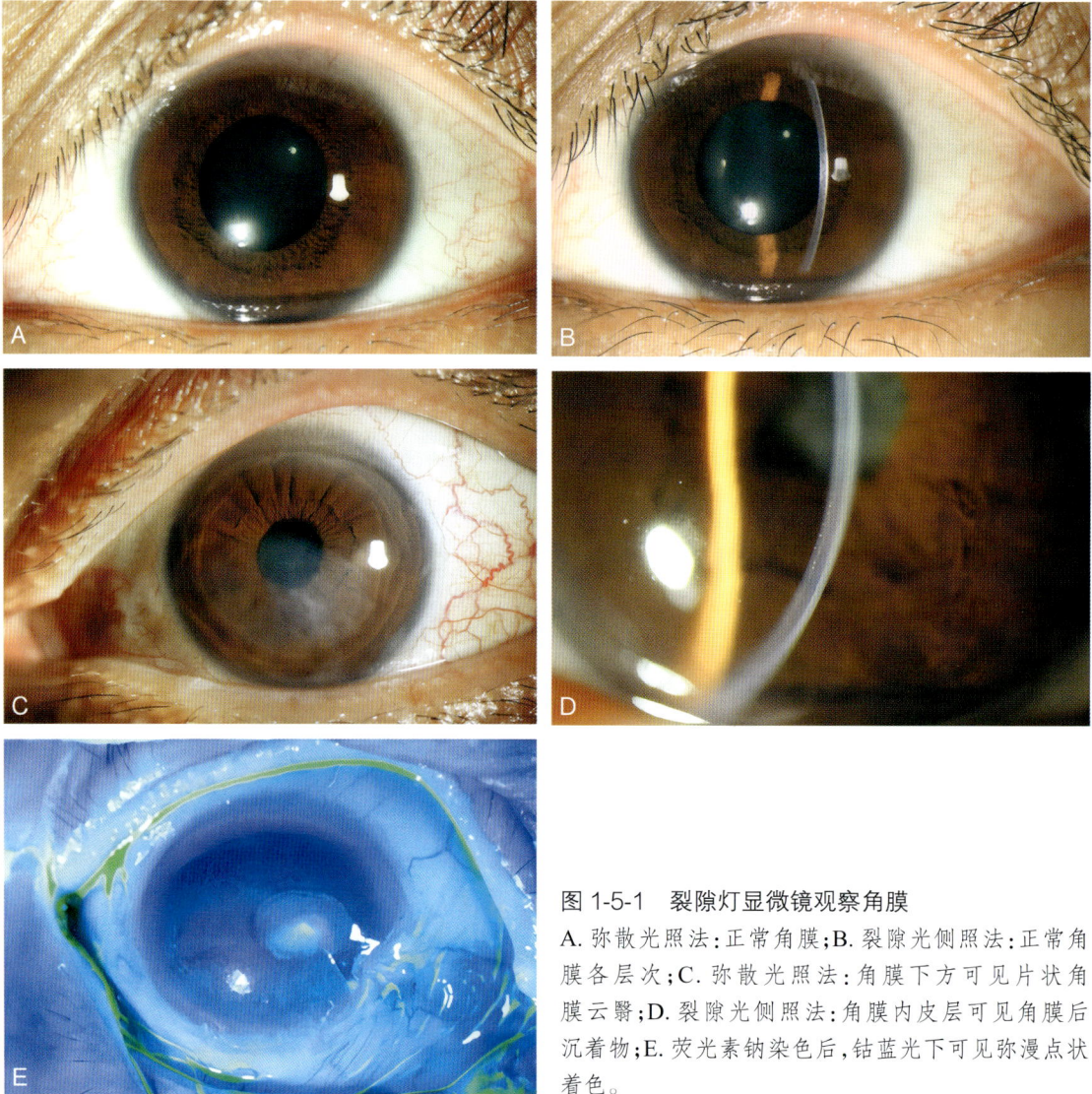

图 1-5-1　裂隙灯显微镜观察角膜
A. 弥散光照法：正常角膜；B. 裂隙光侧照法：正常角膜各层次；C. 弥散光照法：角膜下方可见片状角膜云翳；D. 裂隙光侧照法：角膜内皮层可见角膜后沉着物；E. 荧光素钠染色后，钴蓝光下可见弥漫点状着色。

（二）前房

依次按照中央前房深度、周边前房深度、房水闪辉、房水细胞的顺序检查。

前房深度：调整镜臂角为 45°，窄裂隙，取角膜中央径线切面，投射瞳孔区，以此时所截角膜切面厚度为 1CT（角膜厚度），目测估计中央前房深度；然后颞侧投射，观察最周边部角膜内皮与虹膜表面之间的距离为周边前房深度（图 1-5-2）。

房水闪辉：将裂隙宽带和高度调至最小，放大倍率为 10 倍，观察前房内的光柱，阴性时用放大倍率为 16 倍观察（图 1-5-3）。

房水细胞：裂隙高 2.5mm，宽 0.3mm，放大倍数为 16 倍，以瞳孔区为背景观察（图 1-5-3）。

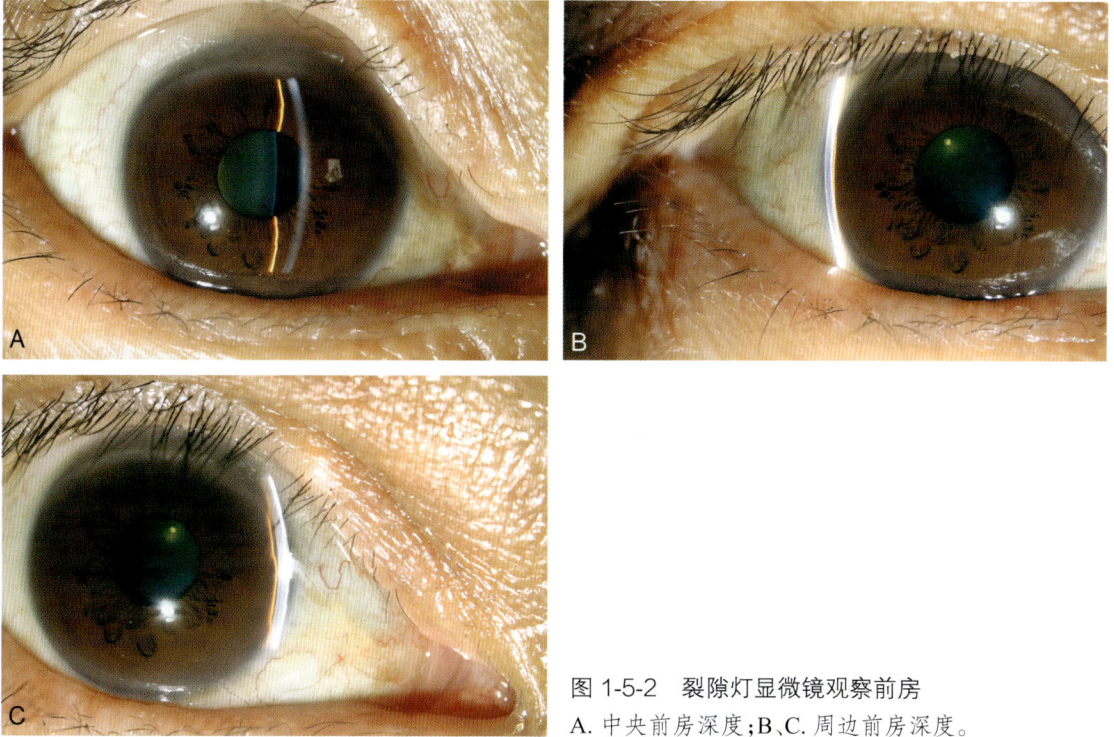

图 1-5-2　裂隙灯显微镜观察前房
A. 中央前房深度；B、C. 周边前房深度。

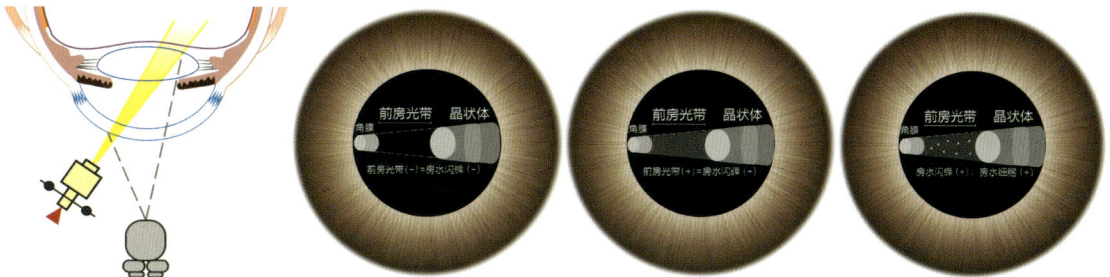

图 1-5-3　裂隙灯显微镜观察房水闪辉和房水细胞示意图

（三）房角

附上 Goldmann 房角镜，可以清楚地观察到前房角结构。按照标准操作流程把房角镜的镜面紧贴角膜，调整镜臂角为 10°~20°，应用窄裂隙观察前房角，注意镜面所反映的房角形态与实际位置相反，如镜面位于 12:00，反映的为 6:00 方向房角，正常房角结构可见图 1-5-4。

（四）前 1/3 玻璃体

调整镜臂角为 20°~30°，裂隙最窄，焦点对准前囊，逐渐后移，晶状体后的暗黑间隙即为前 1/3 玻璃体（见图 1-2-1）。

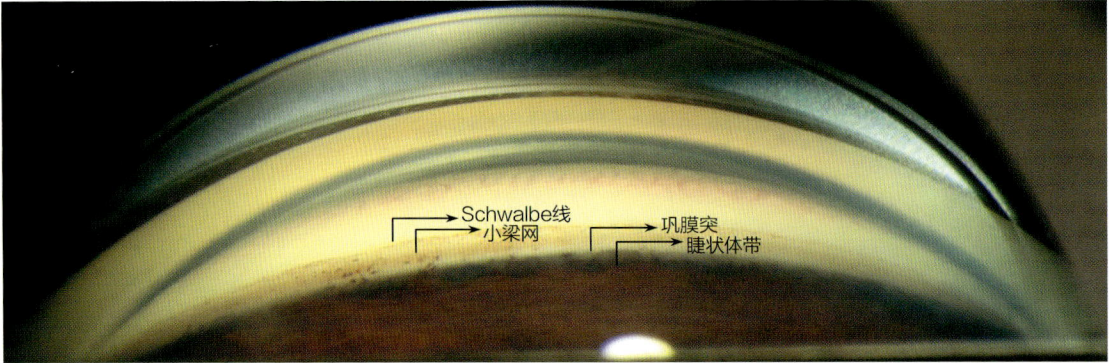

图 1-5-4 裂隙灯显微镜观察房角图像

(五) 后部玻璃体及视网膜

检查后部玻璃体及视网膜情况时,应加用前置镜或三面镜,应用窄裂隙,调整镜臂角为10°或更小。此时,镜面成像为倒置的图像,在观察记录时应注意转换(图 1-5-5)。

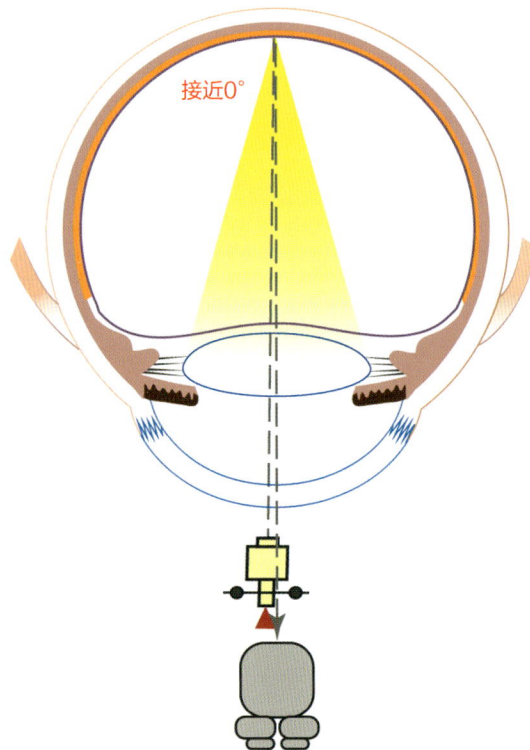

图 1-5-5 裂隙灯显微镜观察后部玻璃体及视网膜示意图

(张恩恩 邹颖诗 刘臻臻)

参 考 文 献

［1］ GELLRICH M-M. The slit lamp. Applications for biomicroscopy and videography［M］. Berlin：Springer，2014.

［2］ 林晓峰. 住院医师规范化培训眼科基本技术标准操作流程［M］. 广州：广东科技出版社，2018.

［3］ 林浩添. 眼科裂隙灯显微镜操作手册［M］. 北京：人民卫生出版社，2021.

扫码观看视频
"晶状体裂隙灯显微镜观察与照相"

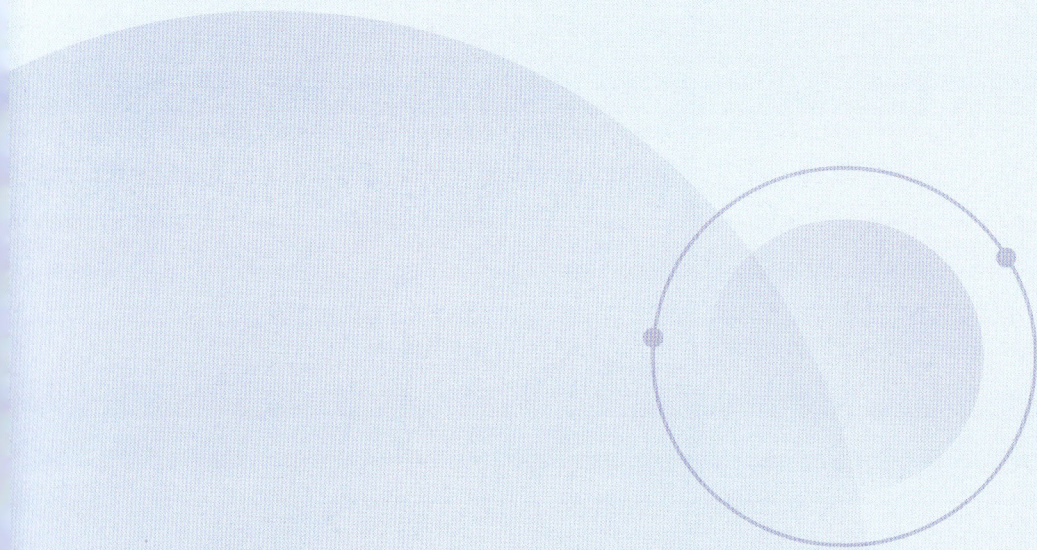

第二章

眼前节光学相干断层扫描

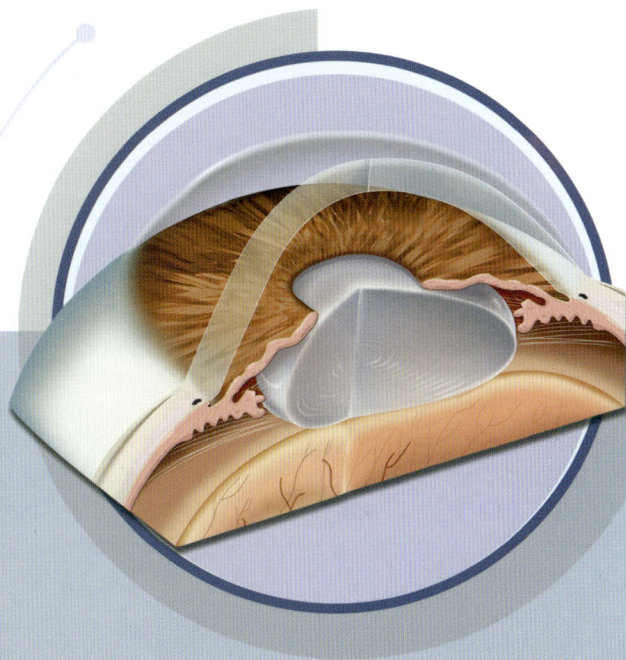

光学相干断层扫描（optical coherence tomography，OCT），是一种非接触式的成像技术，可生成高分辨率的组织横断面图像。利用红外线和低相干干涉测量的原理，基于线性扫描来量化距离。简单来说，即射入眼内的光束，在眼内不同组织的边界发生反射，根据测定入射光在不同层面反射的延迟时间，获得不同组织结构的厚度和大小。

眼前节光学相干断层扫描（anterior segment optical coherence tomography，AS-OCT）成像技术是 OCT 技术应用于眼部疾病诊疗的成功范例之一。AS-OCT 凭借其成像速度快、分辨率高、非接触及测量精准等优势，在白内障、屈光手术、青光眼等领域发挥着巨大作用。

AS-OCT 的发展经历了时域 OCT（time domain OCT，TD-OCT），谱域 OCT（spectral domain OCT，SD-OCT）和扫频 OCT（swept-source OCT，SS-OCT）这几个阶段（表 2-0-1）。随着技术的不断升级优化，扫描速度、扫描深度逐渐增加。在拍摄范围扩大的同时，图像分辨率也逐步提高。本章重点介绍的眼前节扫频 OCT（anterior segment swept-source optical coherence tomography，AS-SS-OCT）CASIA2，仅 2.4 秒即可实现角膜到晶状体后囊的一体化成像，并可自动获得晶状体的更多生物测量参数。

表 2-0-1　三种不同原理 OCT 特点比较

	时域 OCT	谱域 OCT	扫频 OCT
光源	超发光二极管	超发光二极管	扫频光源
参考镜位置	移动	固定	固定
波长/nm	1 310	960	1 080~1 310
扫描速度/（A 扫描/s）	200~2 000	27 000~40 000	30 000~50 000
扫描深度/mm	6	2	11~13
扫描宽度/mm	16	6	16
轴向分辨率/μm	18~25	5	<10
横向分辨率/μm	20~100	15	<30

本章将主要以 AS-SS-OCT CASIA2 为例，来介绍前节 OCT 的基本结构、工作原理、操作步骤、晶状体结构参数的定性定量测量，以及其不同扫描模式在晶状体相关疾病中的应用。

第一节　眼前节扫频光学相干断层扫描仪的基本结构

CASIA2 仪器包括医疗设备和非医疗设备两大部分。医疗设备主要包括负责图像采集的测量头、测量窗口、操作手柄和主机；非医疗设备主要包括触摸显示屏、鼠标、键盘、隔离变压器和外部硬盘（图 2-1-1）。

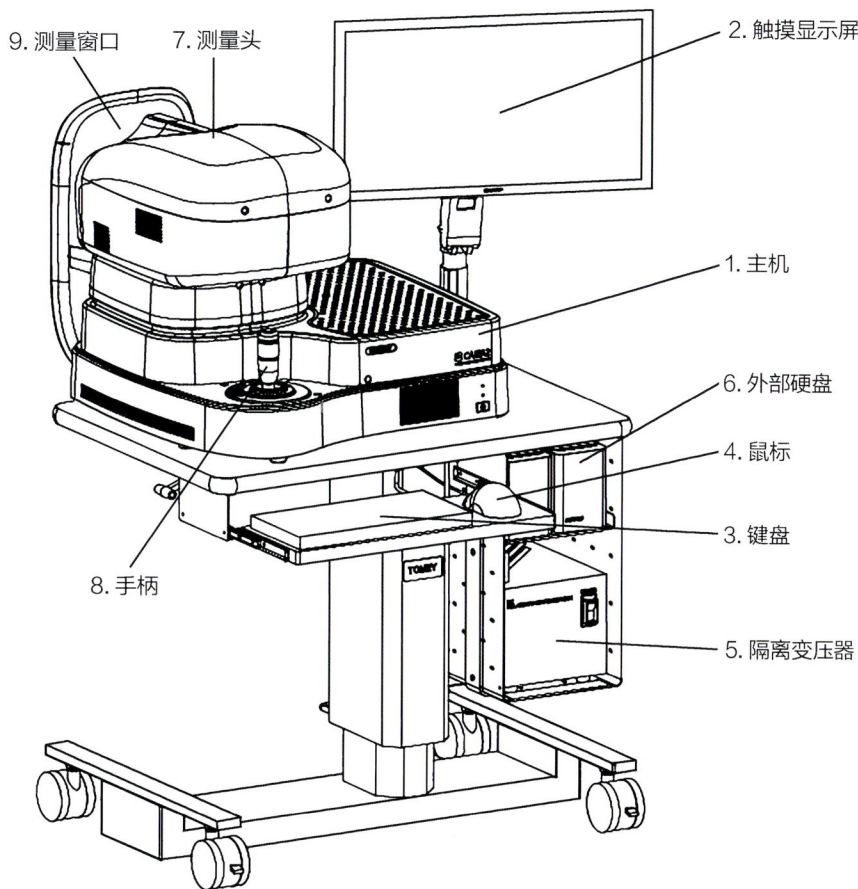

图 2-1-1 CASIA2 结构示意图

第二节 眼前节扫频光学相干断层扫描仪的工作原理

  SS-OCT 是通过傅里叶域式相干光成像技术来实现对眼部结构的图像生成的。激光光源经过分光镜的分光作用,形成探测光和参考光。经眼球内漫反射的探测光和经参考镜反射的参考光发生干涉,生成不同波长的干涉光谱信号,再经过傅里叶变换(Fourier transform, FT)后,得到眼部组织的深度信息,并合成眼部的 OCT 图像(图 2-2-1)。

  第一台应用于眼前节的扫频源傅里叶域 OCT(SS-FD-OCT)于 2008 年上市。该技术在保留了成像速度快(>25 000 A 扫描/s)这一优势的基础上,还克服了 SD-OCT 扫描宽度不足这一缺陷。相较于 TD-OCT 和 SD-OCT,AS-SS-OCT 的优势在于分辨率更高、扫描范围更广,并且能在可接受的时间范围快速获取整个眼前节的三维 OCT 数据。此外,CASIA OCT 还具备立体扫描,即 3D 成像功能。SS-OCT 的立体扫描方式有两种:径向扫描(radical scan)、光栅扫描(raster scan)。两者区别在于,径向扫描是沿圆周方向扫描的同时重复 B 扫描,而光栅扫描是沿水平方向扫描的同时重复 B 扫描来获取 3D 图像。

扫频源OCT系统

扫频激光光源

光源

光纤耦合器

光纤耦合器

环形器

偏振控制器

环形器

延迟参考线

平衡检测器

测量干涉信号

扫描/对齐光学系统

样本

处理单元

用于生成k-时钟信号的光相干系统

k-时钟信号

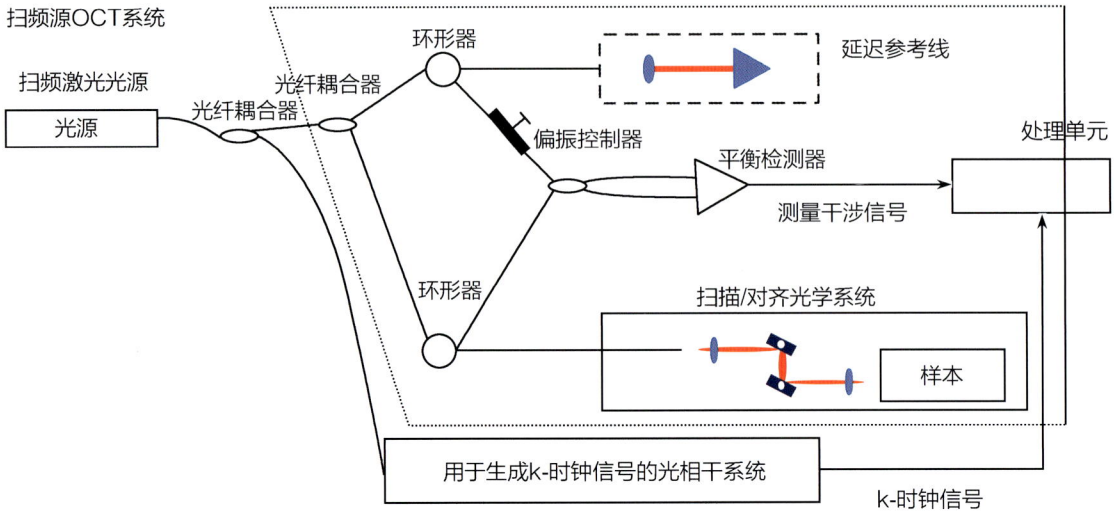

图 2-2-1　扫频光学相干断层扫描仪工作原理

第三节　眼前节扫频光学相干断层扫描仪的标准化操作流程

本节以 CASIA2 OCT 检查为例,阐述其操作步骤。

（一）操作前准备

1. 创建患者信息

（1）按下主机底部的电源开关以开机,双击主机桌面屏幕上的"CASIA2"图标。首先将显示 CASIA2 的启动界面(图 2-3-1),随后是患者列表界面(图 2-3-2)。

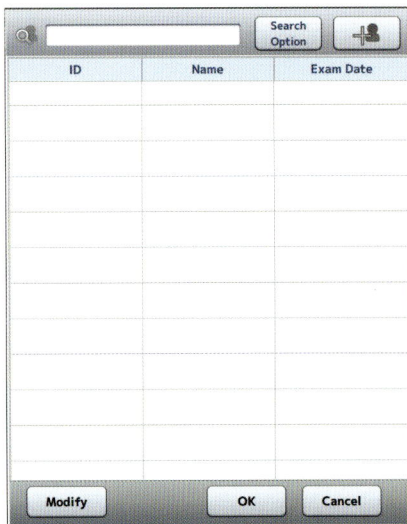

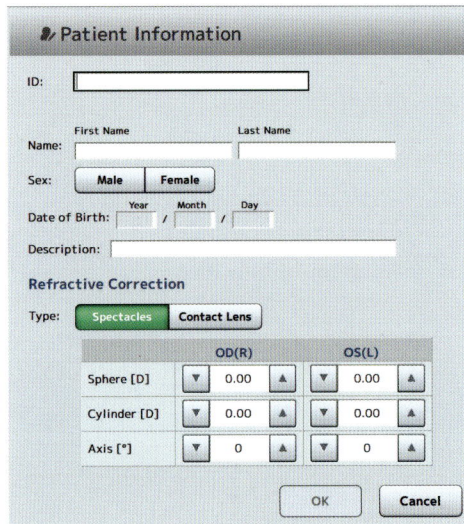

图 2-3-1　启动界面　　　　图 2-3-2　患者列表界面

（2）输入患者信息：输入患者 ID、姓名、性别、出生年月、备注等信息。

（3）设置屈光补偿参数：设置屈光补偿，可让患者更容易看清固视灯。在屈光补偿界面（图 2-3-3）即可进行相关参数的设置，如果不设置，固视灯位于右眼（OD）位置。上述信息输入与设置完成后，点击 OK 进入检查方案的选择界面。

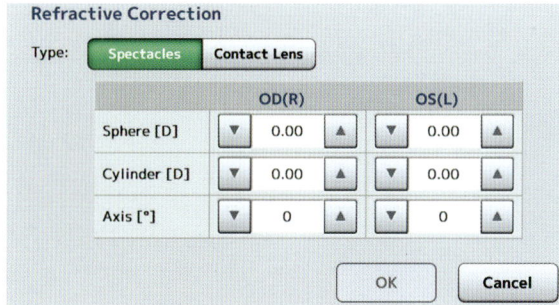

图 2-3-3　屈光补偿参数

（4）选择检查方案时，针对角膜、晶状体、前房和滤过泡几种结构，分别设置了角膜病筛查、白内障术前检查、白内障术后检查、房角检查和滤过泡五种测量方案，每种测量方案中包含不同测量模式，包含通用的测量模式和专有的可选测量模式（表 2-3-1）。

表 2-3-1　不同疾病测量方案的选择

结构	疾病种类	测量方案	
角膜	角膜病筛查	Corneal Map	角膜地形图
		AS H+V	角膜水平+垂直叠加扫描
		AS Global scan	角膜高密度扫描
晶状体	白内障术前	Lens Biometry	晶状体生物测量模式
		Corneal Map	角膜地形图
		Vitreous Raster	玻璃体光栅扫描
		AS H+V	角膜水平+垂直叠加扫描
		Lens H+V	晶状体水平+垂直叠加扫描
		AS Global scan	角膜高密度扫描
		Lens Global scan	晶状体高密度扫描
	白内障术后	Corneal Map	角膜地形图
		AS H+V	角膜水平+垂直叠加扫描
		Lens H+V	晶状体水平+垂直叠加扫描
		AS Global scan	角膜高密度扫描
		Lens Global scan	晶状体高密度扫描

续表

结构	疾病种类	测量方案	
前房和滤过泡	房角检查	Global AC Analysis	房角高密度扫描
		Angel Analysis	高清房角模式
		Lens H+V	晶状体水平+垂直叠加扫描
		Angel HD_N	鼻侧房角高清扫描
		Angel HD_T	颞侧房角高清扫描
		Angel HD_S	上方房角高清扫描
		Angel HD_I	下方侧房角高清扫描
	滤过泡	Bled Raster	滤过泡光栅扫描

2. 患者准备

（1）调整仪器，使仪器高度调整到患者舒适的位置。

（2）嘱患者将下颌放于下颌托上，额部紧贴额托。

（3）开始测量后，嘱患者注视固视灯，睁大眼睛以充分暴露角膜，避免上睑和睫毛的遮挡。若患者配合不佳，可在表面麻醉或放置开睑器后，再行下一步检查。

（4）为更好地观察晶状体整体情况，患者通常须散瞳后再进行晶状体相关检查。

（二）AS-SS-OCT 的一般检查操作步骤

1. 选择测量方案（图 2-3-4），或者点击 Measure 按钮，进入拍摄界面（图 2-3-5）。

针对晶状体相关疾病的测量方案通常包括 Pre-op Cataract、Post-op Cataract 和 AC Angle 等。Pre-op Cataract 中的 Corneal Map 模式可以获取患者角膜屈光力数值和分布情况，对于后囊下型白内障患者，Lens Biometry 可用于评估后囊完整性，辅助手术方案的选择。AC Angle 模式常用于膨胀期白内障患者前房角开放情况的检测。

后续操作步骤以 Pre-op Cataract 中的 Lens Biometry 模式为例。

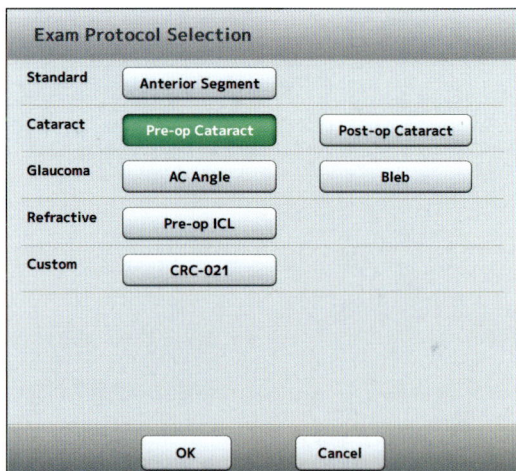

图 2-3-4　测量方案界面

2. 进入眼别识别界面（图 2-3-6）

调整操纵杆，使机器对准任一眼，CASIA2 可自动识别眼别：L 为左眼，R 为右眼。

3. 设置固视灯，嘱患者固视。

CASIA2 OCT 有自动对焦的功能，因此，只要患者固视良好，角膜暴露充分，通常可获得清晰图像。测量界面如图 2-3-7 所示。也可根据需要调整固视灯（图 2-3-8），以获得更好的成像效果。

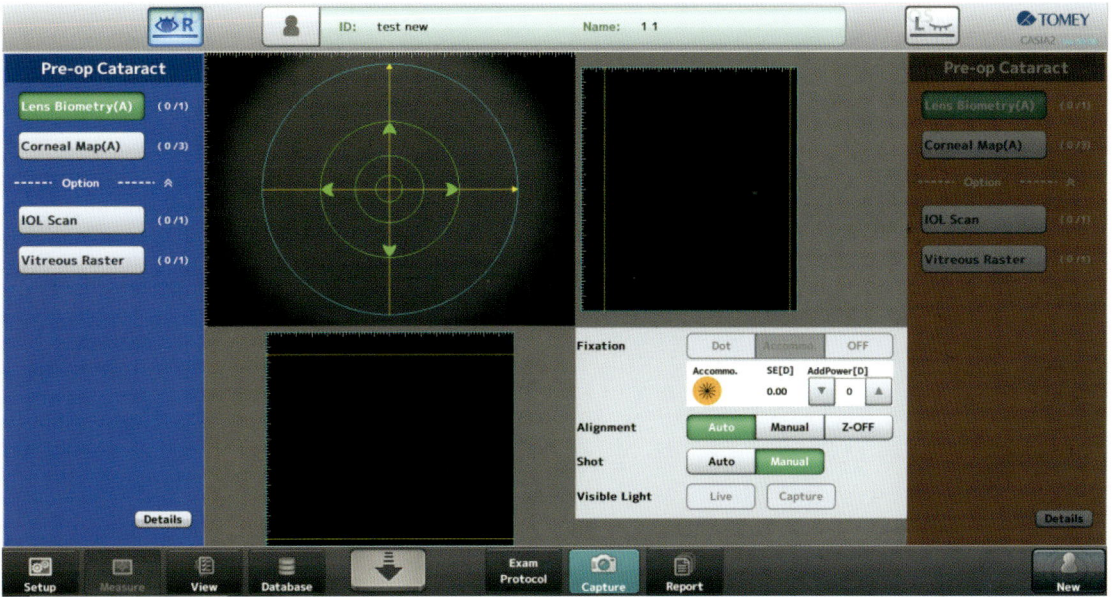

图 2-3-5 拍摄界面

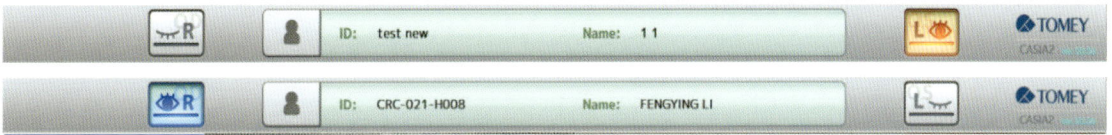

图 2-3-6 眼别识别

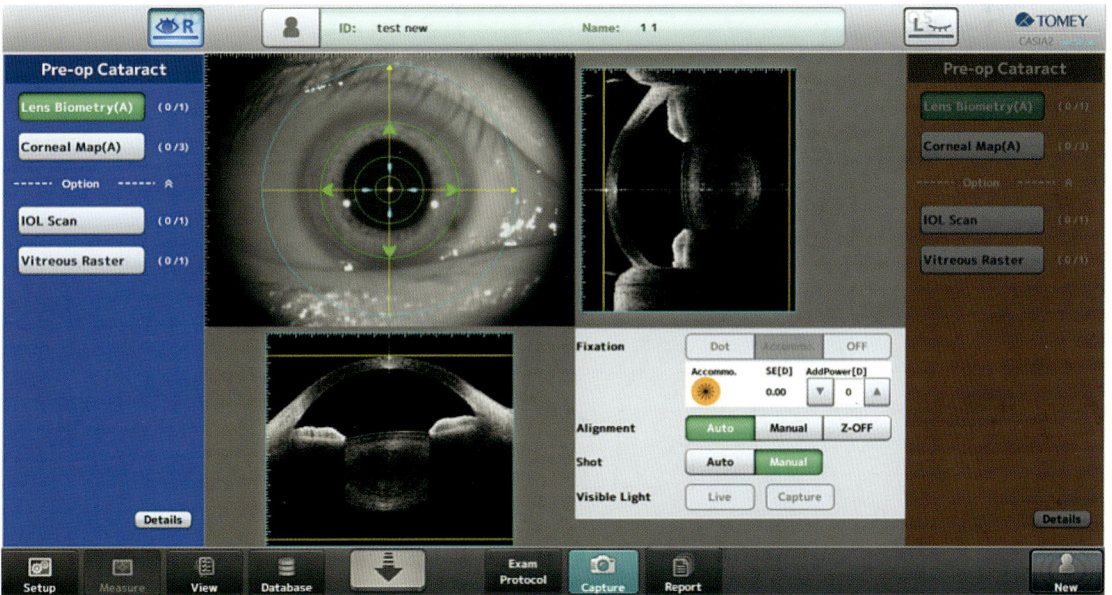

图 2-3-7 测量界面

4. 角膜顶点对焦

鼠标点击屏幕左上方眼前节画面中的瞳孔中心,仪器对准眼球顶点;部分角膜形状特殊患者,可以调整为手动对准模式,移动操作手柄,调整测量头位置,使 OCT 图像中的角膜顶部靠近焦平面(黄线),监视器画面中出现四个绿色箭头即为角膜顶点对焦良好(图 2-3-9)。

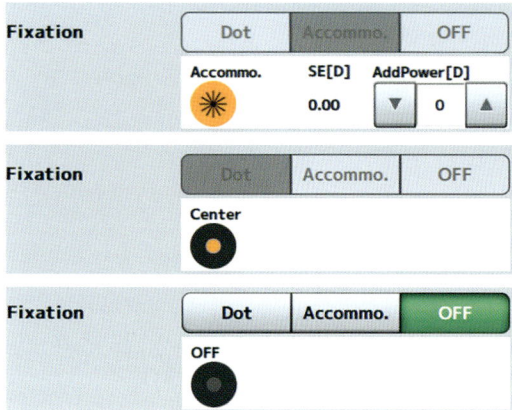

图 2-3-8   固视灯选择说明

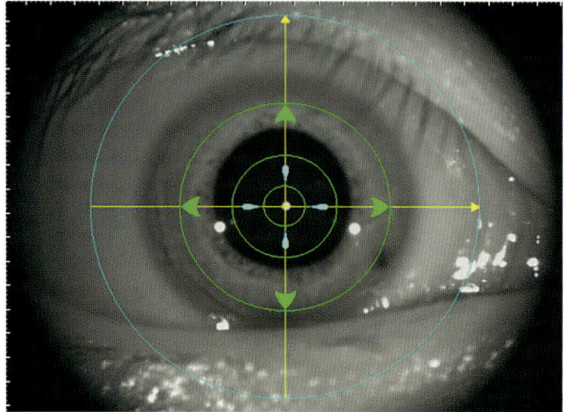

图 2-3-9   角膜顶部对焦良好

5. 对焦后,点击 Capture,或者按下手柄按钮,开始拍摄。

6. 拍摄完成后,进入预览界面(图 2-3-10)。如果图像合格,点击 Save 按钮,保存结果(图 2-3-11),并可进行结果分析(图 2-3-12)。如果还需要进行其他模式拍摄,重复 1~4 步骤。

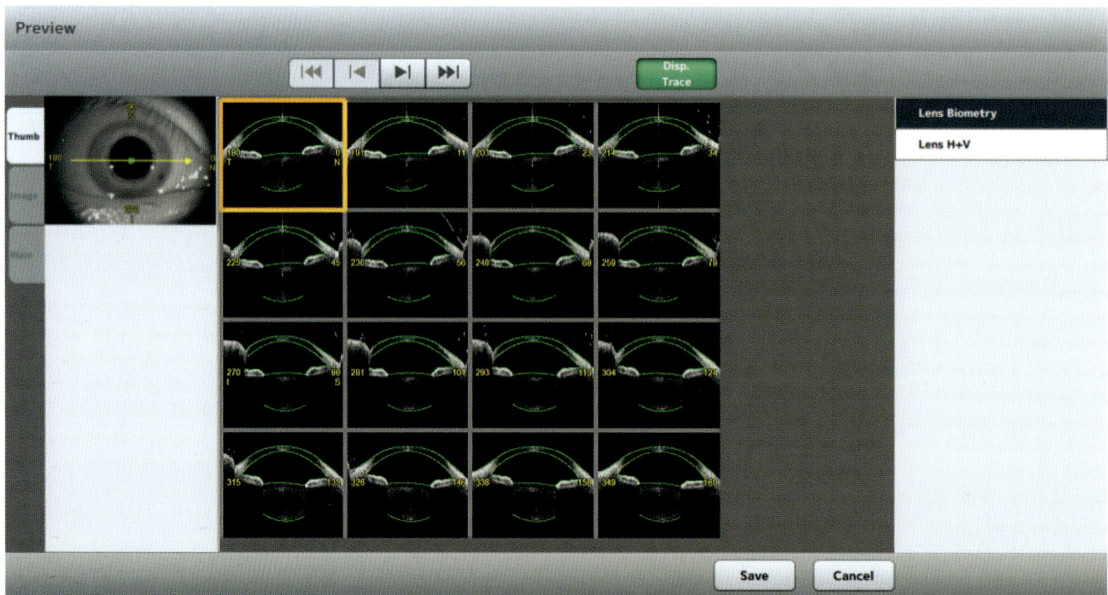

图 2-3-10   Lens Biometry 预览界面

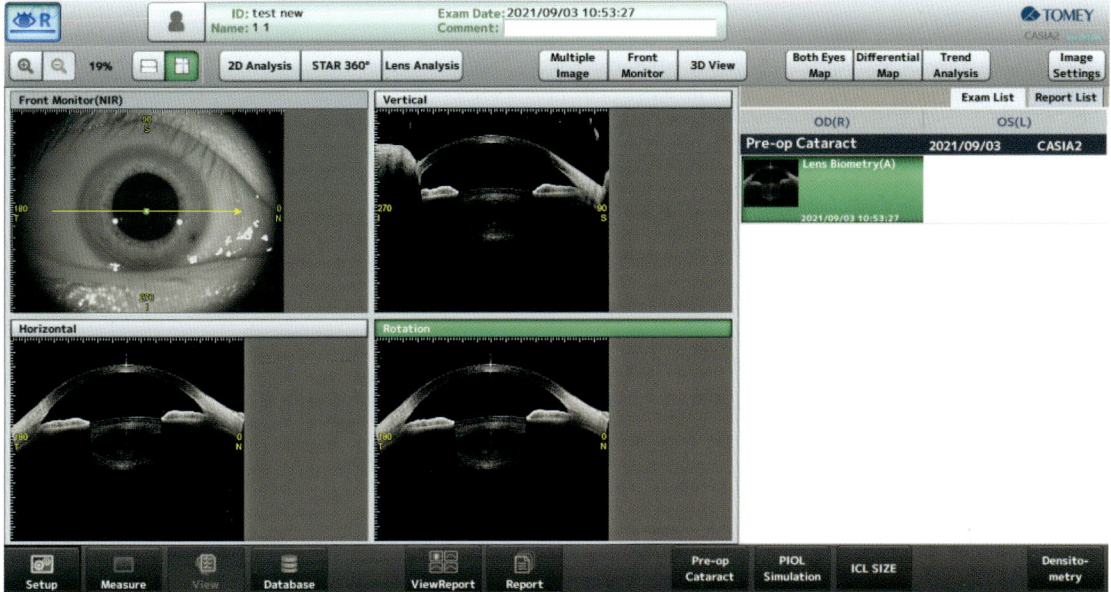

图 2-3-11　Lens Biometry 结果图

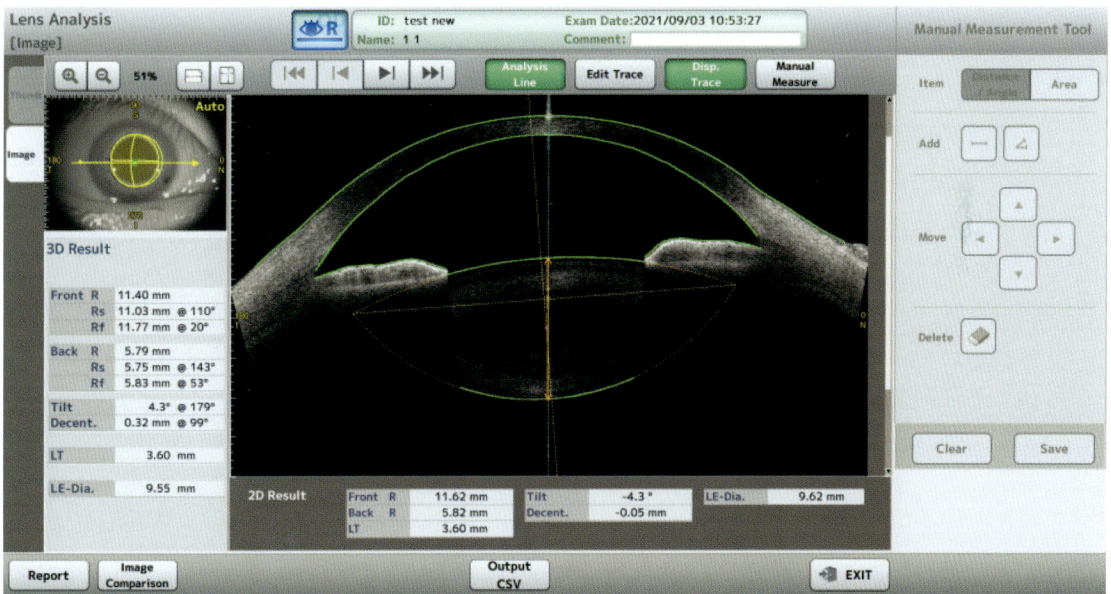

图 2-3-12　结果分析

（三）AS-SS-OCT 自然晶状体静态及动态扫描的操作步骤

由于 AS-SS-OCT 自然晶状体静态及动态扫描的操作较为特殊，在此编者单独对这一操作步骤进行展示（图 2-3-13）。

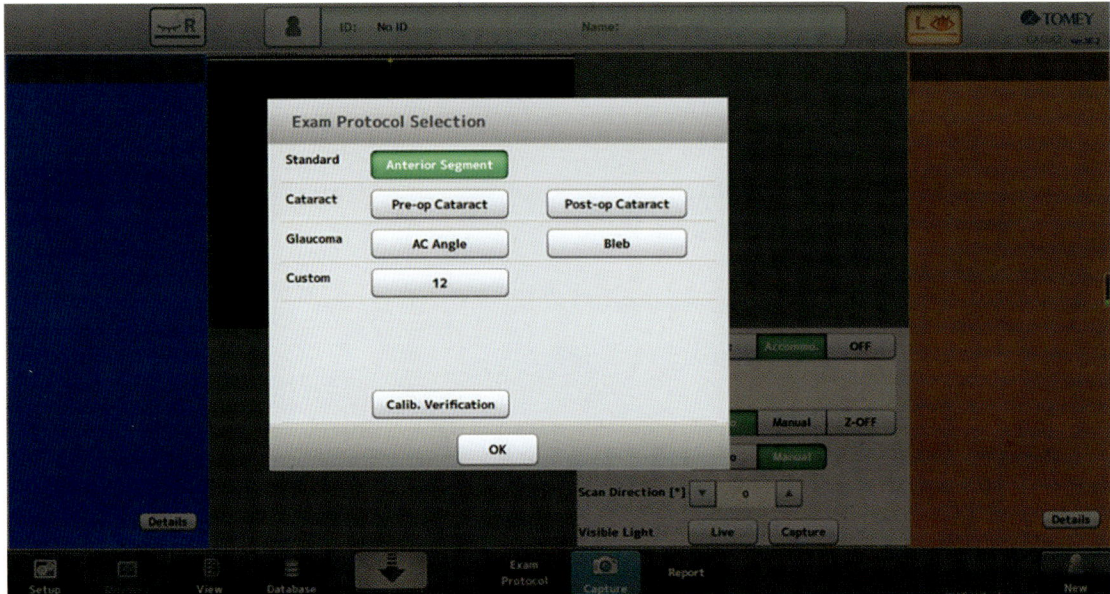

图 2-3-13　晶状体相关扫描模式的选择

1. 自然晶状体静态扫描——Lens Biometry、Lens H+V 模式

标准模式中的 Lens Biometry 模式、Lens H+V 模式,可获得自然晶状体的二维和三维信息(详见第四节图 2-4-1):如晶状体前后表面曲率、晶状体厚度、倾斜偏心等。

其中,Lens H+V 可在 0.3 秒内获得 8 张扫描图片,标准模式 Standard→Anterior Segment 可在 0.3 秒内获得 16 张(见图 2-3-10)。

2. 自然晶状体动态扫描——Lens Movie 模式

使用 Lens Movie 模式可获得一段 10 秒的晶状体扫描视频,视频捕获期间需患者固视机器内置视标,机器以每秒 10 张的速率捕获图像。可用于动态评估调节状态下瞳孔及可植入式人工晶状体(implantable collamer lens,ICL)拱高的变化。由于标准扫描类型中不包括视频成像模式,因此需要预先在机器中创建影片扫描类型,并将其注册到检查方案中。

(1)如需开始录像,可点击测量界面底部的 Capture 按钮,或按下操纵杆按钮。

(2)如需停止录像,则按下屏幕上的 Stop 按钮,或再次按下操纵杆按钮。

(3)录像完成后,将显示预览界面。按 Save 按钮进行保存。

3. 人工晶状体静态扫描——IOL Scan 模式

IOL Scan 模式可以提供人工晶状体倾斜和偏心数值的 3D 分析(详见第四节图 2-4-2)。

第四节　眼前节扫频光学相干断层扫描仪
晶状体结构参数的定量测量

新一代的 AS-SS-OCT 光源升级,在成像范围扩大、分辨率提高的基础上,其最大优势在于能自动测量晶状体结构参数:如晶状体前后表面曲率半径、晶状体厚度、晶状体直径、晶状体倾斜和偏心值,使得临床诊疗精细化、科研便捷化。

此外,CASIA2 可以将扫描自然晶状体获取的二维结构参数,通过算法模拟生成晶状体的三维结构参数。这是 AS-OCT 技术上的另一大突破。对于人工晶状体,同样可以通过多角度扫描、重建获得三维位置参数。本节将以 CASIA2 为例,阐述 AS-SS-OCT 对晶状体结构参数的定量测量。

一、自然晶状体的二维和三维扫描

(一) 自然晶状体的二维扫描

CASIA2 的 Lens Biometry 模式可以从 360° 的 16 个不同角度扫描晶状体。2D Result(二维扫描结果)显示的是当前平面(左上角黄色箭头平面)的晶状体结构参数结果,拖动左上角的黄色箭头方向,可以显示其他扫描平面的晶状体结构参数结果。

通过曲线拟合可以计算出晶状体前后表面曲率半径,晶状体轴上(黄色虚线)计算所得厚度为晶状体厚度,晶状体赤道的直径是通过测量晶状体前、后表面曲率半径进而拟合获得。

晶状体倾斜和偏心的二维扫描结果均是以角膜地形轴为参考轴进行计算的,晶状体倾斜是晶状体轴(橙色线)相对于视线(蓝色线)的轴角大小,晶状体偏心是晶状体相对于视线(蓝色线)的偏离距离。

(二) 自然晶状体的三维扫描

CASIA2 的 Lens Biometry 模式基于 16 个不同角度的二维扫描,通过算法模拟,生成晶状体的三维结构参数。

3D Result(三维扫描结果)显示的是模拟出的三维形态晶状体的前后表面曲率半径、晶状体厚度、晶状体倾斜和偏心值,同样以角膜地形轴为参考轴定义晶状体的倾斜和偏心。三维形态的晶状体倾斜和偏心值为矢量值,明确了倾斜和偏心的具体大小和方向。

三维的晶状体结构参数有助于深入研究晶状体的生理功能,以及其在相关疾病中的改变。比如:调节前、后晶状体三维的前后表面曲率半径的测量,可量化反映这一过程中晶状体整体形态的变化;三维晶状体的厚度和直径测量,有助于评估晶状体囊袋大小,预测白内障术后人工晶状体有效位置、指导人工晶状体类型以及晶状体囊袋张力环的选择;三维晶状体倾斜及偏心数值可用于评估晶状体位置改变对视觉质量产生的影响,特别是对眼内高阶像差的影响,还可用于预测白内障术后人工晶状体的倾斜和偏心,用于指导人工晶状体类型的选择(图 2-4-1)。

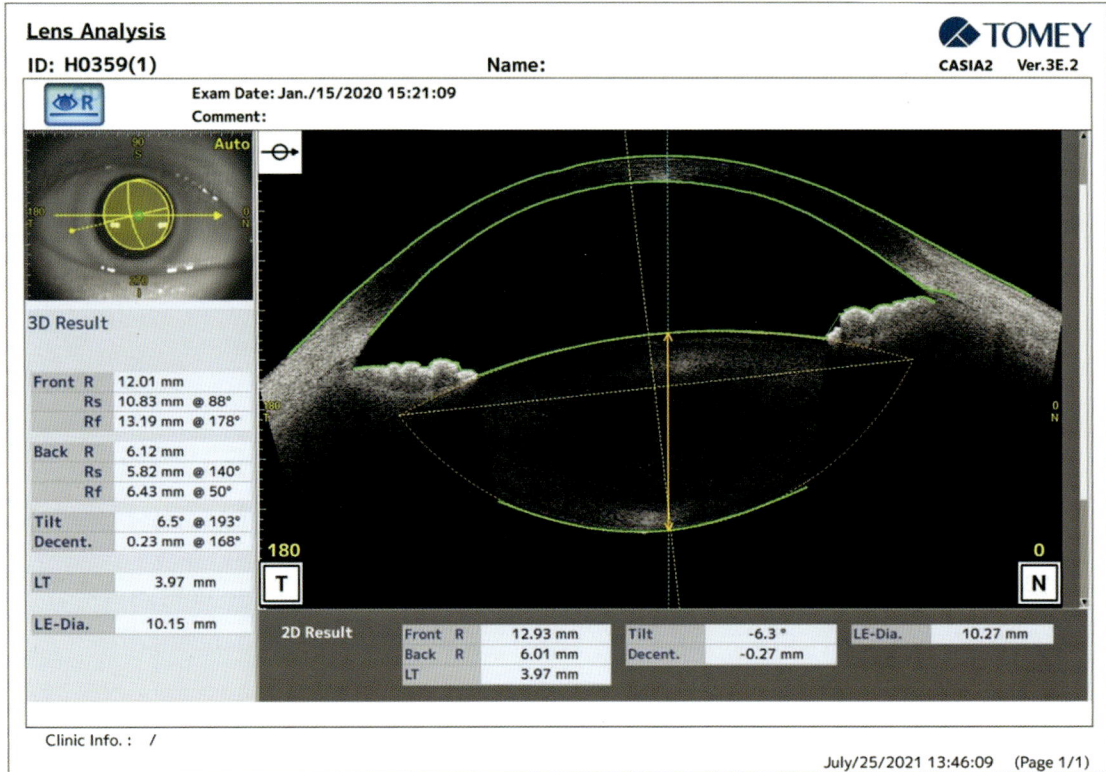

图 2-4-1 自然晶状体的二维和三维扫描输出结果

2D Result(二维扫描结果)显示:Front R,当前平面图中晶状体前表面曲率半径;Back R,当前平面图中晶状体后表面曲率半径;LT,当前平面图中晶状体厚度;Tilt,当前平面图中晶状体倾斜度,晶状体中轴线和地形图视轴轴线的夹角;Decent,当前平面图中晶状体偏心距离,晶状体中心到地形图视轴轴线的距离;LE-Dia,当前平面图中晶状体等效直径。

3D Result(三维扫描结果)显示:Front R,晶状体前表面曲率半径最大值和最小值平均值;Front Rs,晶状体前表面曲率半径最小值以及轴角度;Front Rf,晶状体前表面曲率半径最大值以及轴角度;Back R,晶状体后表面曲率半径最大值和最小值平均值;Back Rs,晶状体后表面曲率半径最小值以及轴角度;Back Rf,晶状体后表面曲率半径最大值以及轴角度;Tilt,立体图中晶状体中轴线(黄色虚线,黄箭头)和地形图视轴轴线(蓝色虚线,蓝箭头)的夹角与方位;Decent,晶状体偏心距离与方位,晶状体中心到地形图视轴轴线距离;LT,晶状体厚度(地形图视轴轴线上的晶状体厚度);LE-Dia,晶状体等效直径。

(图片由 TOMEY 授权使用。)

二、人工晶状体的二维和三维扫描

(一) 人工晶状体的二维扫描

IOL Scan 模式从 8 个不同角度进行二维人工晶状体位置参数测量。2D Result(二维扫描结果)显示的是当前平面(左上角黄色箭头平面)的人工晶状体位置参数结果,拖动左上角的黄色箭头方向,可以显示其他扫描平面的人工晶状体位置参数结果。

二维人工晶状体的位置参数包括倾斜和偏心,都是以角膜地形轴为参考轴进行计算的,倾斜是人工晶状体轴(橙色线)相对于视线(蓝色线)的轴角大小,人工晶状体偏心是晶状体相对于视线(蓝色线)的偏离距离。

尽管该模式的关注点是人工晶状体的位置,但是通过扫描图也可以观察到白内障术后角膜切口构造及恢复情况,以及是否发生后发性白内障、囊袋阻滞等。

(二)人工晶状体的三维扫描

IOL Scan 模式可将 8 个不同角度的二维人工晶状体位置参数进行三维模拟,计算人工晶状体的三维位置参数:人工晶状体的倾斜大小和方向及偏心的大小和方向,同样是以角膜地形轴作为参考轴。

该模式有助于确定人工晶状体整体的位置是否有异常,以及判断患者人工晶状体植入术后高阶像差的来源。

人工晶状体二维和三维扫描结果详见图 2-4-2。

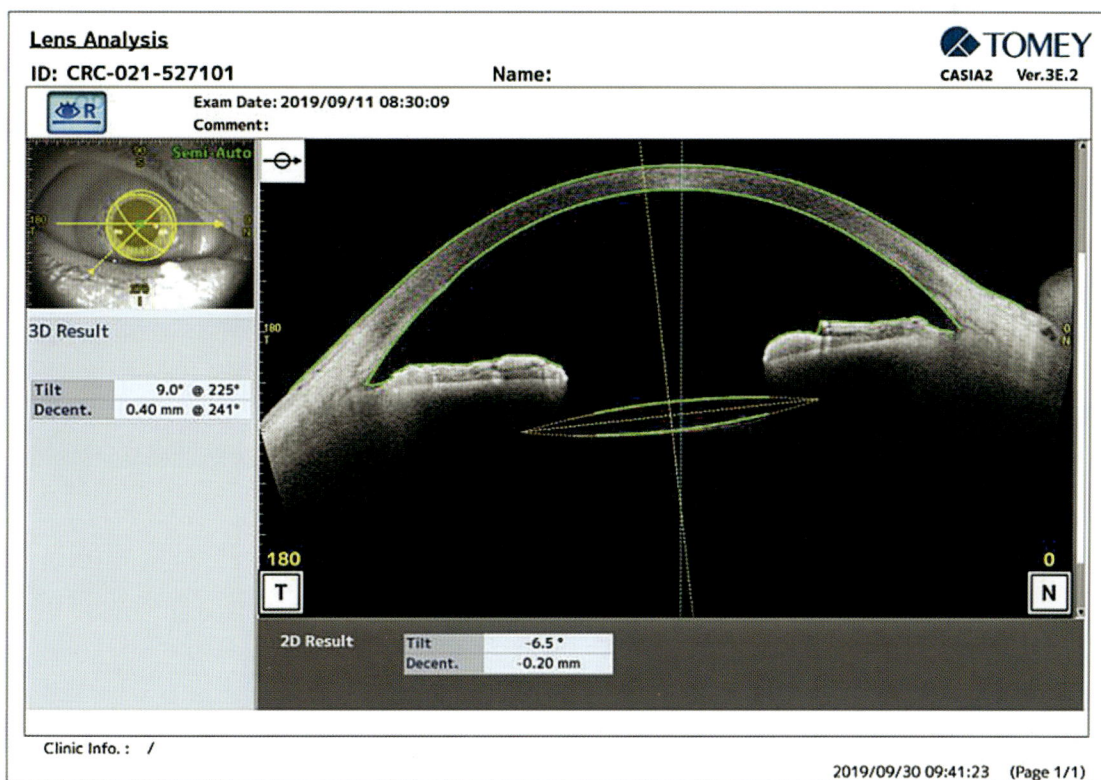

图 2-4-2　人工晶状体二维和三维扫描结果

2D Result(二维扫描结果)显示:Tilt,当前平面图中 IOL 中轴线(黄色虚线,黄箭头)和地形图视轴轴线(蓝色虚线,蓝箭头)的夹角;Decent,当前平面图中 IOL 偏心距离,IOL 中心到地形图视轴轴线距离。

3D Result(三维扫描结果)显示:Tilt,立体图中 IOL 中轴线(黄色虚线)和地形图视轴轴线的夹角与方位;Decent,立体图中 IOL 偏心距离与方位,IOL 中心到地形图视轴轴线距离。

(图片由 TOMEY 授权使用。)

第五节　眼前节扫频光学相干断层扫描仪
在晶状体相关疾病中的扫描模式

根据扫描输出结果的形式,可将扫描模式分为静态和动态两大类。静态扫描的输出结果为单帧或系列图像,在一帧图像中同时显示眼前节的不同结构(图 2-5-1),并可通过内置软件直接获得相应的参数测量值,主要包括:标准眼前节模式 Anterior Segment、白内障术前 Pre-op Cataract、白内障术后 Post-op Cataract 及房角检查 AC Angle 等。动态扫描的输出结果为视频,不提供自动测量的参数,主要有 Lens Movie 模式。

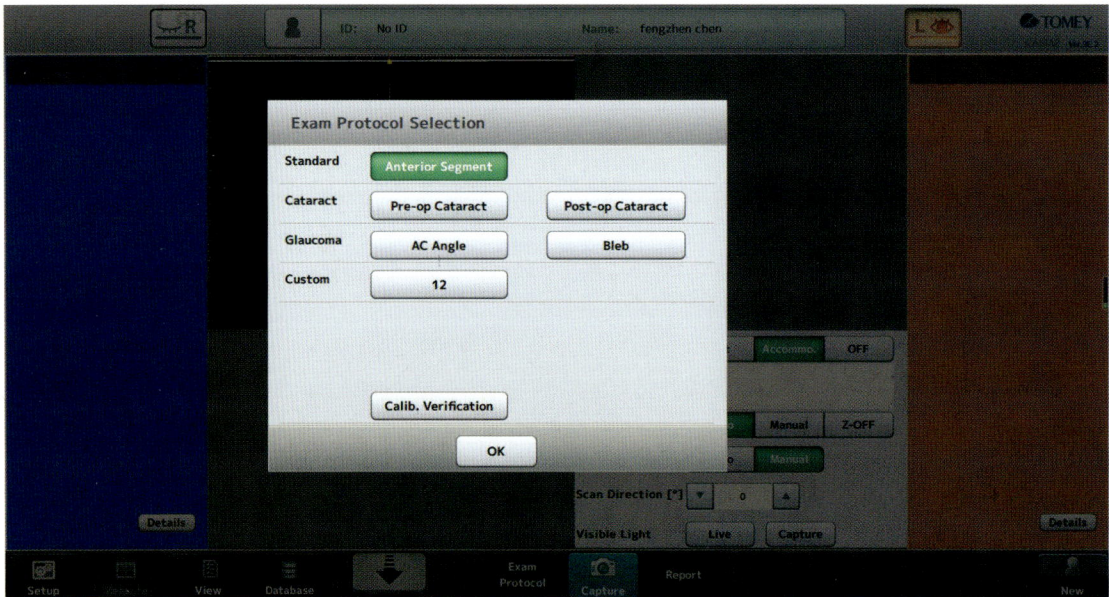

图 2-5-1　CASIA2 提供针对眼前节不同疾病的扫描模式

静态扫描模式可在二维图像中观察角膜、晶状体、前房、房角及虹膜前表面形态结构,所得参数用于辅助晶状体相关疾病的诊疗,如白内障术前评估、术后随访、后房型有晶状体人工晶状体型号的选择等。动态扫描可直接观察在调节等刺激下,眼前节结构的动态变化;三维重建获得的动态影像则可更全面地反映晶状体的位置、透明性的改变。

一、静态扫描模式在晶状体相关疾病诊疗中的应用

(一)辅助白内障手术前后的诊疗规划

白内障相关模式包括:白内障术前模式、白内障术后模式。白内障术前主要包括角膜地形图 Corneal Map、晶状体生物测量 Lens Biometry 扫描;白内障术后包括角膜地形图、人工晶状体扫描 IOL Scan 模式。

术前模式的应用:

Corneal Map 模式由机器自动追踪、定位角膜顶点,以其为中心进行 50 000 次/s 的多径向扫描,可获得模拟角膜曲率、角膜后表面曲率及全角膜屈光力等信息。其对于前表面散光的测量结果与 Pentacam 一致性高。在白内障术前,可实现对拟植入功能性人工晶状体患者角膜形态的精准测量,同时可应用于患者角膜形态的观察及相关疾病(如圆锥角膜)的排查。

Lens Biometry 模式可获得晶状体厚度、倾斜偏心、前后表面曲率等定量参数,可用于白内障术前晶状体形态、位置的评估及白内障分型。已有研究表明,采用 CASIA2 测得的核密度值与 LOCS-Ⅲ 评分有较高的一致性,且该值与手术中所需要的超声乳化时间长度线性相关。对 AS-SS-OCT 图像二次处理获得的核密度信息可用作量化晶状体核混浊程度的客观指标,指导白内障术中超声乳化能量的选择。CASIA2 对晶状体后表面及核轮廓的观察更为清晰,可用于术前对后囊完整性的评估及纵向随访中核混浊度细微变化的追踪。

术后模式的应用:

IOL Scan 模式主要用于观察人工晶状体倾斜偏心、后发性白内障、是否有囊袋阻滞的情况,Corneal Map 可对术后角膜散光情况进行评估(图 2-5-2)。

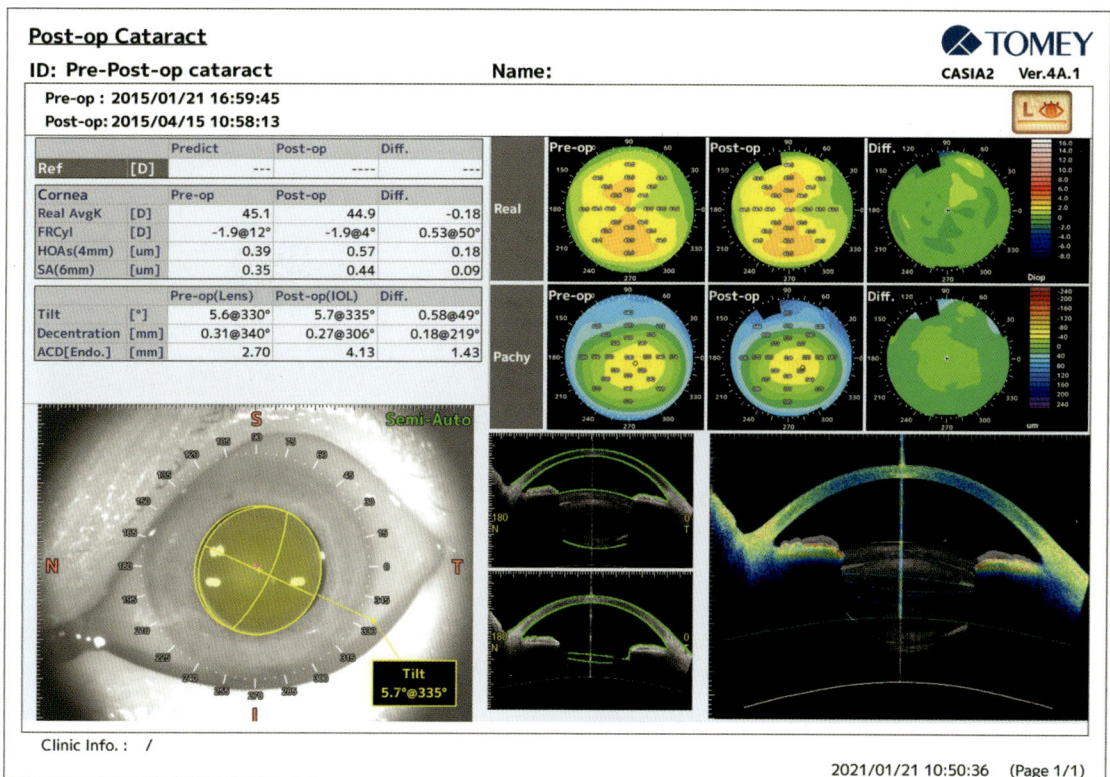

图 2-5-2　CASIA2 提供白内障术前、术后角膜地形图及晶状体相关参数

另有研究表明,使用 CASIA2 设备的前房环扫 Global AC Scan 分析模式量化角膜后沉着物(keratic precipitates,KP)和前房细胞数量,可客观评价前房炎症程度,故有望应用于白内障术后前房炎症反应的评估。

（二）评价白内障患者房角开放状态

前房角扫描模式获得的房角开放距离（AOD）、房角隐窝面积（ARA）、小梁网虹膜间隙面积（TISA）、小梁虹膜角（TIA）等结果均为评价房角开放程度的常用指标（图 2-5-3）。AC Angle 模式可以在 2.4 秒内实现全周房角成像，直接读取所需房角参数。

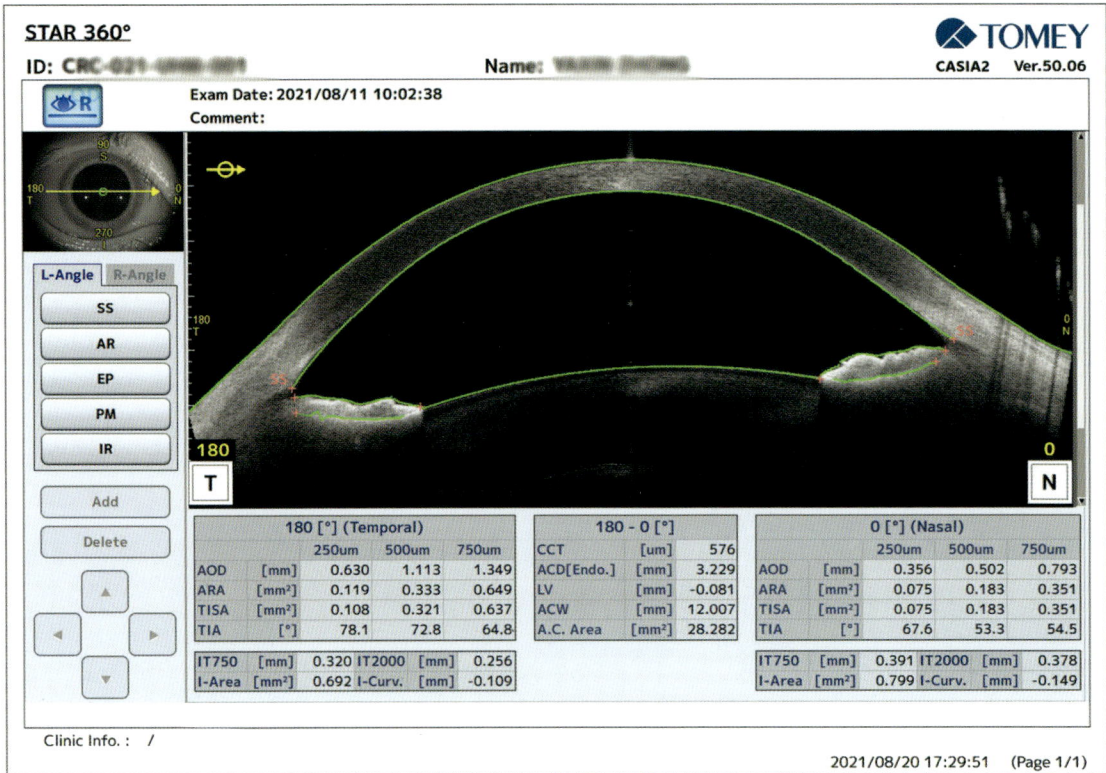

图 2-5-3　CASIA2 房角相关参数的测量

晶状体厚度、虹膜容积及房角开放程度与闭角型青光眼的发病密切相关。膨胀期白内障患者散瞳后易诱发急性房角关闭，术前评估白内障患者房角状态可预防该并发症的发生。前房角扫描模式可对膨胀期白内障或晶状体源性青光眼患者的房角开放程度进行定量测量。

此外，有研究者采用 AS-SS-OCT 对白内障患者散瞳前、后房角开放程度进行测量，发现散瞳后 4 小时，除晶状体拱高及虹膜容积外，其余房角参数均较基线值增加；高度近视白内障患者散瞳后房角变浅程度低于普通白内障患者，提示此类患者青光眼发作风险更低。

（三）辅助 ICL 尺寸选择及术后拱高的观察

可植入式人工晶状体（implantable collamer lens，ICL）已被广泛应用于中、高度屈光不正的治疗中。ICL 在眼内被放置于睫状沟，与自然晶状体紧邻，因此，ICL 与晶状体相对位置关系须重点评估与监测。术前选择合适尺寸的 ICL 可以最大程度避免 ICL 与晶状体前表面的接触，预防白内障的发生。

拱高指 ICL 与晶状体之间的轴性距离,拱高过低易引起白内障,拱高过高则有阻塞房角、诱发眼压升高的风险。目前,将角膜直径(white to white,WTW)及前房深度(anterior chamber depth,ACD)值代入在线计算器,是计算 ICL 型号及预测术后 ICL 拱高最常用的方法。

CASIA2 对于水平角膜直径、前房深度、房角至房角距离(ATA)等参数的测量重复性好。此外,CASIA2 的 IOL Scan 模式提供的 CCT ACD 模块同样可以直接测量 ICL 拱高,用于术后 ICL 与晶状体位置关系的观察与随访(详见第八章第一节)。

二、动态扫描模式研究晶状体生理过程与病理改变

(一)观察调节刺激下眼前节结构变化

Lens Movie 模块可用于动态观察调节刺激下晶状体位置及形态的改变。检查过程中嘱患者注视机器内置视标,机器以每秒 10 张的速率捕获图像,最终可获得一段 10 秒的视频片段。也有研究将该模式用于动态评估与动态瞳孔变化相关的 ICL 拱高变化(图 2-5-4)。此模式不包含在常规检查模式中,可以通过个性化设置添加。

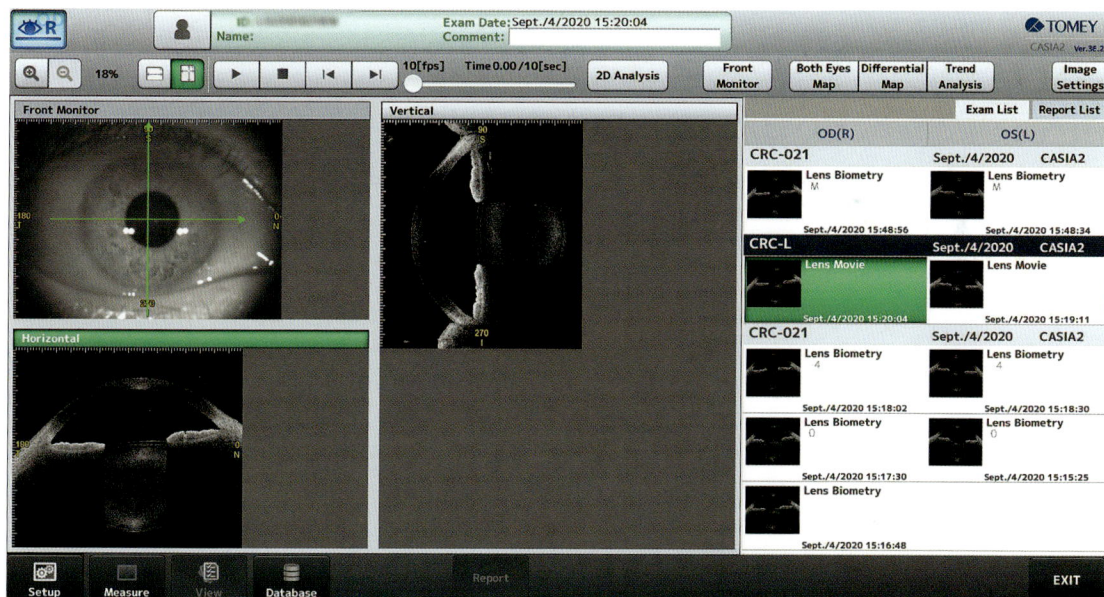

图 2-5-4　CASIA2 Lens Movie 预览界面图

(二)晶状体三维重建模式用于整体评估晶状体脱位情况

晶状体三维重建模式通过对眼前节进行 360° 环形扫描,获得一段动态影片,可以实现对眼前节结构的立体化观察,更好地评估晶状体位置的改变。

对于存在晶状体脱位的患者,使用三维重建模式可获得晶状体脱位的位置、范围的整体影像,辅助病情评估与手术决策。如图 2-5-5 所示,患者因外伤导致晶状体鼻下方不全脱位,该处前房内有玻璃体疝出。

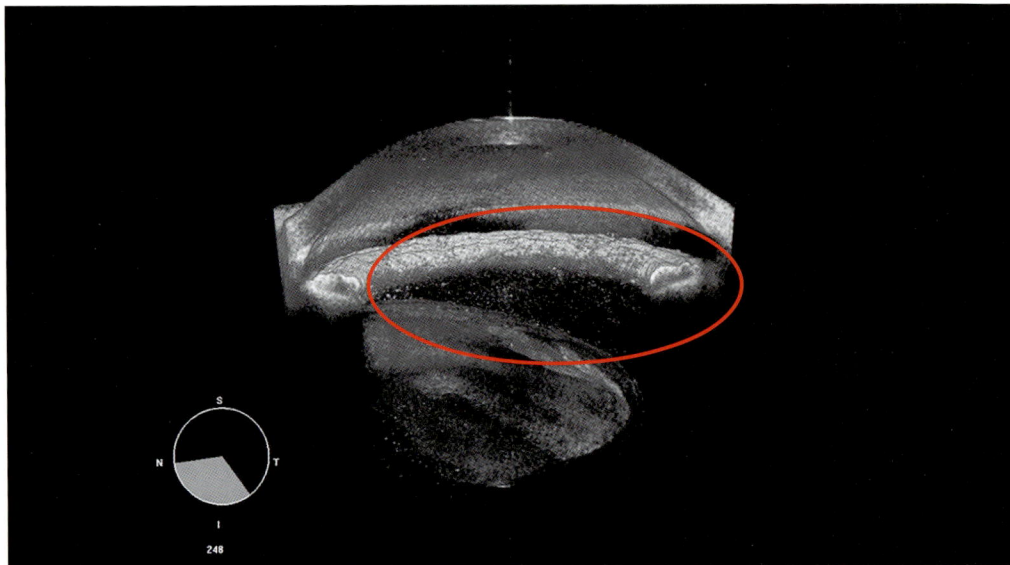

图 2-5-5　CASIA2 评估晶状体脱位情况

（张一帆　徐超群　阮晓婷　刘臻臻）

参 考 文 献

［1］ ANG M,BASKARAN M,WERKMEISTER R M,et al. Anterior segment optical coherence tomography［J］. Prog Retin Eye Res,2018,66:132-156.

［2］ MATSUI Y,KONDO M,UCHIYAMA E,et al. New clinical ultrahigh-resolution SD-OCT using A-scan matching algorithm［J］. Graefes Arch Clin Exp Ophthalmol,2019,257（2）:255-263.

［3］ BAGHDASARYAN E,TEPELUS T C,MARION K M,et al. Analysis of ocular inflammation in anterior chamber-involving uveitis using swept-source anterior segment OCT［J］. Int Ophthalmol,2019,39（8）: 1793-1801.

［4］ LIU Z,RUAN X,WANG W,et al. Comparison of radius of anterior lens surface curvature measurements in vivo using the anterior segment optical coherence tomography and Scheimpflug imaging［J］. Ann Transl Med,2020,8（5）:177.

［5］ CHEN X,GU X,WANG W,et al. The distributions of crystalline lens tilt and decentration and associated factors in age related-cataract［J］. J Cataract Refract Surg,2021,47（10）:1296-1301.

［6］ GU X,CHEN X,YANG G,et al. Determinants of intraocular lens tilt and decentration after cataract surgery ［J］. Ann Transl Med,2020,8（15）:921.

［7］ 高奕晨,蒋元丰,林松,等. 新型眼前节相干光层析成像仪与 Scheimpflug 眼前节分析仪测量年龄相关性白内障患者角膜屈光力及散光的比较［J］. 中华眼科杂志,2021,57（1）:48-55.

［8］ WANG W,ZHANG J,GU X,et al. Objective quantification of lens nuclear opacities using swept-source anterior segment optical coherence tomography［J］. Br J Ophthalmol,2021,106（6）:790-794.

［9］ LU M,WANG X,LEI L,et al. Quantitative analysis of anterior chamber inflammation using the novel CASIA2 optical coherence tomography［J］. Am J Ophthalmol,2020,216:59-68.

［10］ WANG W,ZHANG J,GU X,et al. Effect of high myopia on dynamic changes of anterior angle after pharmacologic mydriasis in cataract patients:A SS-AS-OCT study［J］. Transl Vis Sci Technol,2021,

10（6）：25.

［11］IGARASHI A，SHIMIZU K，KATO S，et al. Predictability of the vault after posterior chamber phakic intraocular lens implantation using anterior segment optical coherence tomography［J］. J Cataract Refract Surg，2019，45（8）：1099-1104.

［12］KATO S，SHIMIZU K，IGARASHI A. Vault changes caused by light-induced pupil constriction and accommodation in eyes with an implantable collamer lens［J］. Cornea，2019，38（2）：217-220.

扫码观看视频
"晶状体眼前节光学相干断层扫描（AS-OCT）拍摄方法"

第三章

Scheimpflug 照相机

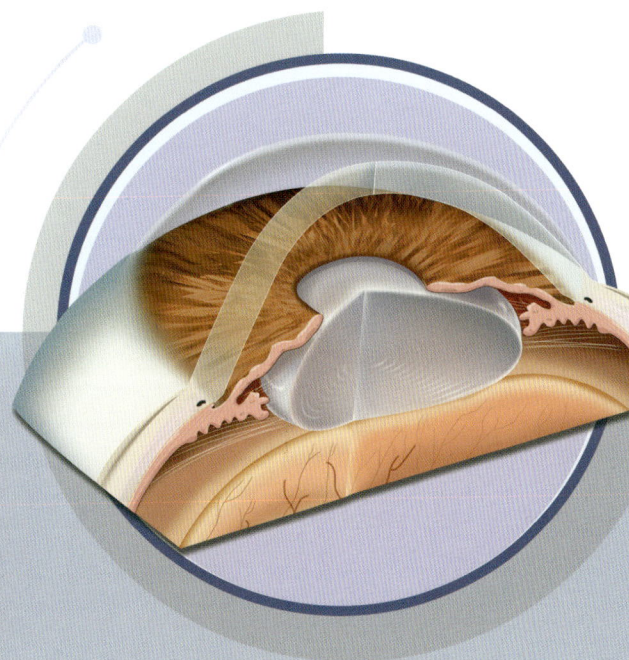

Scheimpflug 定律（沙姆定律）由奥地利的陆军上尉 Theodor Scheimpflug 提出，其核心理念是通过移动镜头轴使被拍摄体平面、影像平面和镜头平面的延长面相交于一直线，从而获得全面清晰的影像，最早用于航空摄影和地图测绘。

Scheimpflug 照相机通过围绕固视点进行 360° 旋转扫描，可以在 2 秒内对角膜前后表面、前房、虹膜和晶状体进行精确地连续测量，高效、准确地重建眼前节三维结构。Scheimpflug 照相机的临床应用广泛，在晶状体疾病的诊疗中也发挥着越来越重要的作用，可用于白内障密度定量分级、人工晶状体度数测算、人工晶状体位置评估等。

第一节　Scheimpflug 照相机的基本结构

Pentacam 眼前节分析仪是基于 Scheimpflug 摄像原理的分析系统，主要由 Pentacam 相机、升降台、电脑、打印机组成。该系统配有两个内置质量控制摄像头：一个控制注视，放置在中央以校正眼球运动；另一个安装于旋转轮上，捕获包括异常角膜组织中的裂隙图像。仪器主要包括成像系统、观察系统和辅助系统（图 3-1-1）。

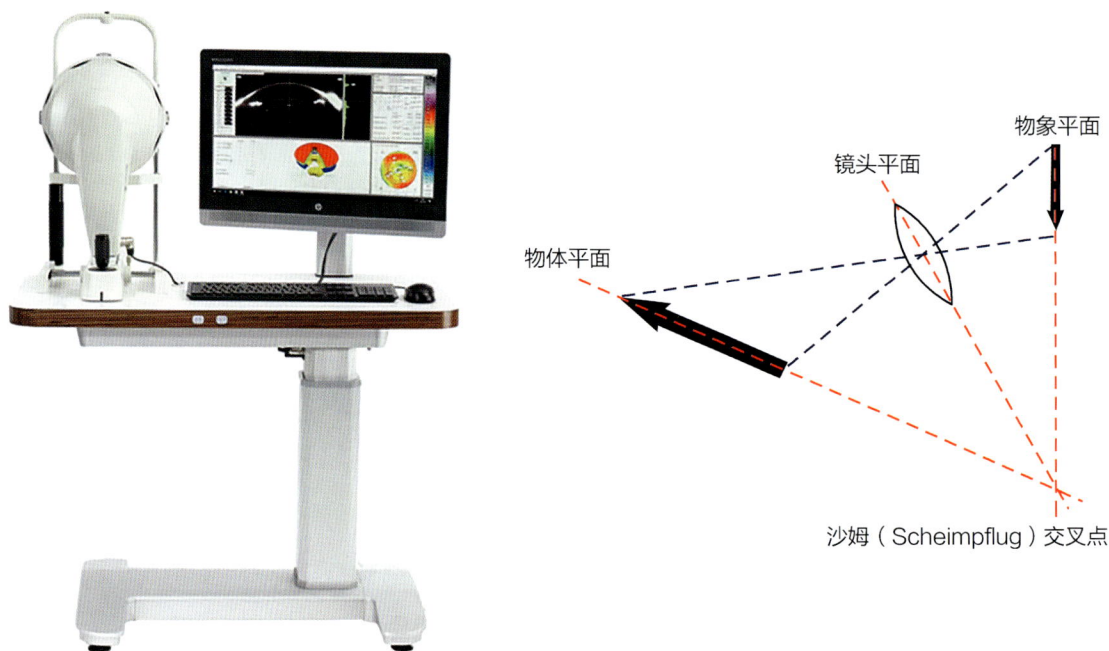

图 3-1-1　机器及沙姆（Scheimpflug）定律原理图

一、成像系统

Pentacam 照相机主要负责图像的采集。相机主体包括图像采集窗、头托、下颌托和可以在 X—Y—Z 三个方向上移动的底座。

二、观察系统

随机器配备的电脑可以进行程序选择、采集图像过程中的画面实时检测,以及图像采集后对结果的判读。

三、辅助系统

主要包括升降台、打印机、脚踏等。

第二节　Scheimpflug 照相机的工作原理

Pentacam 眼前节分析仪使用波长 475nm 的蓝色裂隙光源照明,以角膜顶点为中心,采用 Scheimpflug 照相机对眼前节进行高速旋转扫描,2 秒内即可获得 25~50 张断层的 Scheimpflug 图像信息。通过计算机对获取数据进行分析,可重建眼前节二维或三维图像,使医生获得角膜前后表面、房角、晶状体前后表面等眼前节信息。标准 Pentacam 的每张图像由 500 个高度点组成,而 Pentacam HR 的图像可高达 2 760 个高度值。最新一代 Pentacam AXL 使用部分相干干涉测量技术集成了非接触式生物测量,可获得眼轴测量值,结合其他测量结果用于计算白内障和屈光手术所需的 IOL 度数。

第三节　Scheimpflug 照相机的操作前准备

一、环境准备

安装 Pentacam 前应充分考虑运输、储存及所放置房间的温湿度。将要放置设备的房间温度,与运输或储存时温度不相差 10℃,以免设备内部的光学器件起雾。检查环境为半暗室,无红外线干扰。光学精密仪器工作温度须维持在+10~+40℃,相对湿度为 30%~70%。

二、开关顺序

开机:先打开电脑,再启动设备,最后打开软件。
关机:先关闭软件,后关闭电脑,最后关闭设备开关。关机后,及时切断和电源插座之间的连接,以防雷击。

第四节　Scheimpflug 照相机的规范操作流程

一、启动程序

双击 Pentacam 软件图标打开操作界面。

二、患者信息管理

(一) 新建患者

点击 New 按钮,输入患者姓名、出生日期及 ID 号码并点击 Save 进行保存(图 3-4-1)。

图 3-4-1 新建患者信息

(二) 搜索患者

点击 Search 按钮,通过输入姓名、出生日期及 ID 号码搜索已有患者信息(图 3-4-2)。

图 3-4-2 搜索患者信息

三、患者准备

1. 被检者检查前未散瞳、眼表未染色或滴入其他药物。

2. 调节升降台至患者坐姿舒适位置。

3. 调节下颌托架,使患者左侧眼角对准额托架黑环。

4. 检查开始前嘱患者注视固视灯,检查过程中嘱被检者尽量睁大双眼,扫描间隙可让患者暂时闭目休息。

四、选择模式

选中患者,点击 Pentacam 按钮,进入检查界面(图 3-4-3)。在 Examination 菜单内选择 Scan 功能,调整摇杆使患者瞳孔出现在屏幕上,受检眼别由机器自动识别。

(一) 基本操作步骤

Pentacam 具备多种扫描模式,如单张前节图像扫描、三维断层扫描、角膜精细模式及眼轴测量模式等。以临床中常用的三维断层扫描模式为例,介绍 Pentacam 照相机的操作步骤。

粗调:调整操纵杆,使裂隙蓝光对准患者检查眼;嘱患者注视固视光标。

细调:按照箭头提示调整操纵杆,至合适位置时相机自动拍摄;嘱患者尽量睁大双眼以暴露角膜映光点,注视红色固视光标坚持约 2 秒。

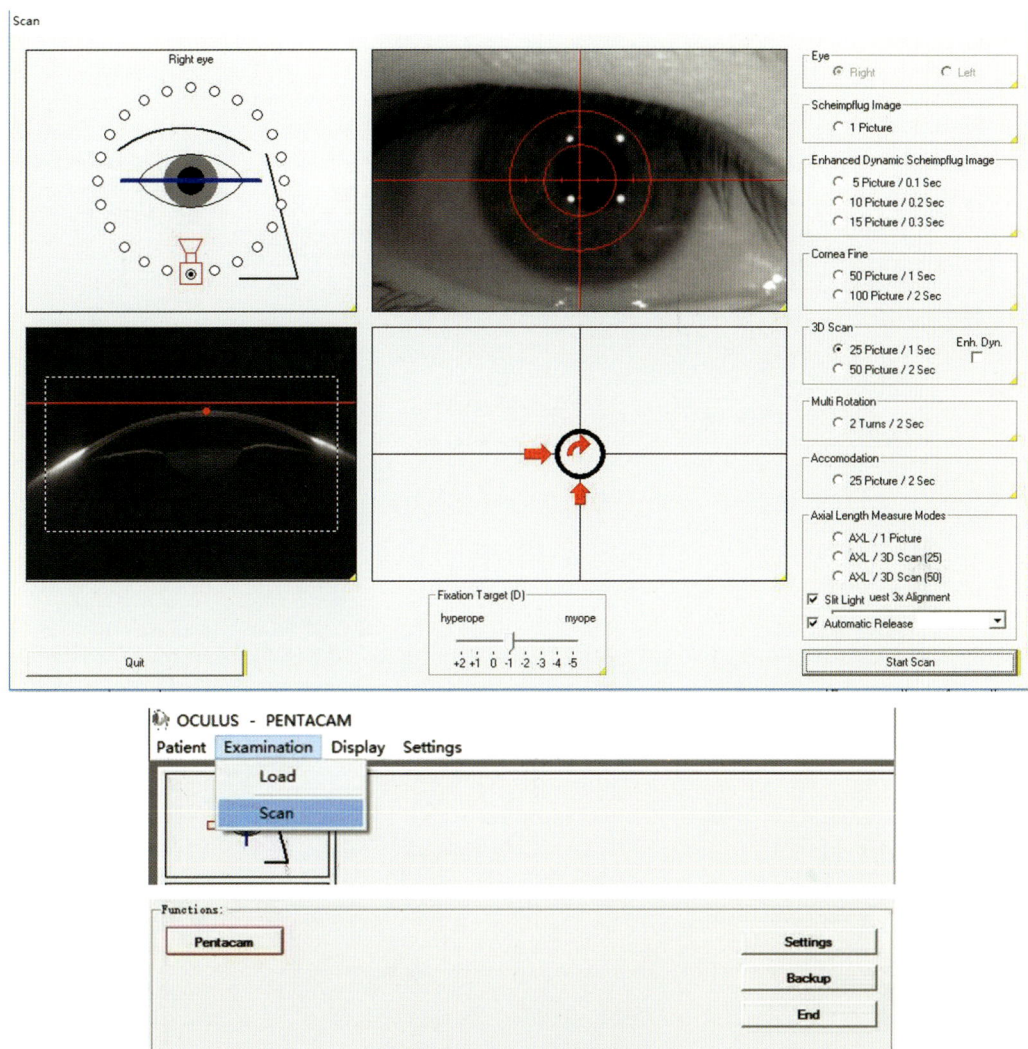

图 3-4-3　进入操作界面

(二) 增强模式

增强模式常用于晶状体密度的检查、ICL 观察及拱高的测量。

操作步骤:选择增强模式下三条目任一,关闭裂隙光源及自动拍摄功能。粗调同标准模式,选择合适的相机角度,根据瞳孔像的红外 LED 像手动对焦,按空格键进行拍摄。点击 Adjust Image,勾选 Gamma Corrector 可增强边界对比度(图 3-4-4)。Scheimpflug 图像放大后,用测量工具测量 ICL 拱高。

(三) 眼轴测量模式

Pentacam 和 Galilei 升级了 Pentacam 设备软件,并集成光学生物计以实现对于眼轴的测量。已有大量研究证实了眼轴测量的可重复性。

操作步骤:选择眼轴测量模式及患者对应的眼部状态。粗调及细调同标准模式,至合适位置时相机自动拍摄。完成眼轴测量后,根据对话框提示,嘱患者眨眼后再次睁大双眼,注

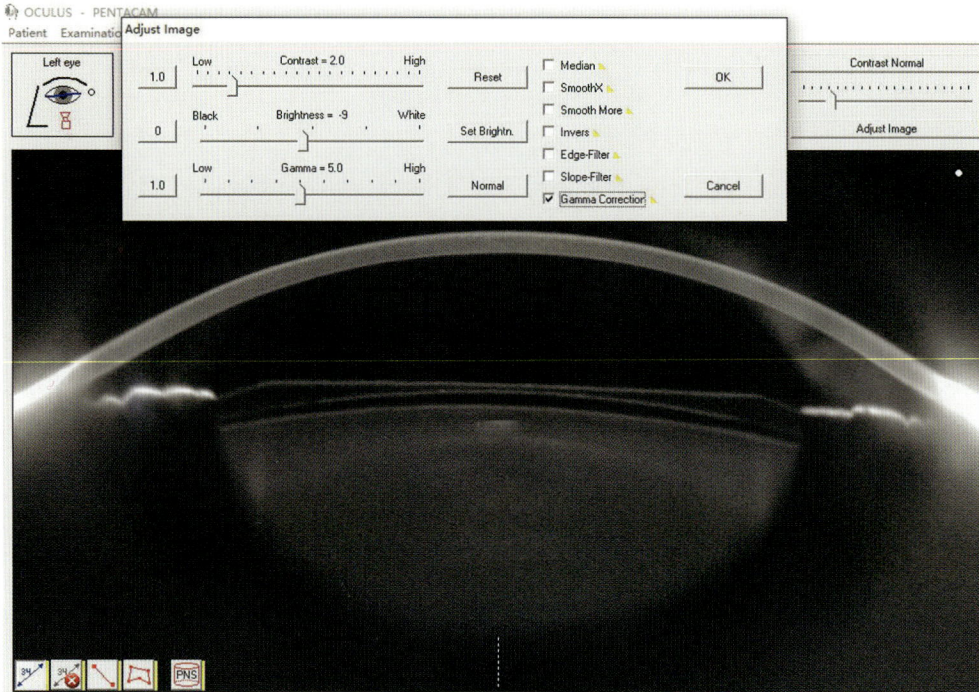

图 3-4-4 增强模式

视红色固视光标。点击对话框上 Proceed with 3D-Scan... 按钮进行 3D 扫描。检查质量参数应答为 OK,测量信噪比≥4 视为测量结果可靠,通常测量 3 次取平均值(图 3-4-5)。

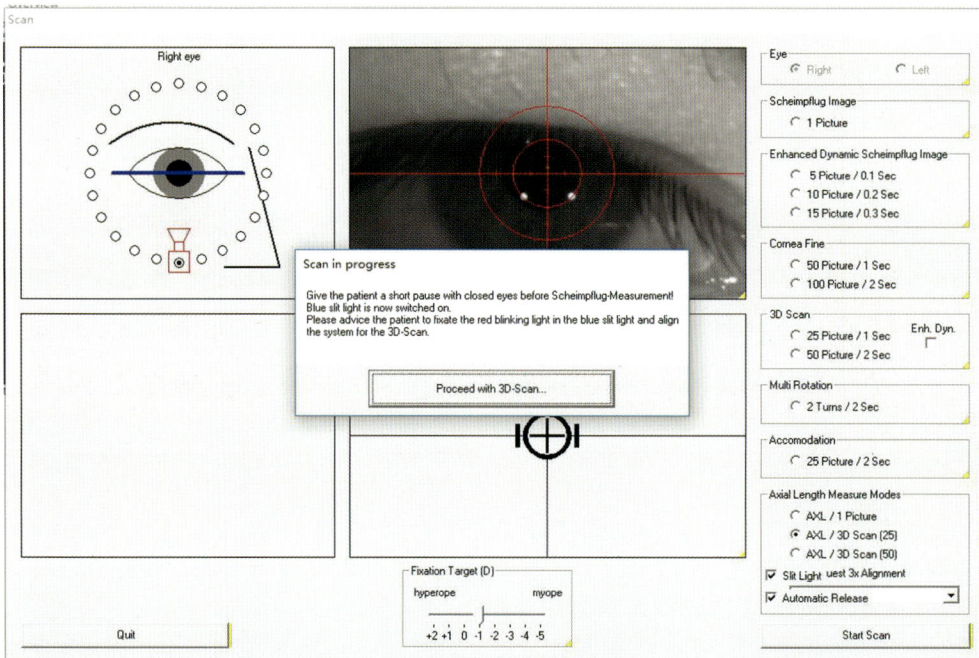

图 3-4-5 眼轴测量模式

（四）保存结果

质量检测显示 OK 提示图像合格，点击 Save 按钮保存。点击屏幕右上角 Print 按钮对结果进行打印。

第五节　Scheimpflug 照相机晶状体结构参数的定量测量

一、晶状体厚度

晶状体后表面的检出率与晶状体透明性、厚度相关，透明且较薄的晶状体的后表面被 Pentacam 检测到的概率更高。对于晶状体厚度，有仪器自动测量（图 3-5-1）和手动测量（图 3-5-2）两种方式。手动测量，即手动选取晶状体前、后表面顶点，测量两点间直线距离。

图 3-5-1　自动测量晶状体厚度

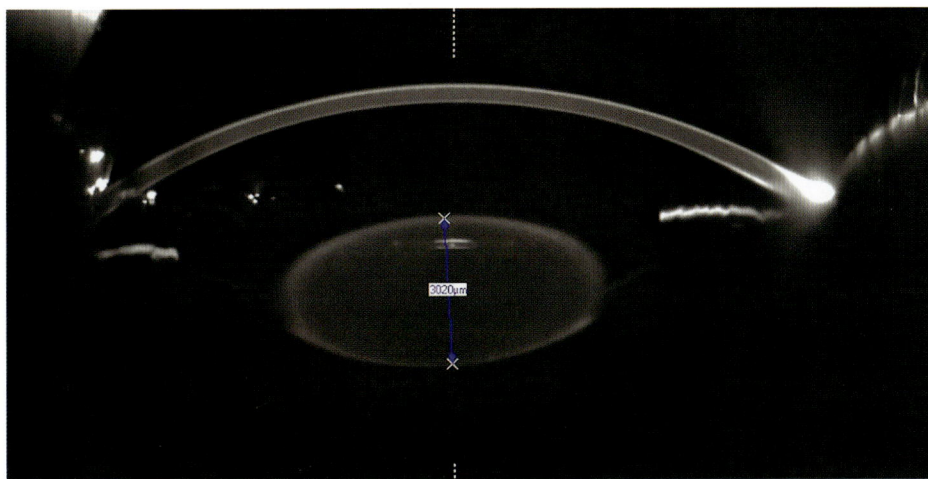

图 3-5-2　手动测量晶状体厚度

二、晶状体前后表面曲率

Pentacam 不能直接给出晶状体前表面曲率（radius of anterior lens surface curvature，RAL）及晶状体后表面曲率（radius of posterior lens surface curvature，RPL）的数值，需要手动测量相应参数后计算得到。

首先测量两侧瞳孔缘之间的距离,记为线段 L;接着以线段 L 的中点做垂线到晶状体前表面,记为线段 H(图 3-5-3);则 $RAL^2 = (L/2)^2 + (RAL-H)^2$。同理,在能清晰检测到晶状体后表面的图像上,亦可计算得到晶状体后表面曲率。

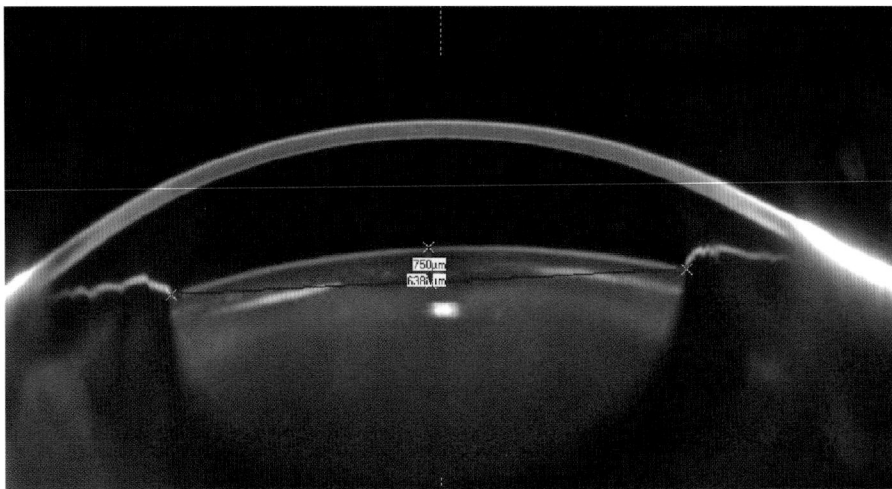

图 3-5-3   手动测量晶状体前表面曲率计算所需参数

三、晶状体密度

常规图像采集完成后,点击上方菜单中的 Display,然后点击 Scheimpflug Images,可于该界面进行晶状体密度测量。Pentacam 提供任意点、线、区域及 3D 测量四种密度测量模式。

(一)晶状体密度点测量

首先通过移动垂直的白色虚线确定所测量切面,接着点击鼠标左键,选择虚线上任意点并读取该点密度值。数值大小在图右侧以波峰形式显示:绿色波峰的高度和晶状体的密度呈正比。密度取值范围为 0~100:0 代表晶状体无任何混浊,100 代表晶状体完全混浊。如图 3-5-4 所示,第一个波峰为角膜顶点密度,第二个波峰为晶状体前表面密度,第三个波峰为所选点密度。

(二)晶状体密度线性测量

测量界面左下角点击直线测量图标。按住鼠标左键在图像上绘制直线,松开鼠标左键即弹出相应图表框(图 3-5-5)。图表框包含划定直线长度、直线上组织密度平均值,密度最大值,密度最小值和标准偏差值。

(三)晶状体密度的区域测量

测量界面左下角点击区域测量图标。可用方框选定所需测量区域,或用鼠标选定多点围成不规则区域:鼠标移动到需要的位置并且点击左键确定第一点,当最后一点和第一点相接时,双击鼠标左键设定区域完成。选定区域后即弹出相应图表框(图 3-5-6);不同的色带代表了不同的区域,显示内容包括密度平均值、最大值和标准偏差值。

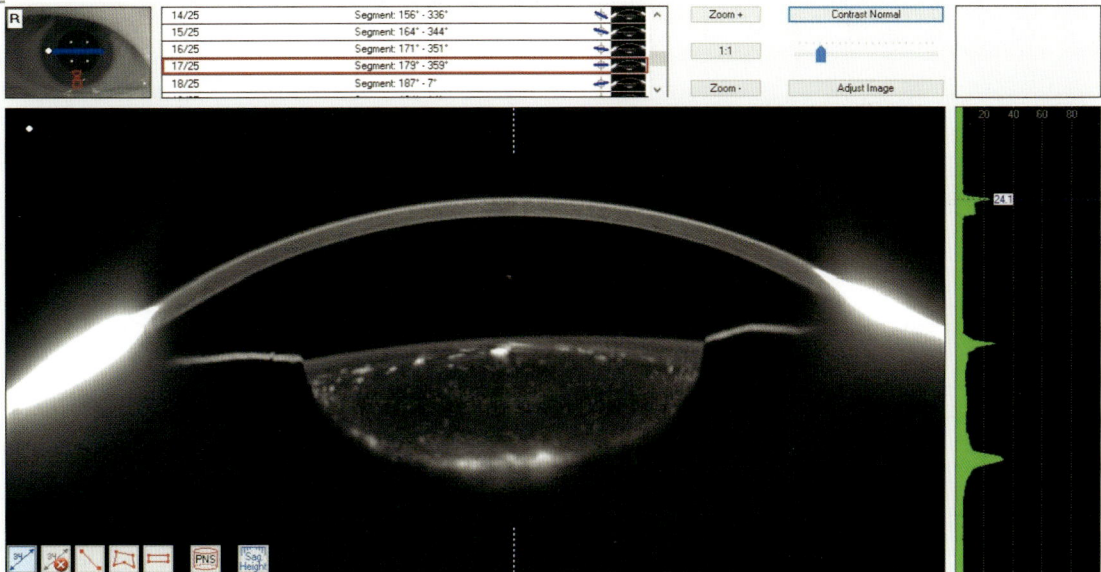

图 3-5-4　晶状体密度点分析

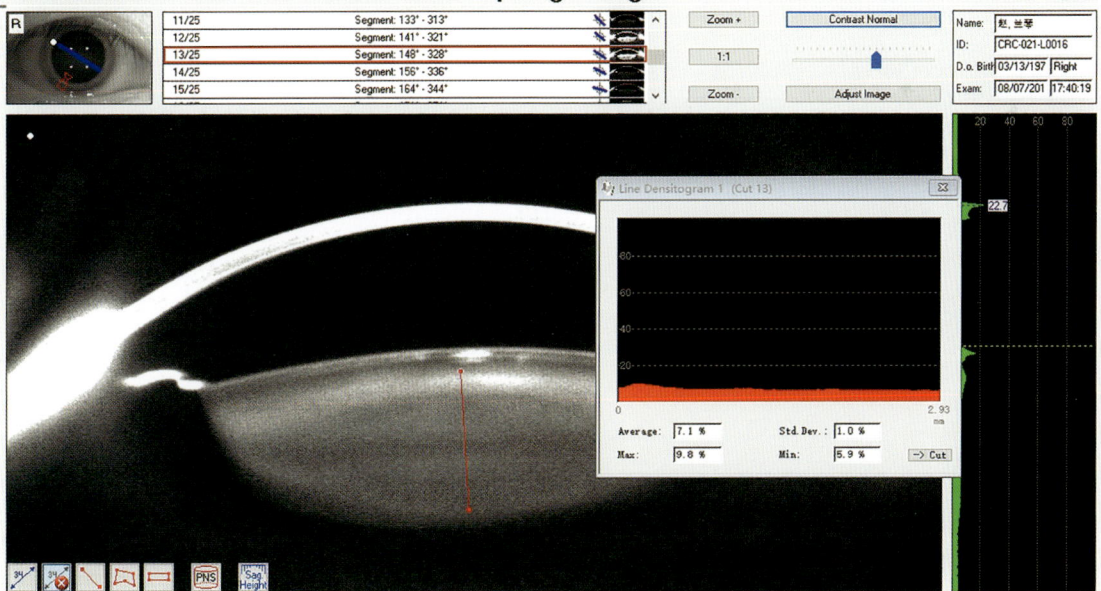

图 3-5-5　晶状体密度线性分析

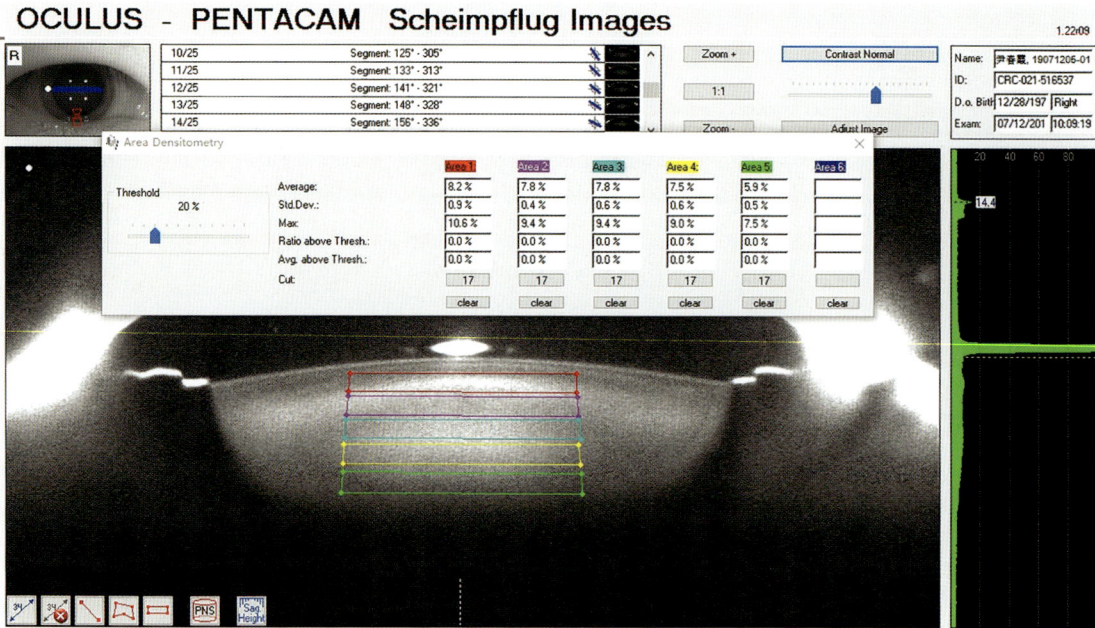

图 3-5-6 晶状体密度的区域分析

（四）晶状体密度的 3D 测量

PNS（Pentacam Nuclear Staging）软件是 Pentacam 内置的白内障分级系统，通过眼部扫描图像的光密度进行 3D 建模，根据建模后数据将晶状体混浊程度分为 0~5 级。测量界面左下角点击 PNS 测量图标，即弹出 PNS and 3D Cataract Analysis 对话框。如图 3-5-7 所示，该区域为以瞳孔为中心，1.6mm³ 体积晶状体，PNS 分级为 0 级。

四、人工晶状体倾斜、偏心

人工晶状体中心轴与角膜地形轴（corneal topographic axis，CTA），瞳孔轴（pupillary axis，PA）或视轴（line of sight，LOS）之间的偏斜角，以及人工晶状体偏心距离，可直接在 Pentacam 中手动测量，或者用图片分析软件测量。如图 3-5-8 所示：L1 为虹膜水平线，L2 为人工晶状体平面，L3 为毫米参考线，定义为 1mm 在该图片界面的实际长度。人工晶状体倾斜定义为 L1 与 L2 夹角；人工晶状体偏心定义为 L1 中点横坐标减 L2 中点横坐标除以 L3 长度：$(X_{L1}-X_{L2})/Length_{L3}$。

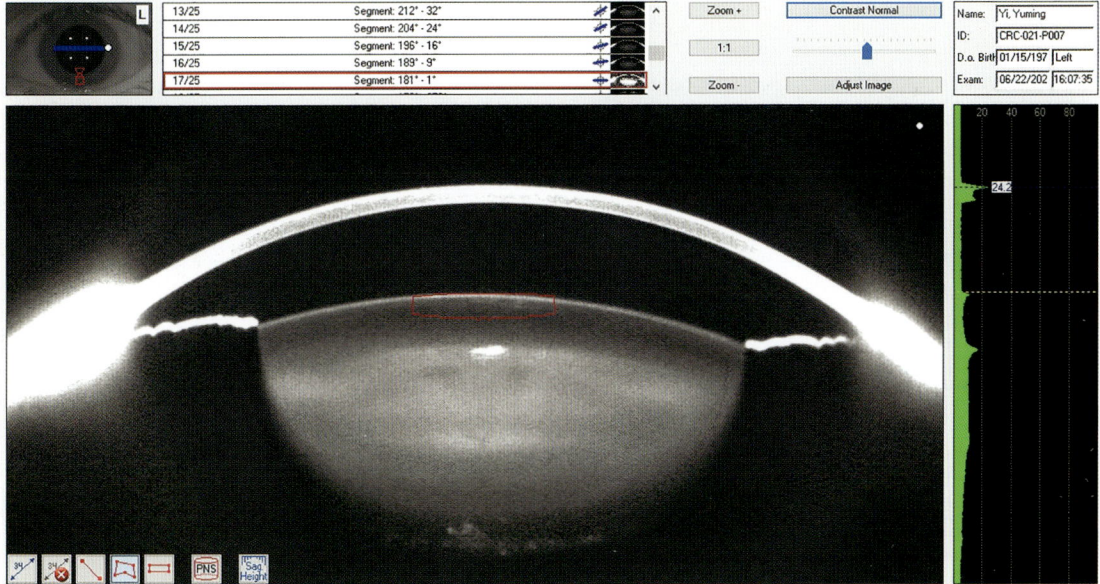

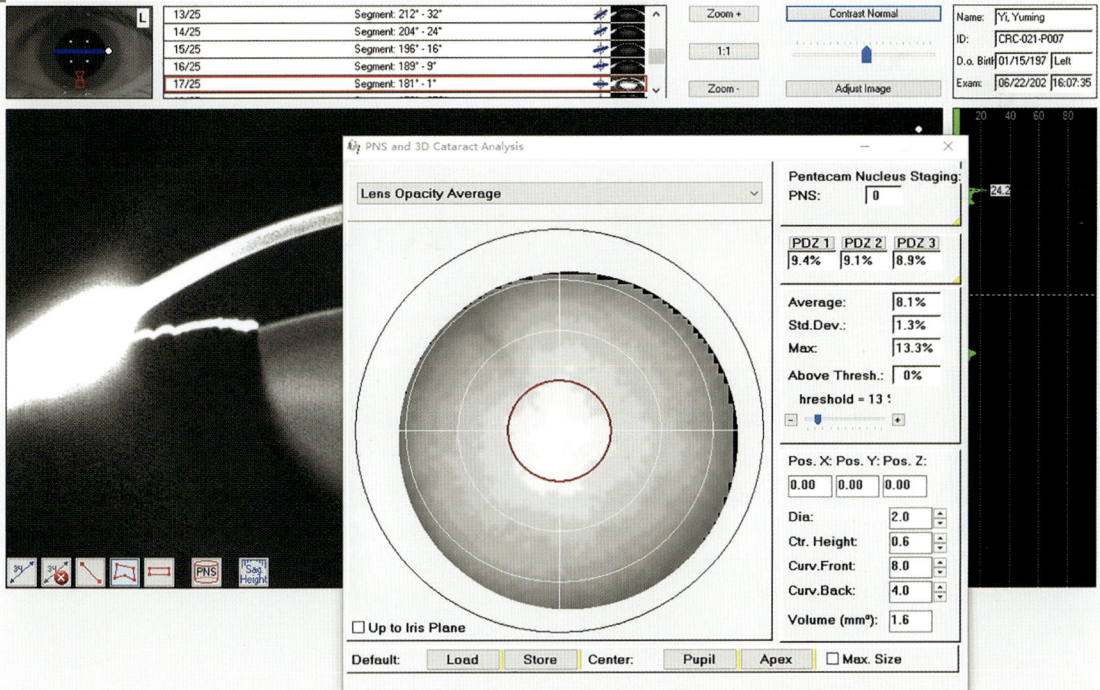

图 3-5-7 晶状体密度 3D 分析（PNS 法）

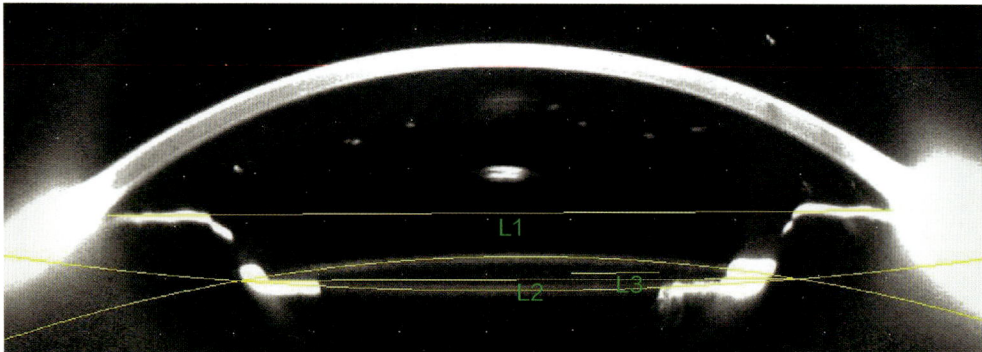

图 3-5-8　人工晶状体倾斜、偏心测量

L1,虹膜水平线;L2,人工晶状体平面;L3,毫米参考线;倾斜,L1 与 L2 夹角;偏心,(L1 中点横坐标 –L2 中点横坐标)/L3 长度。

第六节　Scheimpflug 照相机在晶状体相关疾病中的扫描模式

一、单张模式

该检查模式只采集一张图像,一般用于快速检查评估眼前节异常,包括评估有无白内障、晶状体或人工晶状体异位等。

二、增强模式

该检查模式一般关闭裂隙光源和自动拍摄功能,选择合适的角度,根据瞳孔像的红外 LED 手动对焦,按空格键拍摄,在同一位置拍摄 5、10、15 张 Scheimpflug 图像,计算平均值并最后组合成单张图像。此模式适合于检查晶状体密度和进行白内障严重程度分级。

三、三维断层扫描模式

该检查模式 360° 旋转扫描拍摄 25 或 50 张图像,为临床最常用的检查模式,适合于角膜测量、地形图分析和 3D 前房分析等(图 3-6-1)。

四、多角度模式

该检查模式旋转 720°(即旋转 2 周),在 50 个不同位置拍摄 50 张图像,为科研项目常用模式,可以获得更多数据信息。

五、自适应模式

该检查模式下固视点由远到近匀速移动,在选定的单一位置拍摄 25 张图像,可用于观察前房和晶状体在调节过程中的变化(图 3-6-2)。

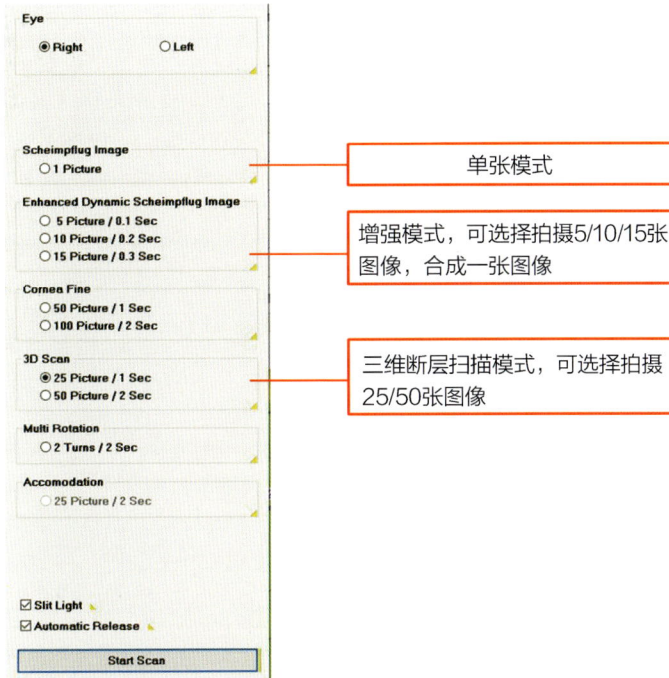

图 3-6-1　Pentacam 扫描模式选择（一）

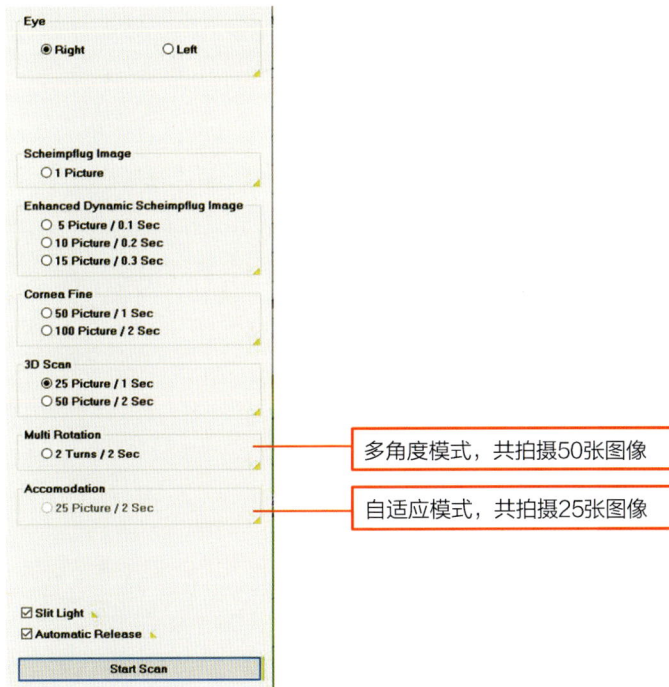

图 3-6-2　Pentacam 扫描模式选择（二）

（韩晓彤　陈凯琳　张一帆）

参 考 文 献

［1］ KHORAMNIA R，RABSILBER T M，AUFFARTH G U. Central and peripheral pachymetry measurements according to age using the Pentacam rotating Scheimpflug camera［J］. J Cataract Refract Surg，2007，33(5): 830-836.

［2］ RUIZ-MESA R，ABENGOZAR-VELA A，RUIZ-SANTOS M. Comparison of a new Scheimpflug imaging combined with partial coherence interferometry biometer and a low-coherence reflectometry biometer［J］. J Cataract Refract Surg，2017，43(11):1406-1412.

［3］ LIU Z，RUAN X，WANG W，et al. Comparison of radius of anterior lens surface curvature measurements in vivo using the anterior segment optical coherence tomography and Scheimpflug imaging［J］. Ann Transl Med，2020，8(5):177.

［4］ GUPTA M，RAM J，JAIN A，et al. Correlation of nuclear density using the Lens Opacity Classification System Ⅲ versus Scheimpflug imaging with phacoemulsification parameters［J］. J Cataract Refract Surg，2013，39(12):1818-1823.

［5］ DE CASTRO A，ROSALES P，MARCOS S. Tilt and decentration of intraocular lenses in vivo from Purkinje and Scheimpflug imaging［J］. Validation study. J Cataract Refract Surg，2007，33(3):418-429.

［6］ BIWER H，SCHUBER E，HONIG M，et al. Objective classification of glistenings in implanted intraocular lenses using Scheimpflug tomography［J］. J Cataract Refract Surg，2015，41(12):2644-2651.

［7］ HAYASHI K，HIRATA A，YOSHIDA M，et al. Long-term effect of surface light scattering and glistenings of intraocular lenses on visual function［J］. Am J Ophthalmol，2012，154(2):240-251.

［8］ BAYRAK G，OZDAMAR EROL Y，KAZANCI B. An objective evaluation of crystalline lens density using Scheimpflug lens densitometry in different uveitis entities［J］. Int Ophthalmol，2020，40(8):2031-2040.

［9］ KUCUKEVCILIOGLU M，HURMERIC V，ERDURMAN F C，et al. Imaging late capsular block syndrome:ultrasound biomicroscopy versus Scheimpflug camera［J］. J Cataract Refract Surg，2011，37(11): 2071-2074.

扫码观看视频
"Schiempflug 照相机的检查方法"

第四章

超声生物显微镜

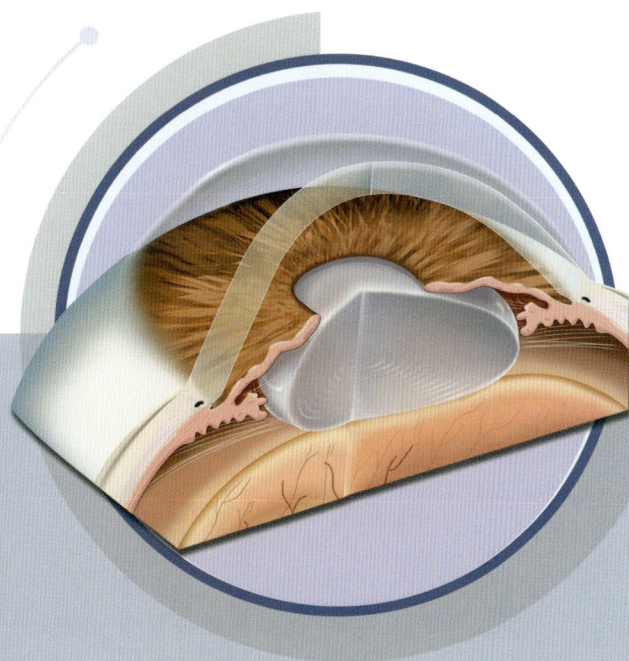

超声生物显微镜（ultrasound biomicroscopy，UBM）于 1991 年由多伦多大学的 Pavlin 设计。它利用高频 B 型超声技术，分辨率远超传统超声检查，几乎达到光学显微镜的水平，故被称为超声生物显微镜。

临床上，很多类型的晶状体疾病与其邻近组织的异常有着密切的关系。因超声信号能穿过非透明介质，UBM 是目前唯一能在活体状态下显示位于虹膜后的晶状体相邻结构的影像学检查方法，能展现光学仪器及传统超声检查的盲区，在观察后房、悬韧带、睫状体、前部脉络膜的形态及相互关系中有着不可取代的地位。

除了可对晶状体混浊程度、位置及其与周围结构的关系进行评估，随着新型 UBM 的发展，其在晶状体生物参数的测量中也发挥着重要作用。

第一节　超声生物显微镜的基本结构与工作原理

超声生物显微镜是利用超声波扫描生物组织获得生物信息的仪器。超声是指频率超过 20kHz，不能被人类听觉器官感受到的声波。UBM 采用的超声频率比传统医学超声更高，位于 40~100MHz。频率越高，穿透力越差，但分辨率越强。现临床上常用的 UBM 多为 50MHz，组织穿透深度为 4~5mm，组织分辨率为 50μm。

UBM 的超声脉冲发射器发射电脉冲至换能器，换能器把电脉冲转换成高频声脉冲，超声脉冲波传到组织中，每遇到一个交界面，都会有部分声波反射回换能器。换能器一方面通过放大、时间增益补偿调节，补偿组织中超声波的衰减；另一方面，它收集的无线电频率信号被放大、处理及检波，形成二维灰度图像实时显示在显示屏上。

目前 UBM 主要有三种不同的扫描方式：扇形扫描、线性扫描和弧形扫描（图 4-1-1）。扇形扫描较容易且速度快，更适用于便携式的机器。弧形扫描技术较难且速度慢，目前基本被 OCT 所取代。现临床上最常用的是线性扫描，其速度快，实用性强，主要用于观察虹膜、房角等部位。

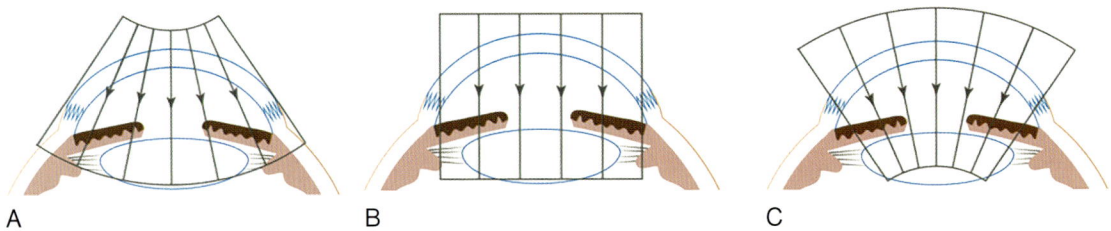

图 4-1-1　UBM 扫描模式示意图
A. 扇形；B. 线性；C. 弧形。

50MHz 全景超声生物显微镜 SW-3200L（图 4-1-2）采用线性扫描，具有高分辨率、宽扫描范围、低失真度的特点。可实时采集影像，也会自动记录冻结前 10 秒 100 幅图像，并可逐幅回放，且具有测量和后处理功能。它是目前临床上较常用的 UBM 检查仪器。

Aviso UBM（图 4-1-3）使用了手持式闭合探头，减少了刮伤角膜的风险，且具备三种操作模式：水浴杯、凝胶和 ClearScan 水囊。一次性水囊更柔软安全，可用于坐位检查；对于眼位转动配合困难的患者，水囊能任意摆动探头，增加探查的范围。

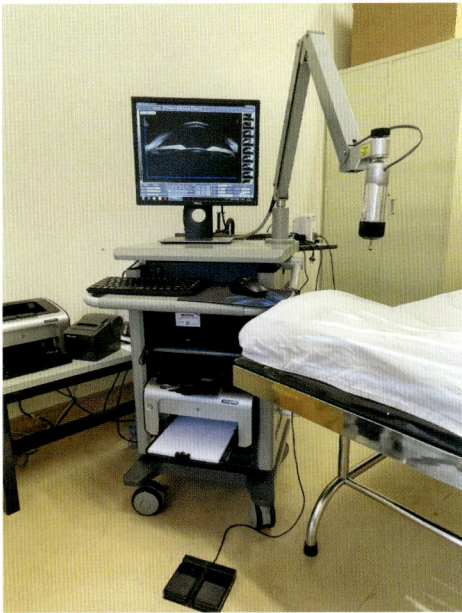

图 4-1-2　SW-3200L UBM

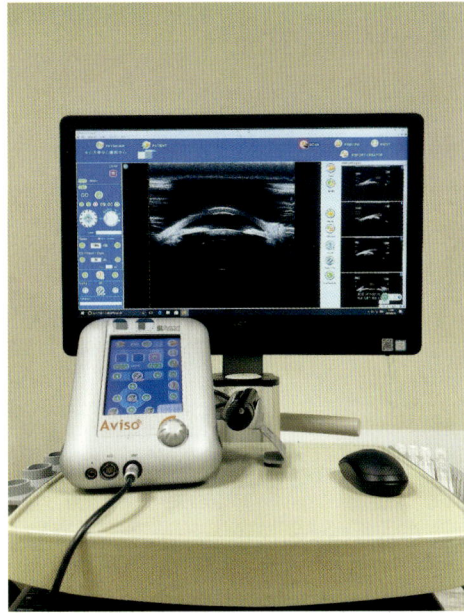

图 4-1-3　Aviso UBM

Insight 100 UBM（图 4-1-4）利用的超声信号频率更低，穿透性更好，通过弧形扫描可对角膜、眼前节结构进行测量，其操作中使用了一次性眼盖，在患者被检查眼和无菌盐水溶液之间形成了一个屏障，更安全、卫生，相比传统水浴检查法侵入性更低。

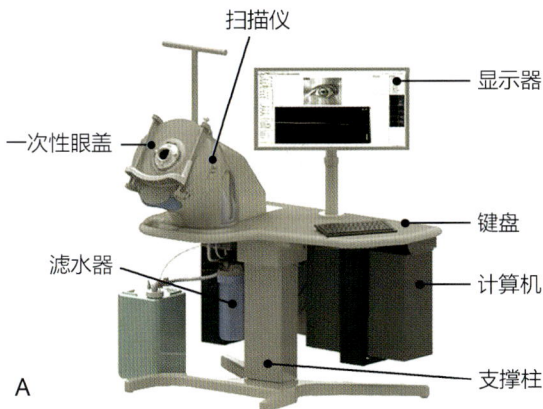

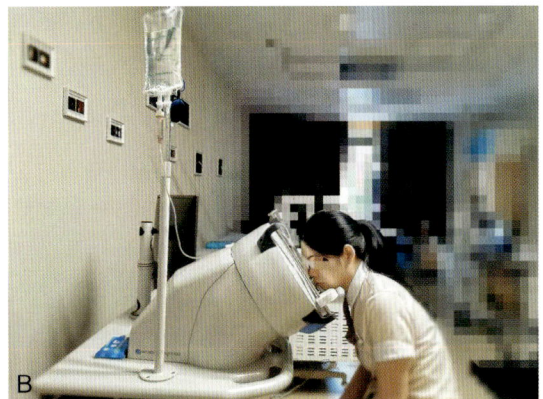

图 4-1-4　Insight 100 UBM
A. 仪器构成；B. 使用场景。

第二节 超声生物显微镜的规范操作流程

一、超声生物显微镜的操作前准备

（一）环境和物品的准备

保持检查室内卫生、通风,光线亮度稳定。因为虹膜、睫状体的形态会受光线的刺激而发生改变,所以室内照明应保持稳定。如因研究需要,可调整室内光线明暗,行房角的动态检查。

眼杯是行 UBM 检查时,为保持眼睑的开放状态而使用的一种特殊检查装置。眼杯直径范围为 18~24mm,其中成人一般选用 22、24mm,儿童一般选用 18mm。操作前应注意检查眼杯有无缺损,以防止角膜和结膜的意外损伤,同时注意严格消毒,避免交叉感染。

耦合液为注入眼杯的无回声耦合液体,目的是形成传感器工作所需的水浴环境。UBM 与传统超声最大的不同在于 UBM 探头扫描部分的表面没有被膜覆盖,因此,水浴检查法是获得理想图像的最佳检查方法。耦合液可为生理盐水、蒸馏水、隐形眼镜护理液、1%~2.5% 的甲基纤维素等。检查前确认物品准备齐全(图 4-2-1)。

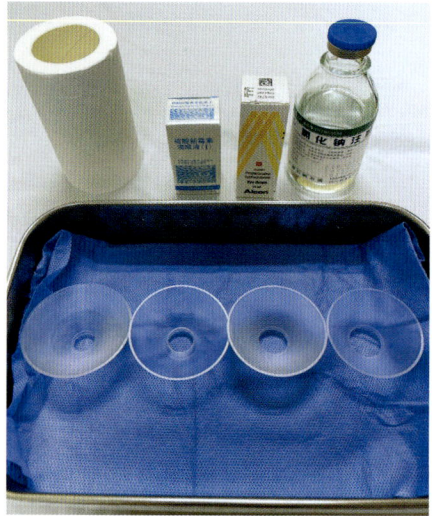

图 4-2-1 准备物品:纸巾、抗生素眼药水、表面麻醉眼药水、耦合液、眼杯

UBM 的主要部件包括脚踏、UBM 机械臂及探头。脚踏分为左右两个按键,轻踏左边按键可开始和停止扫描,轻踏右边按键可冻结和储存图像。另外也可用键盘手动冻结采集图像。操作前应检查机械臂是否稳定,探头是否可上下左右任意移动,松手时仍可保持恒定或轻度上移。检查前应设置好所需要的参数,显示屏应调整为合适高度以便观察。

行水囊检查法前,先在水囊内注满蒸馏水或灭菌用水,按住白色排气孔后将探头套入水囊内,在显示屏幕中观察到水囊两侧的回声与聚焦线相交即可。

Insight 100 UBM 检查前,先将眼盖卡入凹槽并拧紧,将排水袋放入设备侧面的排水袋固定器。点击注水按钮往储水器中注满蒸馏水,或将已经注满水的储水器进行净化。

（二）患者的准备

UBM 水浴杯检查的禁忌证包括感染性眼病、开放性眼外伤及术后早期(一般内眼术后 2 周内尽量不做)的患者。水囊检查虽然更安全但仍是有接触的检查方法,对于低眼压及手术后、外伤后、角膜穿孔等伤口未愈合的患者禁用。

检查前应先向患者进行解释,以减少患者恐惧心理并保证患者的配合。检查时患者取仰卧位,尽量保持舒适的体位,双目向上注视天花板。为避免放置眼杯时出现不适,可用利多卡因等药物对受检眼进行表面麻醉。可准备纸巾将检查时从眼杯内流出的液体擦拭干净。

　　患者的被检查眼保持固视有助于检查，一般可利用患者的手指作为固视目标（图4-2-2），嘱患者双眼注视手指，帮助被检眼保持恒定的位置。检查过程中应根据需要观察的部位，调整固视目标让患者眼球向不同方向转动。

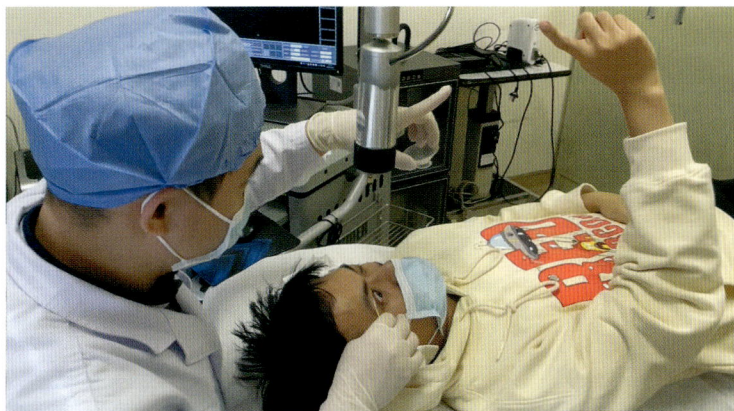

图4-2-2　患者取平卧位，伸出手指作为固视目标

二、超声生物显微镜的操作步骤

　　表面麻醉后，根据患者睑裂的大小选择合适的眼杯。嘱患者眼球向下转，轻提上睑将眼杯置于上睑下，用手或棉签轻拉下睑，使眼杯完全置于结膜囊内。眼杯内倒入耦合液（图4-2-3），常用0.9%生理盐水，应避免产生过多气泡，可用棉签拭去较大的气泡。

　　检查者坐在患者头部上方，右手持扫描探头，拇指放在探头的浅凹上，虎口处标志线一侧在影像中位于显示屏的左侧。左手固定眼杯以防液体流出（图4-2-4）。

　　探头置于耦合液中，放在被检查部位上方并逐渐靠近眼球，检查中保持探头与检查部位垂直，可根据需要观察的部位嘱患者转动眼球，调整探头角度以获得清晰图像。

　　UBM基本检查法包括轴位检查、放射状检查、水平检查。

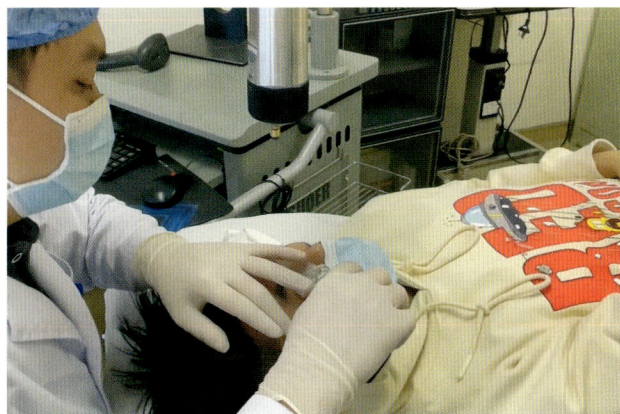

图4-2-3　眼杯中放耦合液

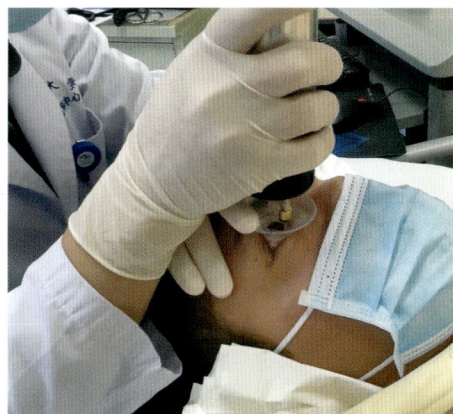

图4-2-4　右手持探头，左手扶眼杯

（一）轴位检查

受检者目视正上方,探头位于角膜中央,做水平轴位及垂直轴位扫描,获取能同时显示两侧房角的全景图像(图4-2-5)。行全景扫描时,探头频率降低到30MHz,分辨率下降,但扫描范围更大。轴位全景图像可显示角膜、前房、晶状体前囊、虹膜,可用于测量角膜厚度、前房深度等。

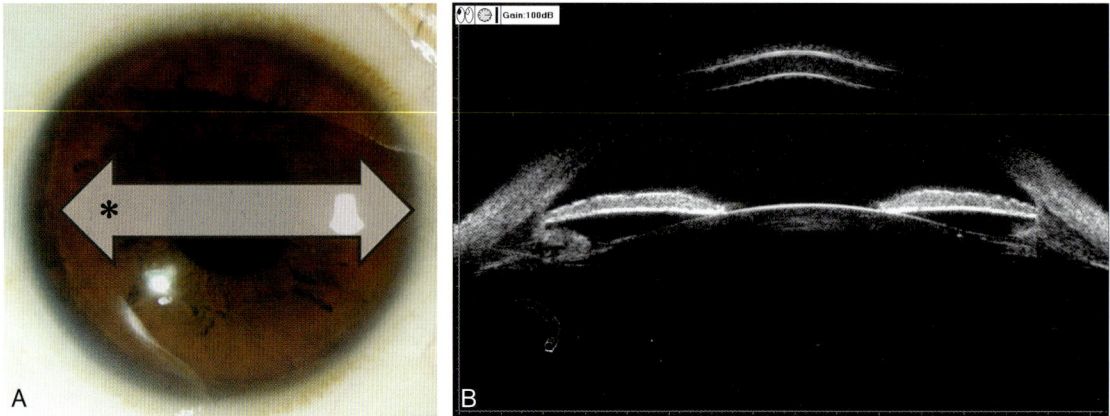

图 4-2-5　水平轴位扫描
A.示意图(箭头示探头摆动方向,* 示标记线位置);B. UBM 图像。

（二）放射状检查

也称矢状扫描,探头摆动的方向与角膜缘保持垂直,嘱患者眼球向对侧转动,获取不同钟点位半景高清图像(图4-2-6)。此扫描方法常用于观察房角情况、晶状体位置、睫状体情况及虹膜或睫状体占位病变等。

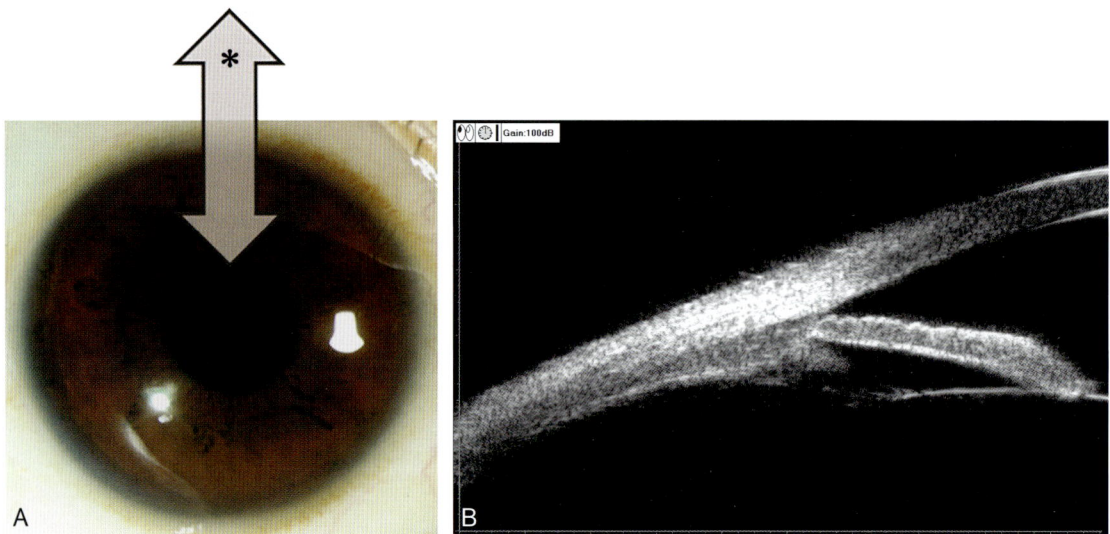

图 4-2-6　放射状扫描
A.示意图(箭头示探头摆动方向,* 示标记线位置);B. UBM 图像。

（三）冠状检查

也称水平扫描,探头摆动方向与角膜缘平行,目前主要在临床研究或特殊情况下,用于观察睫状体病变(图 4-2-7)。

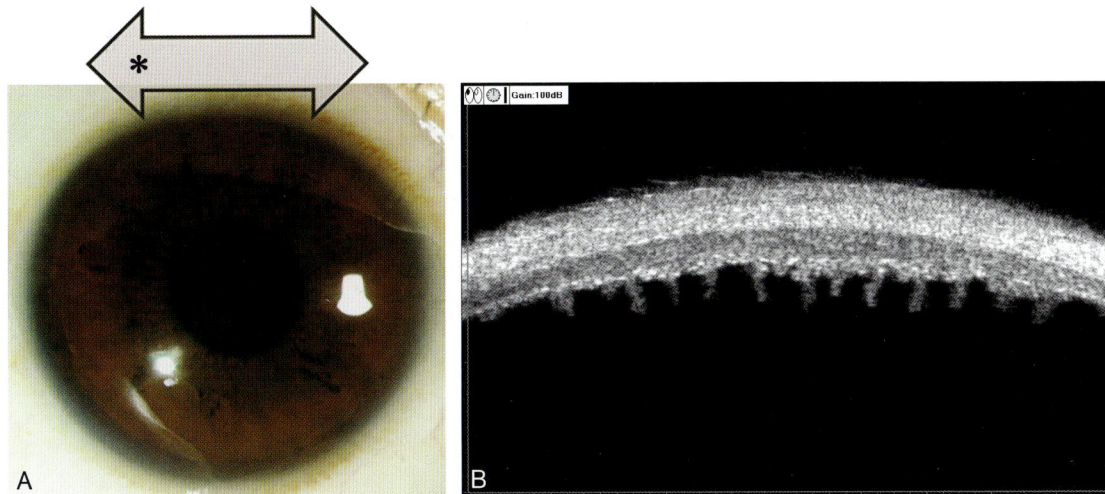

图 4-2-7　冠状扫描
A. 示意图(箭头示探头摆动方向,* 示标记线位置);B. UBM 图像。

三、报告与结果

常规 UBM 的报告一般包括轴位全景图,以及不同钟点的放射扫描半景图(图 4-2-8)。左上角的小黑点提示检查眼的眼别,钟点提示图像采集的方位,Gain 表示增益,指回声信号的放大程度,可调节图像的明暗。

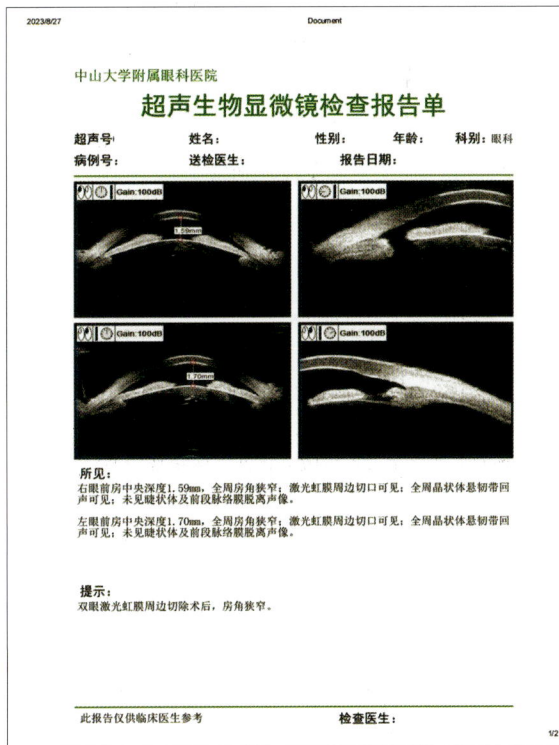

图 4-2-8　UBM 报告单

第三节　超声生物显微镜晶状体的扫描

在晶状体疾病的检查和诊断中,当遇到裂隙灯检查欠理想的情况,比如角膜混浊、不能散瞳的患者时,UBM 可显示非透明组织后的晶状体形态及位置,对晶状体疾病的诊断有着重要的临床意义。

传统 UBM 可显示晶状体的前囊至晶状体赤道部及部分后囊。正常晶状体(图 4-3-1)的囊膜表现为中强回声,透明晶状体的皮质和核为无回声暗区,晶状体的混浊部位根据混浊程度表现为不同程度的中强回声。悬韧带为晶状体赤道部与睫状突之间呈条状中强回声(图 4-3-2)。

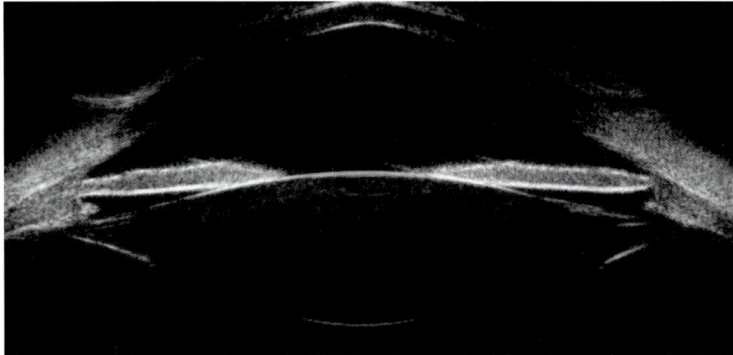

图 4-3-1　正常晶状体

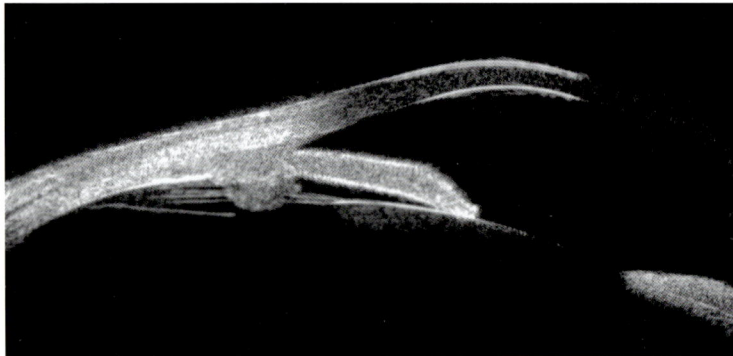

图 4-3-2　晶状体赤道部与悬韧带

除了传统 UBM 扫描,新型的 UBM Insight 100 使用低频超声信号,其穿透性更好,可更清楚地显示晶状体后囊及赤道部(图 4-3-3)。我们团队的研究发现,Insight 100 在测量活体晶状体前后表面曲率半径、晶状体厚度、晶状体直径中重复性高,其中前表面曲率半径和晶状体厚度的测量值和前节 OCT CASIA2 的测量值一致性好。而使用半自动软件进行晶状体生物参数测量的稳定性也更高。Insight 100 在晶状体生物参数测量的临床应用中具有一定的潜力。

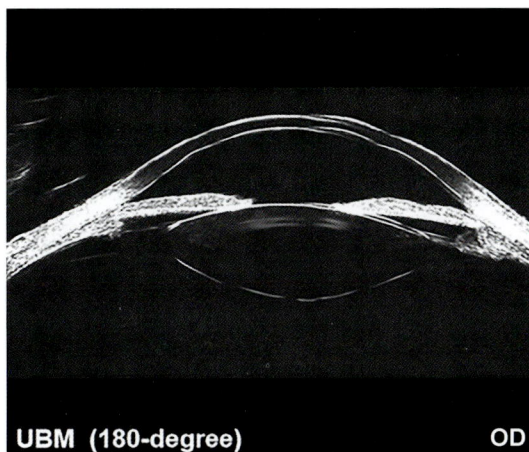

图 4-3-3 Insight 10 前节扫描图像

第四节 超声生物显微镜晶状体邻近组织的扫描与测量

正常角膜各层结构可以被 UBM 清晰显示，表现为三条光滑的强回声弧形光带，以及两条中低回声光带（图 4-4-1）。从外到内依次是：角膜上皮细胞层强回声弧形光带，代表角膜上皮层厚度的窄细低回声光带，前弹力层强回声弧形光带，范围最广的均匀低回声光带是角膜基质层，最内的一条光滑的强回声反射线由后弹力层和内皮细胞层共同组成，与房水相区别。

中央前房深度为角膜内皮面到晶状体前表面之间的轴性距离（图 4-4-2），正常范围是 2.5~3.0mm。房水在 UBM 上表现为无回声的暗区。扫描时应注意将探头位置垂直于角膜和晶状体前表面，并根据瞳孔的位置可以确定方向，使测量位于瞳孔区的中央。

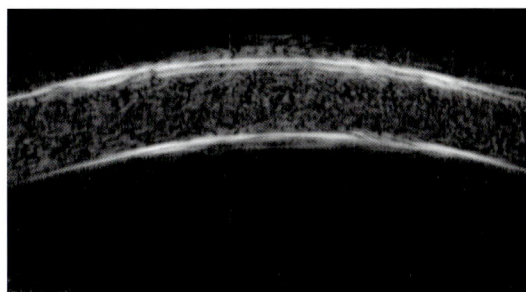

图 4-4-1 正常角膜 UBM 图像

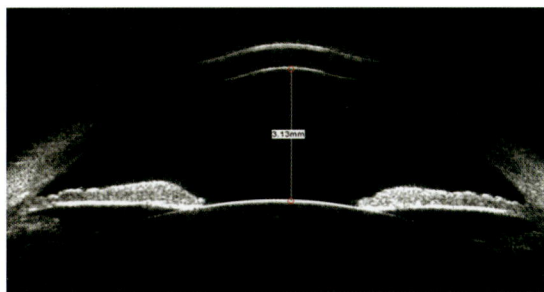

图 4-4-2 中央前房深度测量

房角指周边角膜与虹膜根部之间的夹角，其前外侧壁为角膜缘，从角膜后弹力层止端至巩膜突，后内侧壁为睫状体前端和虹膜根部。由于角膜、巩膜以及睫状体、虹膜在 UBM 上的回声和形态存在差异，因此，UBM 能显示房角的各个结构（图 4-4-3）。

巩膜突作为辨认房角的重要解剖学结构，因其组织结构较为致密且突起呈三角状，在UBM表现为一高回声的三角形突起（图4-4-4）。其前方为角膜缘移行部，后方为虹膜和睫状体等较低回声组织。

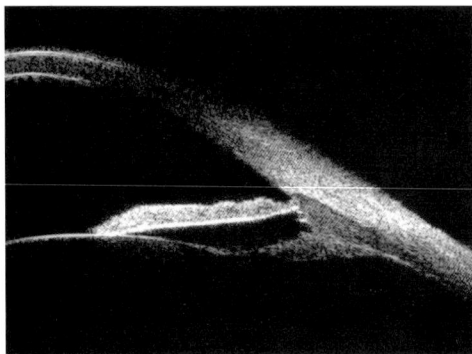

图 4-4-3   前房角 UBM 图像

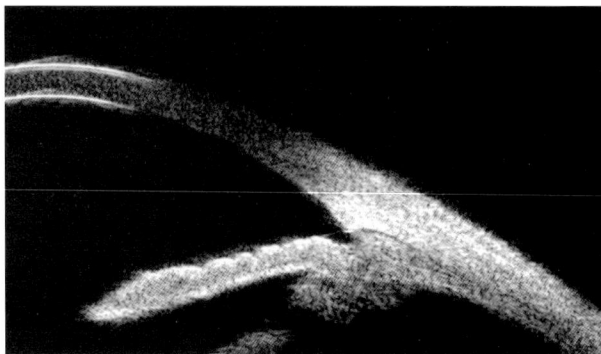

图 4-4-4   巩膜突、虹膜 UBM 图像

正常虹膜由于前表面有隐窝的存在，呈现为高低不平的形态，后表面则表现为一均匀的光滑光带（图4-4-4）。虹膜根部附着于睫状体上，通过观察虹膜后表面的高回声消失以及虹膜睫状体的形态差异可以区分虹膜与睫状体。周边虹膜后表面与睫状突之间存在的缝隙，即睫状沟。UBM 可用于观察囊袋内固定或睫状沟固定的后房型人工晶状体。

睫状体纵切面呈三角形，在 UBM 上可以清晰辨认，其前面为凸起睫状突，向后逐渐移行为睫状体的平坦部，终止于锯齿缘（图4-4-5）。因 UBM 扫描部位不同，睫状突形态和长度的显像都不一样。当探头靠近睫状沟，进行睫状体放射状切面扫描时，睫状突显像较小，而当探头位于睫状突的顶部时，睫状突显像较大。

房角的测量主要参考 Pavlin 所设计的方法。先在 UBM 图像中定位巩膜突，其为一高回声的三角形突起。巩膜突向上 500μm 的一点，垂直于虹膜向睫状体做连线，两点间的距离为小梁网睫状体距离（trabecular-ciliary process distance，TCPD）（图4-4-6）。沿此垂直线，

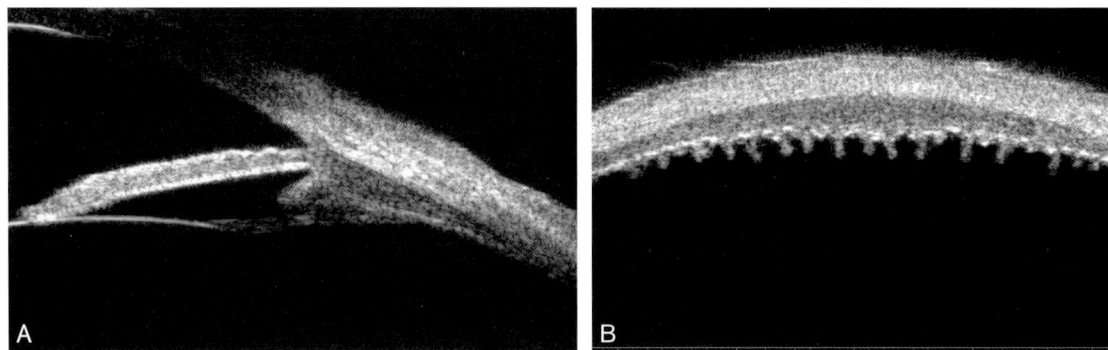

图 4-4-5   睫状体 UBM 图像

A. 矢状切面；B. 冠状切面。

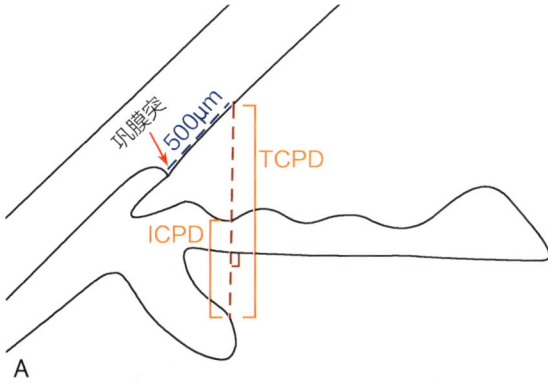

图 4-4-6　小梁网睫状体距离、虹膜睫状体距离测量
A. 示意图;B. UBM 图像中小梁网睫状体距离;C. UBM 图像中虹膜睫状体距离。

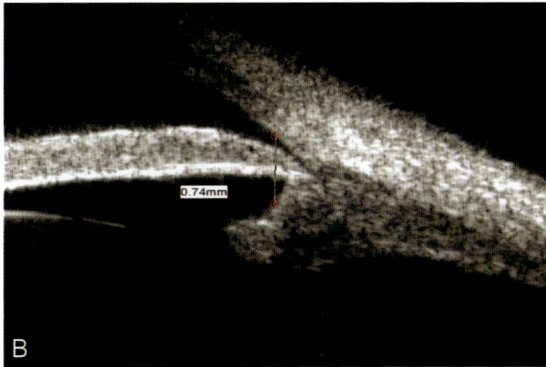

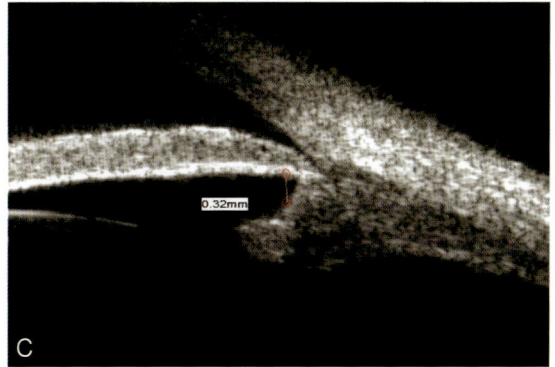

虹膜内表面与睫状体之间的距离为虹膜睫状体距离(iris-ciliary process distance,ICPD)(图 4-4-6)。此处的虹膜厚度(iris thickness,IT)为虹膜厚度 1(IT_1)。距离虹膜根部 2mm 处的虹膜厚度为虹膜厚度 2(IT_2)。近瞳孔缘处的虹膜厚度为虹膜厚度 3(IT_3)。三者分别代表周边部、中周部及中央靠近瞳孔缘处的虹膜厚度(图 4-4-7)。小梁网睫状体夹角(trabecular-ciliary process angle,TCA)是以巩膜突为顶点,小梁网内面与睫状体前表面之间的夹角。TCPD 和 TCA 能反映睫状体的前旋程度,其重复性也较其他测量参数好。

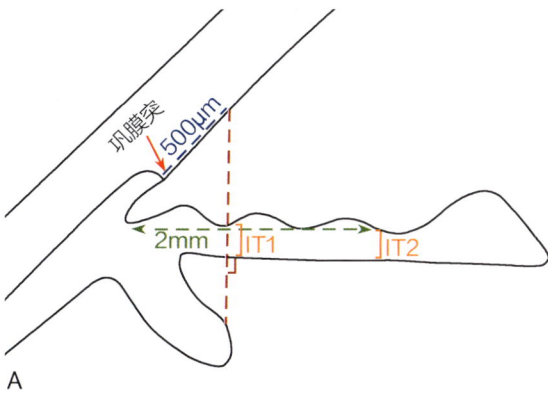

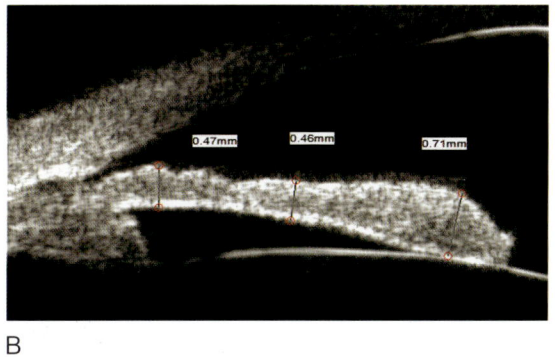

图 4-4-7　虹膜厚度测量
A. 示意图;B. UBM 图像。

虹膜内表面与晶状体前表面夹角的顶点,到瞳孔缘的距离为虹膜晶状体接触距离(iris-lens contact distance,ILCD),此参数与瞳孔阻滞力有关。

虹膜内表面和睫状突与悬韧带连接点之间的距离,为虹膜悬韧带距离(iris zonules distance,IZD)。虹膜内表面与晶状体前表面的夹角与虹膜悬韧带距离,可反映虹膜膨隆程度。

在巩膜突前 $500\mu m$ 处,垂直于小梁网做一直线与虹膜相交,此两点间的距离为房角开放距离 500(angle open distance 500,AOD_{500})(图 4-4-8)。房角尖端与巩膜突前 $500\mu m$ 小梁网处的连线和对应虹膜前表面处连线的夹角,为前房角 500(anterior chamber angle 500,ACA_{500}),也可称为小梁网虹膜夹角(trabecular-iris angle,TIA)(图 4-4-8)。两个参数可反映房角开放程度。

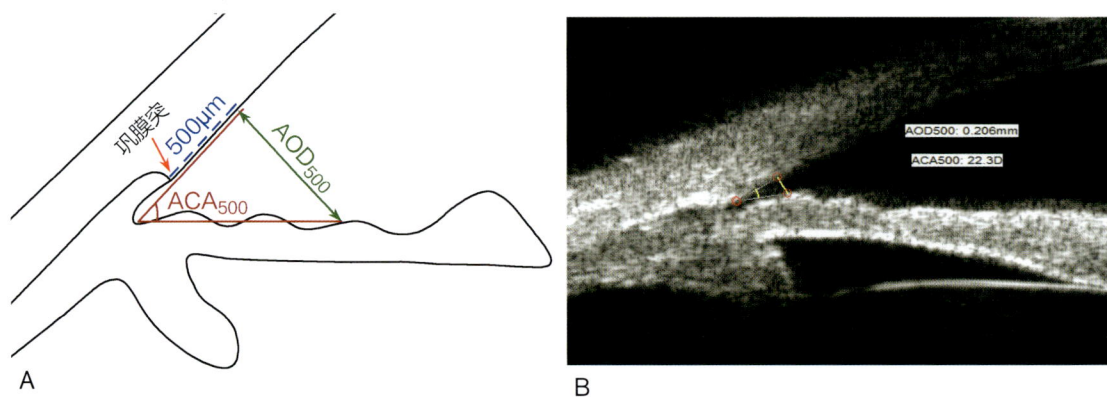

图 4-4-8　房角开放距离 500(AOD_{500})、前房角 500(ACA_{500})测量
A. 示意图;B. UBM 图像。

(梁　晨　张　彧　张一帆　刘臻臻)

参 考 文 献

[1] PAVLIN C J,HARASIEWICZ K,SHERAR M D,et al. Clinical use of ultrasound biomicroscopy [J]. Ophthalmology,1991,98(3):287-295.

[2] 王宁利,刘文,陈伟蓉,等. 超声生物显微镜在我国眼科领域的应用研究[J]. 中华眼科杂志,2001,37(006):471-475.

[3] PEREIRA F A,CRONEMBERGER S. Ultrasound biomicroscopic study of anterior segment changes after phacoemulsification and foldable intraocular lens implantation [J]. Ophthalmology,2003,110(9):1799-1806.

[4] HENZAN I M,TOMIDOKORO A,UEJO C,et al. Ultrasound biomicroscopic configurations of the anterior ocular segment in a population-based study the Kumejima Study [J]. Ophthalmology,2010,117(9):1720-1728.

[5] PAVLIN C J,HARASIEWICZ K,FOSTER F S. Ultrasound biomicroscopy of anterior segment structures

in normal and glaucomatous eyes［J］. American Journal of Ophthalmology,1992,113(4):381-389.

［6］ HE M,WANG D,JIANG Y. Overview of ultrasound biomicroscopy［J］. Journal of current glaucoma practice,2012,6(1):25-53.

［7］ ISHIKAWA H,SCHUMAN J S. Anterior segment imaging:Ultrasound biomicroscopy［J］. Ophthalmology clinics of North America,2004,17(1):7-20.

扫码观看视频
"超声生物显微镜(UBM)的检查方法"

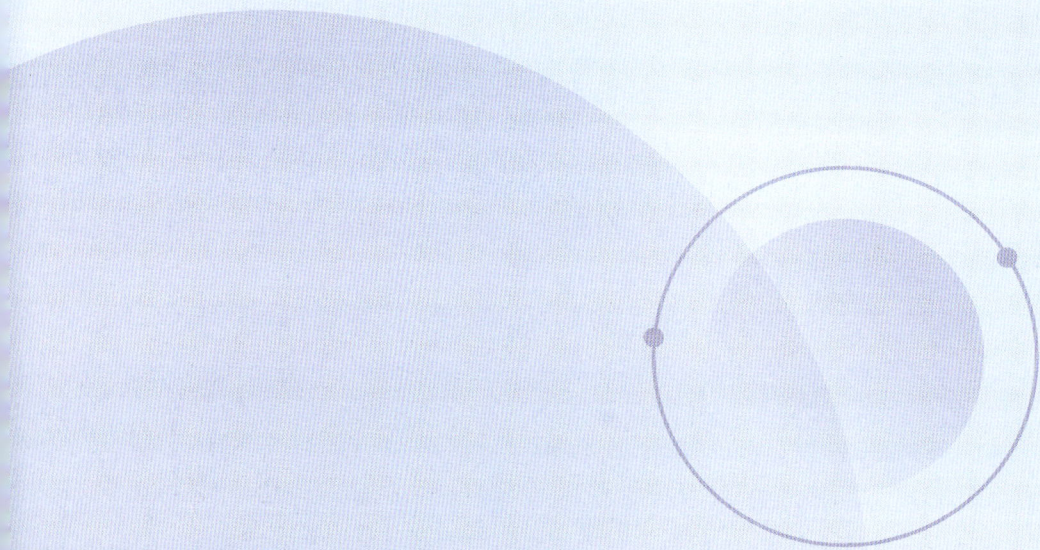

第五章

正常晶状体的结构与影像学表现

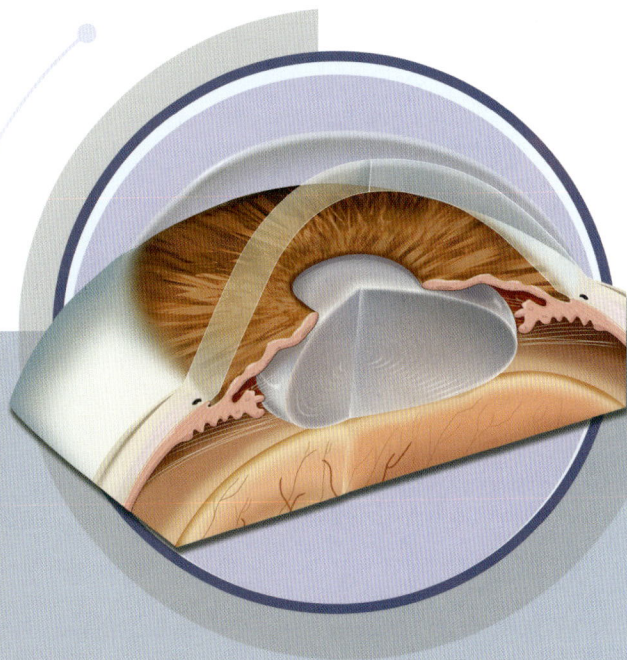

正常晶状体是一个富有弹性、呈双凸透镜状的透明扁椭圆体,无血管和神经;晶状体的赤道部与睫状突之间借助悬韧带的连接,将其固定于虹膜与玻璃体之间。

晶状体是眼内唯一具有调节功能的屈光间质,通过睫状肌的舒缩使悬韧带收缩或舒张,使眼前不同距离的物体清晰成像于视网膜。此外,晶状体可吸收波长在 300~400nm 的紫外线,且随着年龄的增长和晶状体内黄色发光团的积累,其吸收可见光的能力也逐渐增强,可吸收 400~500nm 的蓝光,从而保护视网膜避免光损伤。

本章将结合正常晶状体的解剖结构和生理功能,重点介绍晶状体各个部分在不同影像学检查的成像特点。掌握正常晶状体的结构功能与影像学表现,对根据影像改变判读晶状体的病理改变至关重要。

第一节　晶状体及毗邻组织的结构与功能

成年人的晶状体直径为 9~10mm,厚度 4~5mm,屈光力约为 18D,其组织结构由前至后分别为前囊、前皮质、核、后皮质和后囊(图 5-1-1)。晶状体前表面接触房水,后表面接触玻璃体,前后表面交接部为晶状体的赤道部,赤道部前后囊膜上由悬韧带附着连向睫状体平坦部。

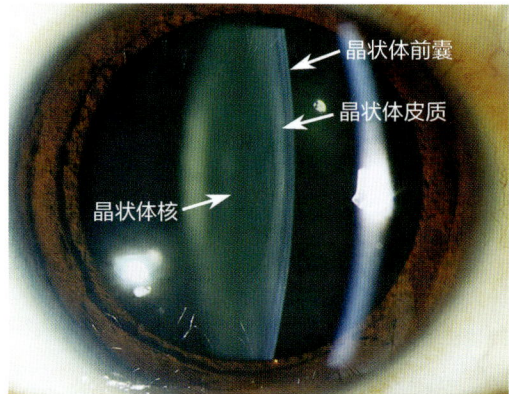

图 5-1-1　裂隙灯显微镜侧照法显示正常晶状体的各个层次结构

一、晶状体囊

晶状体囊是一层围绕晶状体最外层的透明基底膜,前部由晶状体上皮细胞产生,后部由纤维细胞产生。不同部位的晶状体囊膜厚度不同,前部的中周边最厚,移行向赤道部和晶状体后表面周围逐渐变薄,而后极部最薄,是白内障术中最易发生破裂的部位。此外,除后囊外,各部位囊膜随着年龄增长而变厚,弹性却逐渐降低。

二、晶状体皮质

晶状体纤维围绕晶状体中心排列成洋葱样结构,在成人期后由晶状体上皮细胞新生成的密度较低的表层纤维组成区域构成晶状体皮质。在晶状体纤维形成过程中,旧的晶状体纤维不断被新生纤维向核心推挤,形成晶状体核。晶状体皮质、核在组织学上的分界较为模糊,但两者在白内障手术中易通过水分层被物理性分离。

三、晶状体核

晶状体赤道部上皮细胞再生能力最强,生发区上皮细胞不断分裂并形成新的纤维并逐渐推挤向晶状体中间，在此过程中，纤维细胞排列致密，脱水硬化最终形成晶状体核。

晶状体核由内向外被分为胚胎核、胎儿核、婴儿核和成人核。胚胎核是由胚胎期晶状体泡腔闭合形成，胎儿期生成的次级晶状体纤维称为胎儿核，出生前 1 个月到青春期阶段形成的晶状体纤维构成婴儿核，而青春期到成人期阶段形成的晶状体纤维构成成人核。也有研究认为，出生后 3 个月后成人核完成其生长，此后完全是晶状体皮质在发育，建议将晶状体核术语界定为胚胎期直到出生后约 3 个月形成的晶状体内容物。

四、睫状体与晶状体悬韧带

睫状体分为睫状冠和睫状体平坦部，睫状冠内表面有睫状突；整个睫状体由内向外依次由无色素睫状上皮、色素上皮、基质、睫状肌、睫状体上腔组成。睫状体的毗邻：平坦部内面发出悬韧带与晶状体赤道部的前后囊膜相连；睫状体外面与巩膜相隔睫状体上腔；向前连接虹膜根部；向后通过锯齿缘连接脉络膜。

晶状体悬韧带是连接于睫状体和晶状体囊之间的光滑而富有弹性的集合性纤维，由睫状体上皮产生。根据起始部位，悬韧带分为三组：起始于睫状突间凹的悬韧带数量最多，在向后延伸的过程中越过向前走的纤维，附着到晶状体赤道部的后囊；起始于睫状体平坦部的悬韧带纤维最粗、最坚固，在向前伸展过程中一部分与睫状突相接触，随后转弯与睫状突起始的悬韧带纤维相交叉，附着于晶状体赤道部的前囊；起始于锯齿缘的悬韧带纤维与玻璃体前界膜接触，止于晶状体赤道部的后囊。晶状体悬韧带插入晶状体囊 $1\sim2\mu m$，起到维持晶状体位置的作用，延伸性差，可以传递来自睫状肌的力，从而在调节过程中改变晶状体形状。

五、虹膜

虹膜位于晶状体前方，为圆环形的膜样结构，直径约为 12mm，分为瞳孔部和睫状部。前者位于中央，是连接前、后房的通道，具有调节房水流量和构成暗室环境的生理功能。后者位于周边，与睫状体前缘相连，两部分交界处呈锯齿状环形隆起，被称为虹膜卷缩轮（图 5-1-2）。虹膜富含色素和血管，与代谢和免疫相关，并有多种颜色，在不同人种虹膜有较大差别，黄种人多呈棕色，双眼虹膜颜色基本一致。虹膜将房水分为前房和后房，后部由晶状体支撑，在没有晶状体的情况下，其向后倾斜，使前房加深。

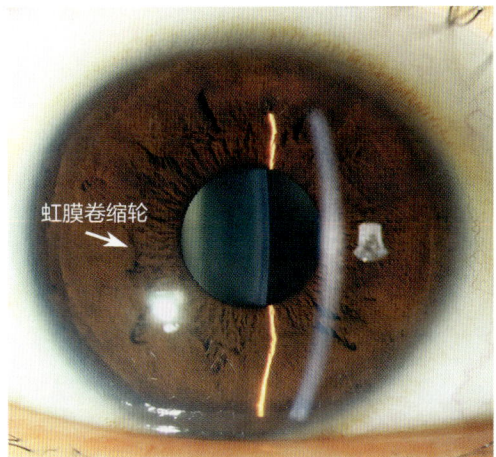

图 5-1-2　裂隙灯显微镜下正常虹膜正面观

六、玻璃体前界膜

玻璃体前界膜位于晶状体后方、玻璃体前界，是一层菲薄的蛋白纤维膜。在生理情况下，玻璃体前界膜与晶状体后囊存在环形接触区,形成 Wieger 韧带,其中包围着玻璃体前界膜与晶状体后囊之间的潜在间隙,称为 Berger 晶状体后间隙。在儿童时期,晶状体后囊和玻璃体前界膜之间粘连较为紧密,白内障术中行后囊撕开时容易将玻璃体前界膜同时打开,玻璃体溢出。

第二节   晶状体及毗邻组织的生理性变化

一、晶状体随年龄增长的动态变化

晶状体一生都处于不断增长之中,出生时晶状体中央厚度为 3.5~4mm,成人时晶状体中央厚度为 4~5mm。既往的研究表明,晶状体的厚度与年龄的增长成正相关。应用能清晰显示晶状体前后表面的 CASIA2 也可以高效获得晶状体厚度数据,图 5-2-1 和图 5-2-2 分别展示了不同年龄段的晶状体厚度。

随着年龄的增长,晶状体上皮细胞变得扁平,核也变得扁平,胞体内电子致密小体、空泡和细胞骨架成分增多,而晶状体纤维细胞膜和细胞骨架的数量则被逐渐降解而下降。细胞膜上胆固醇与磷脂的比例随年龄的增长而增加,膜的流动性下降,这种变化在晶状体核中最明显,使得晶状体核密度随年龄增长而增加(图 5-2-3)。

除了晶状体厚度及密度,晶状体核的颜色也会逐渐发生改变,由透明变成黄色,甚至棕色。随着年龄的增长,晶状体对紫外线及可见光的吸收增加,色氨酸吸收光子能量后,经裂解产生的物质和相关代谢衍生物附加到晶状体蛋白质,产生含有黄色色素的蛋白质,使晶状体由无色或浅黄色变为成年的深黄色,甚至棕色(图 5-2-4)。

二、晶状体悬韧带随年龄增长的动态变化

晶状体可以改变其对光线的聚焦程度,以看清远近不同的物体,这一过程称为调节。晶状体的调节过程需要晶状体、睫状肌及悬韧带的共同参与。新生儿的晶状体悬韧带纤维相对密集,纤维数量随年龄增长逐渐减少。此外,随着年龄的增长,晶状体核硬度增加,前囊的曲率半径减小,使得睫状肌对其曲率改变有限,非调节状态悬韧带的张力减小。既往的研究表明,悬韧带在晶状体前囊的附着点距离晶状体赤道部的距离随年龄增长而增大,无悬韧带区随之缩小,故对于年龄较大的患者,连续环形撕囊时要注意前囊撕囊口的大小和居中正位,偏斜的前囊撕囊口更靠近悬韧带在前囊附着点,更易发生悬韧带损伤。

三、睫状体随年龄增长的动态变化

睫状体参与晶状体的调节过程,视近时,睫状肌环形纤维收缩,使晶状体悬韧带向前向内运动,悬韧带放松,晶状体变凸,屈光度增加。既往研究表明,随着年龄的增长,睫状肌环的直径会轻度缩短,而晶状体直径及厚度随之明显增加。此外,睫状突的位置在高年龄组较低年龄组前移,这可能与随着年龄的增长、晶状体厚度变厚及核变硬有关。睫状突的前移,将顶压周边虹膜向前,这也增加了发生闭角型青光眼的风险。

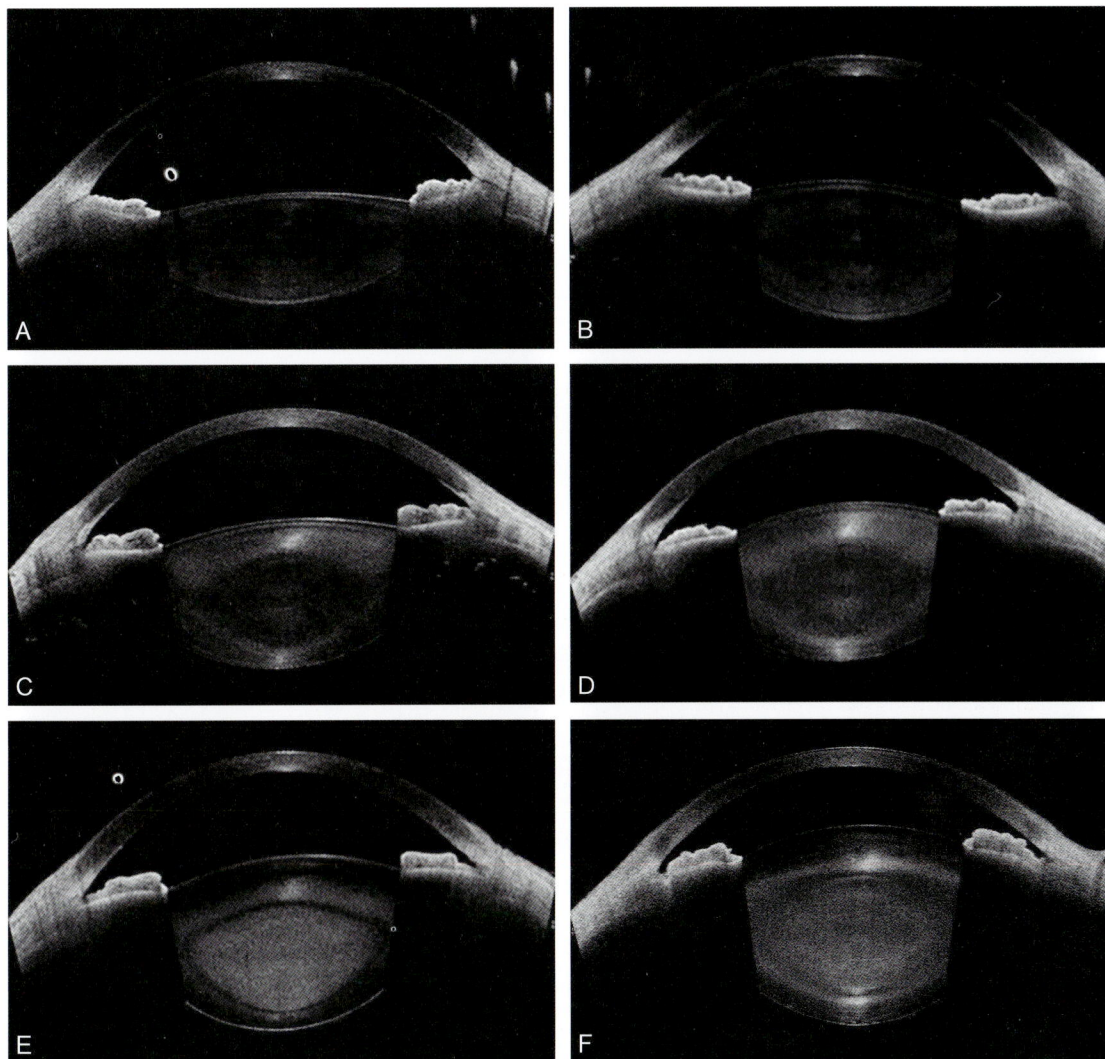

图 5-2-1　应用 AS-OCT CASIA2 观察晶状体厚度随年龄增长而增长

A. 11 岁儿童,右眼晶状体厚度 3.26mm;B. 29 岁女性,左眼晶状体厚度 3.70mm;C. 41 岁女性,右眼晶状体厚度 4.38mm;D. 59 岁女性,右眼晶状体厚度 4.64mm;E. 63 岁女性,右眼晶状体厚度 5.03mm;F. 78 岁男性,右眼晶状体厚度 5.77mm。

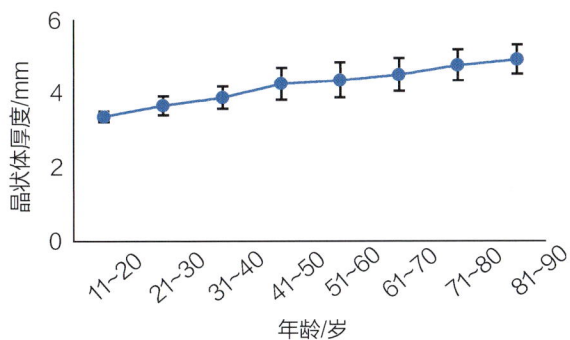

图 5-2-2　应用 CASIA2 测量不同年龄段晶状体的厚度随着年龄的增长而增加

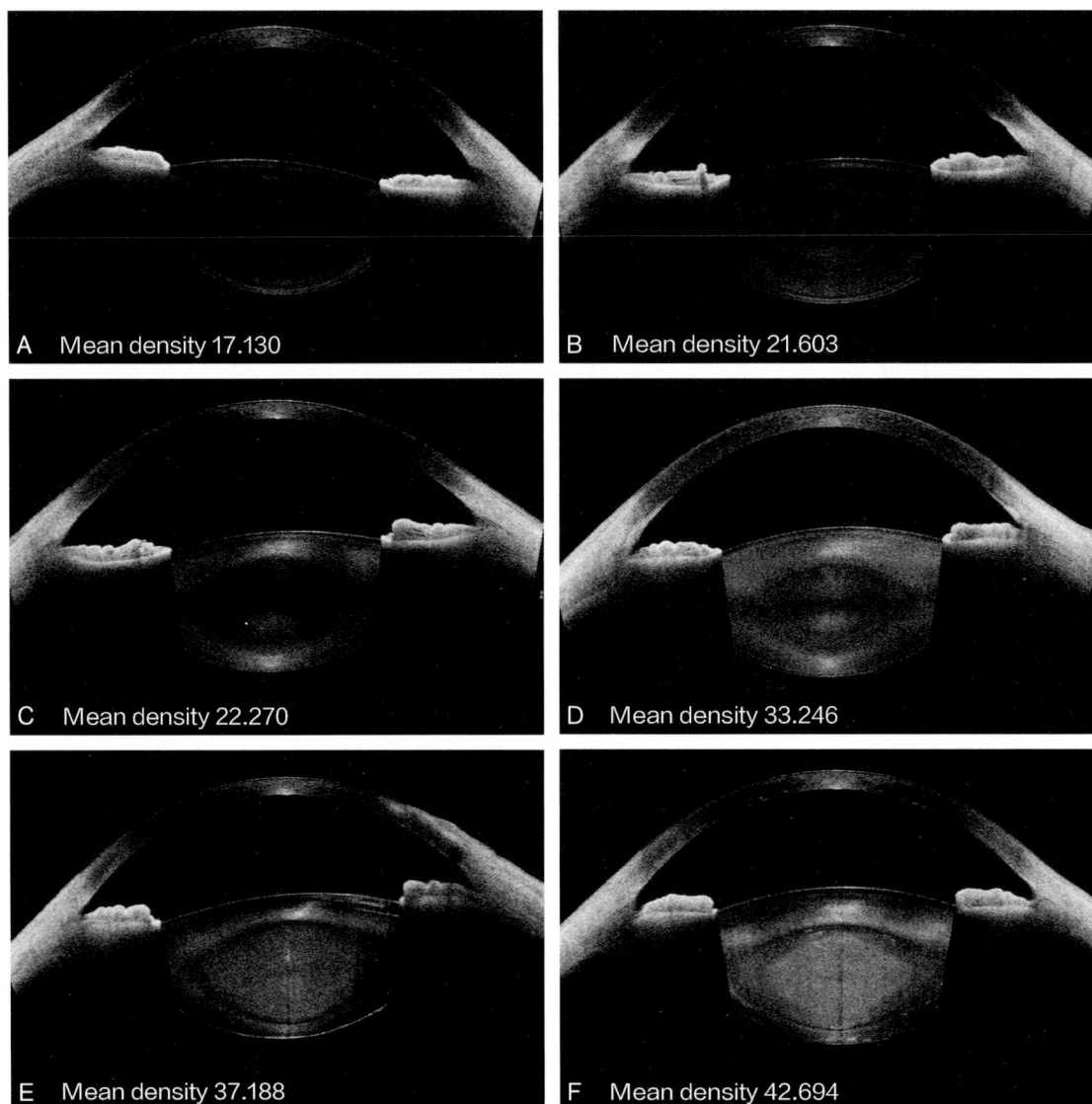

图 5-2-3   应用 CASIA2 联合 Image J 软件测量不同年龄晶状体核的密度：显示晶状体核密度随着年龄的增长而增加

A. 9 岁儿童，左眼晶状体平均核密度为 17.130 像素；B. 29 岁女性，右眼晶状体平均核密度为 21.603 像素；C. 36 岁男性，右眼晶状体平均核密度为 22.270 像素；D. 43 岁女性，右眼晶状体平均核密度为 33.246 像素；E. 63 岁女性，右眼晶状体平均核密度为 37.188 像素；F. 79 岁男性，右眼晶状体平均核密度为 42.694 像素。

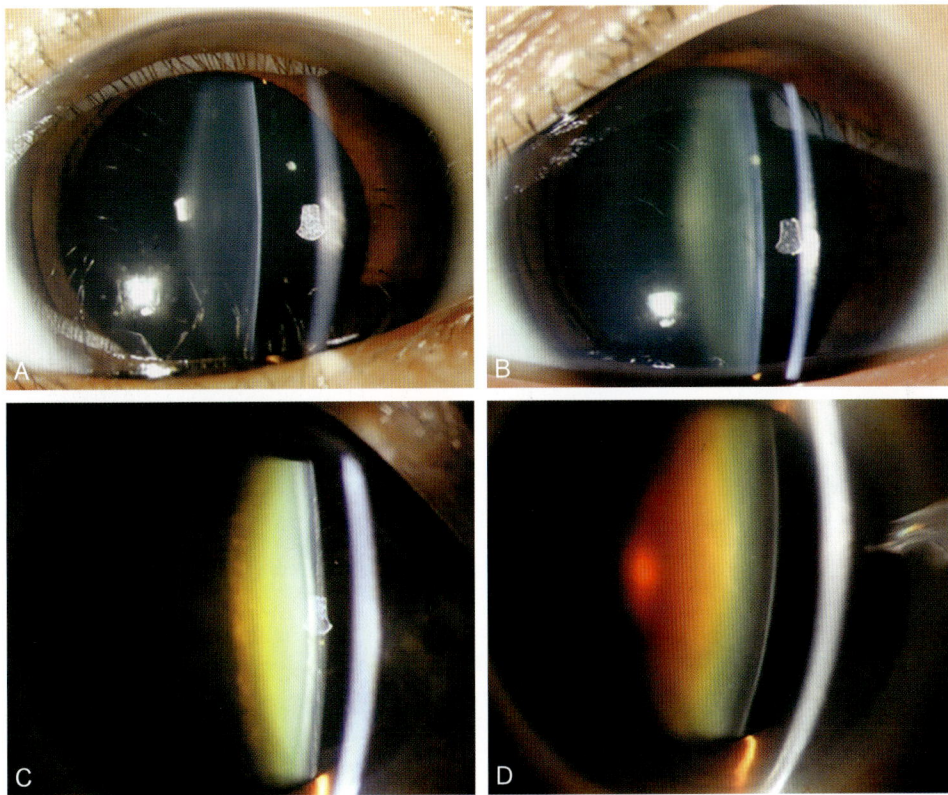

图 5-2-4 应用裂隙灯显微镜观察不同年龄段晶状体核颜色的改变

A. 11 岁儿童,可见晶状体核透明;B. 33 岁男性,可见晶状体核颜色变成浅黄色;C. 63 岁女性,晶状体核颜色变成黄色;D. 79 岁男性,晶状体核颜色变成棕色。

第三节 正常晶状体的影像学表现

本节将重点介绍正常晶状体在裂隙灯显微镜、眼前节扫频 OCT、Scheimpflug 成像仪和超声生物显微镜(UBM)影像学检查设备的成像特点,让大家对正常晶状体在不同检测仪器下的影像学表现有一个更加全面的认识,以更好地分辨异常的晶状体病变状态。

一、正常晶状体在裂隙灯显微镜下的表现

裂隙灯显微镜是检查晶状体病变情况及位置最常用的方法,应用裂隙灯显微镜不同角度和宽窄的投射光线,可观察晶状体的透明度及位置,对病变情况作出判断,但其观察深度及范围有限,即使散瞳后也无法观察到晶状体的全貌及其与周围组织的关系。

1. 裂隙灯显微镜弥散光照法的正常晶状体表现

应用裂隙灯的弥散光照明法,透过透明的角膜,可直接观察到晶状体的透明度以及位置情况。小瞳状态下,瞳孔区可见晶状体位于后房,即虹膜后和玻璃体前,且全周前房深度一致,未见虹膜震颤,且透明的晶状体呈现均一光泽的灰黑色反光。在瞳孔散大的条件下,可

观察到更大范围的晶状体,包括晶状体周边部,明确有无斑点状或楔形混浊,但晶状体的赤道部及悬韧带在一般情况下不可见(图5-3-1)。但弥散光照明法不能明确晶状体各层细微的改变。

2. 裂隙灯显微镜侧照法的正常晶状体表现

裂隙灯侧照法应用六边形光学切面,直接聚焦在晶状体各层结构上,检查时焦点从晶状体前囊开始向后囊逐层观察,可明确晶状体各层的细小病变,如空泡水隙和轻微的混浊等。如图5-1-1所示,随着裂隙光带由晶状体前表面向后移动,由前到后,依次可以观察到晶状体前囊、前皮质、晶状体核、后皮质和后囊。侧照法除了可以分辨晶状体每层结构的透明度,还可以根据前房深度、晶状体与虹膜的相对位置关系,以辅助判断晶状体的位置情况。在正常情况下,可以看到前房深度的上下或鼻颞侧均呈对称性,虹膜无震颤。

3. 裂隙灯显微镜后照法的正常晶状体表现

裂隙灯显微镜后照法侧重于观察晶状体后囊,明确有无后囊下的混浊。正常晶状体的后囊表现为均一连续完整的红色光泽面,其周边表面起伏不平,这与悬韧带的附着牵拉有关(图5-3-2)。

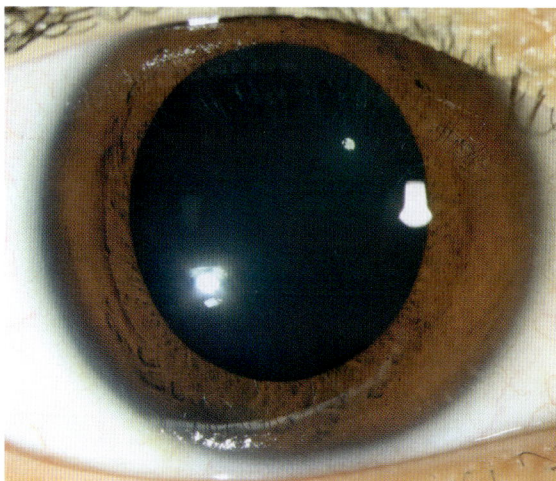

图5-3-1　裂隙灯显微镜弥散光照射法的正常晶状体

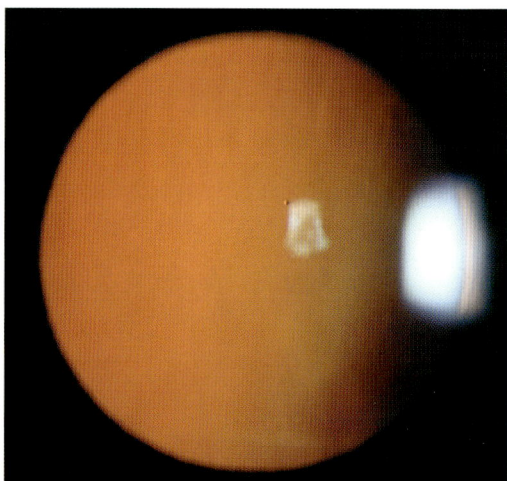

图5-3-2　裂隙灯显微镜后照法的正常晶状体的后囊表现

二、正常晶状体在眼前节光学相干断层扫描仪的表现及生物参数范围

眼前节光学相干断层扫描(anterior segment optical coherence tomography,AS-OCT)成像具有非接触性、扫描速度快、穿透力强和成像高清等特点,尤其是目前最新一代的扫频AS-OCT CASIA2,在晶状体成像方面具有独特的优势,是首个能在活体显示晶状体前后表面并自动计算晶状体生物参数的影像学检查设备,还可通过算法拟合生成晶状体的三维生物参数,有助于晶状体整体形态结构的了解及相关疾病的诊断,如球形晶状体等。

1. 正常晶状体在 AS-OCT 的表现

由于晶状体位于虹膜后方,基于光学原理设计的 AS-OCT 光源不能穿透虹膜,因此无法显示虹膜后的晶状体赤道部、悬韧带和睫状体。应用 CASIA2 可清晰显示瞳孔区晶状体前后囊,为弧形带状中高反射图像,透明的晶状体皮质呈中反射颗粒状,环绕在晶状体核周围,核则呈低反射暗区(图 5-3-3)。CASIA2 还可以通过增加调节刺激,扫描不同调节刺激下眼前节包括晶状体的形态变化,有助于了解调节机制。图 5-3-4 展示了晶状体在受到调节刺激后的形态改变,可见动用调节时,晶状体变凸、厚度变厚,同时伴有前房变浅、瞳孔变小。

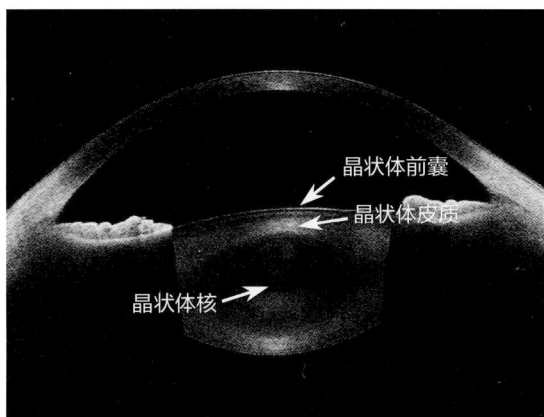

图 5-3-3　应用 AS-OCT CASIA2 观察正常晶状体的囊膜、皮质和核

可见晶状体囊呈一均质的带状高反射层,晶状体前、后皮质呈高信号颗粒状排列在晶状体核周围,晶状体核呈低反射暗区。

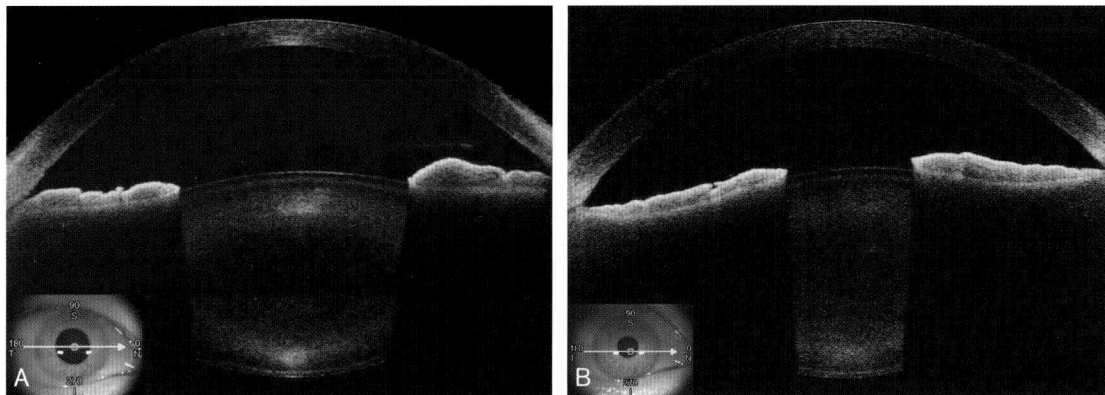

图 5-3-4　应用 AS-OCT 观察调节时晶状体的改变

A. 为屈光补偿后无调节刺激(0D)时 CASIA2 的眼前节图像;B. 为屈光补偿后给予 +4D 调节刺激时的 CASIA2 的眼前节图像,可见动用调节时,晶状体变凸、厚度变厚,同时伴有前房变浅、瞳孔变小。

2. 应用 AS-OCT 测量晶状体的形态参数

新一代扫频 AS-OCT CASIA2 可通过内置的软件,实现晶状体前后表面曲率半径、赤道部直径和厚度值的自动测量,并可提供不同角度(360° 的 16 个不同角度)的二维和三维晶状体生物参数(图 5-3-5)。晶状体在出生时的直径约为 5mm、厚度为 3.5~4mm,而成人晶状体直径为 9~10mm,厚度为 4~5mm,前表面较平坦,曲率半径约为 10mm,后表面较凸,曲率半径为 6mm。Dai C 等人通过纳入 55 人 106 只眼(4~21 岁),采用 CASIA2 测量散瞳后的晶状体生物参数,结果显示,正常人的晶状体前表面曲率半径为 13.22mm ± 1.18mm,后表面曲率

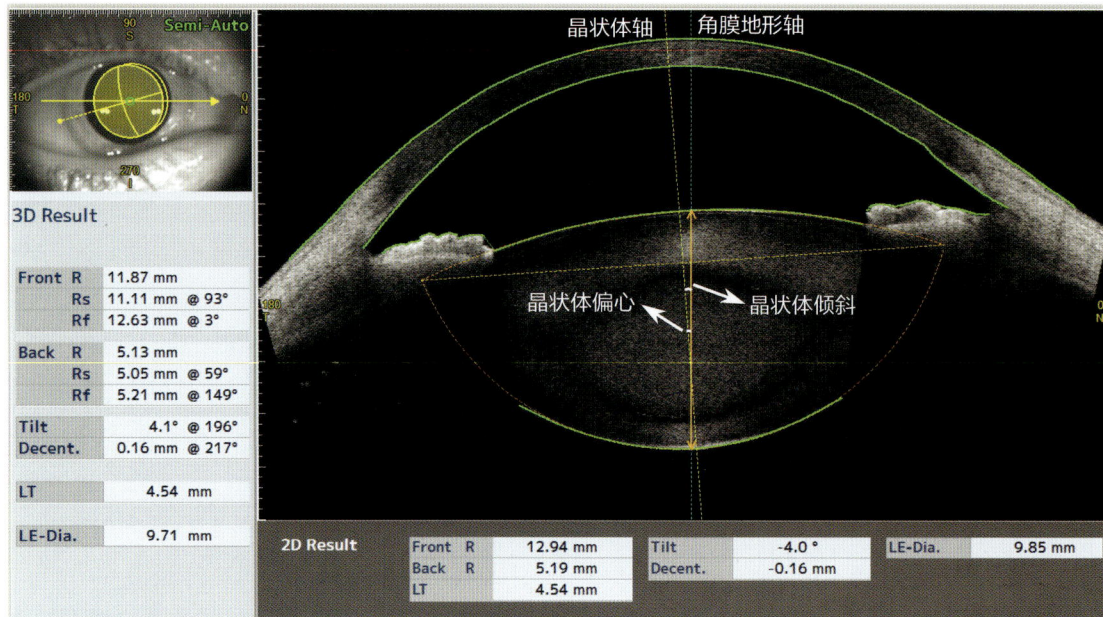

图 5-3-5　应用 CASIA2 测量晶状体的生物参数以及倾斜、偏中心的大小及方向

CASIA2 可自动提供晶状体二维及三维的前后表面曲率半径、晶状体倾斜和偏心的值及角度、晶状体厚度和直径；其测量晶状体的倾斜及偏心是以角膜地形轴为参考轴（蓝线），晶状体倾斜是指晶状体轴（黄线）相对于参考轴的夹角大小，而晶状体偏中心是指晶状体中心到参考轴的偏离距离。

为 5.90mm ± 0.46mm，厚度为 4.77mm ± 1.22mm，直径为 9.57mm ± 0.34mm。本团队也收集了不同年龄段的正常人，纳入年龄跨度为 5~70 岁，共 258 人 258 只眼（右眼），应用 CASIA2 测量其晶状体生物参数。如表 5-3-1 所示，随着年龄的增加，晶状体前、后表面曲率半径逐渐变小，晶状体厚度及直径增加，晶状体整体形状变凸。

　　此外，我们团队还证实了结合图像处理软件 Image J，CASIA2 还可客观、定量地测量晶状体平均和局部选定区域的核密度，所测得的核密度值与 LOCS Ⅲ 核混浊分级、患者术前视

表 5-3-1　不同年龄段 AS-SS-OCT 测量的晶状体生物参数

年龄/岁	例数	晶状体前表面曲率半径/mm	晶状体后表面曲率半径/mm	晶状体厚度/mm	晶状体直径/mm
5~7	16	13.57 ± 1.12	5.95 ± 0.34	3.36 ± 0.16	9.57 ± 0.23
8~18	103	13.32 ± 1.19	6.11 ± 0.42	3.41 ± 0.16	9.72 ± 0.30
23~30	44	12.27 ± 1.48	5.86 ± 0.46	3.73 ± 0.17	9.81 ± 0.41
31~40	14	11.44 ± 1.76	5.68 ± 0.53	3.98 ± 0.27	9.79 ± 0.51
41~50	11	10.05 ± 1.08	5.65 ± 0.57	4.22 ± 0.21	9.82 ± 0.45
50~60	9	9.20 ± 1.31	5.76 ± 0.70	4.54 ± 0.24	9.98 ± 0.57
60~70	38	9.53 ± 1.62	5.37 ± 0.60	4.43 ± 0.53	9.64 ± 0.76
>70	23	9.49 ± 1.20	5.51 ± 0.55	4.85 ± 0.44	10.07 ± 0.66

力和术中所使用的超声时间及累积消散能量有较好的相关性,可准确诊断硬核白内障,对白内障手术有重要的指导价值。

3. 应用 AS-OCT 测量正常晶状体的倾斜与偏中心

既往研究证实,晶状体轴并不是与视轴完美重合,而是存在一定的倾斜和偏中心。目前可应用于测量晶状体倾斜和偏中心的仪器有浦肯野成像、Scheimpflug 成像仪和扫频 AS-OCT,然而浦肯野成像、Scheimpflug 成像仪分辨率低,且不能直接、自动测量晶状体的倾斜和偏心值,需结合图像分析软件进行测量,操作烦琐且重复性较差。CASIA2 是以角膜地形轴为参考轴,可直接、定量地测量晶状体的倾斜和偏中心。如图 5-3-5 所示,晶状体倾斜是指晶状体轴(黄线)相对于角膜地形轴(蓝线)的夹角大小,而晶状体偏中心是指晶状体中心到角膜地形轴(蓝线)的垂直距离。

为了了解正常自然晶状体倾斜和偏心的特点,我们团队应用 CASIA2 对正常人群进行晶状体倾斜、偏心的测量,发现正常晶状体存在向颞下方倾斜及向颞侧偏心,儿童及青少年(5~18 岁,111 人)倾斜约 4.45°,偏心约 0.24mm(图 5-3-6A);成年人(23~49 岁,62 人)倾斜约 4.37°,偏心约 0.21mm(图 5-3-6B)。

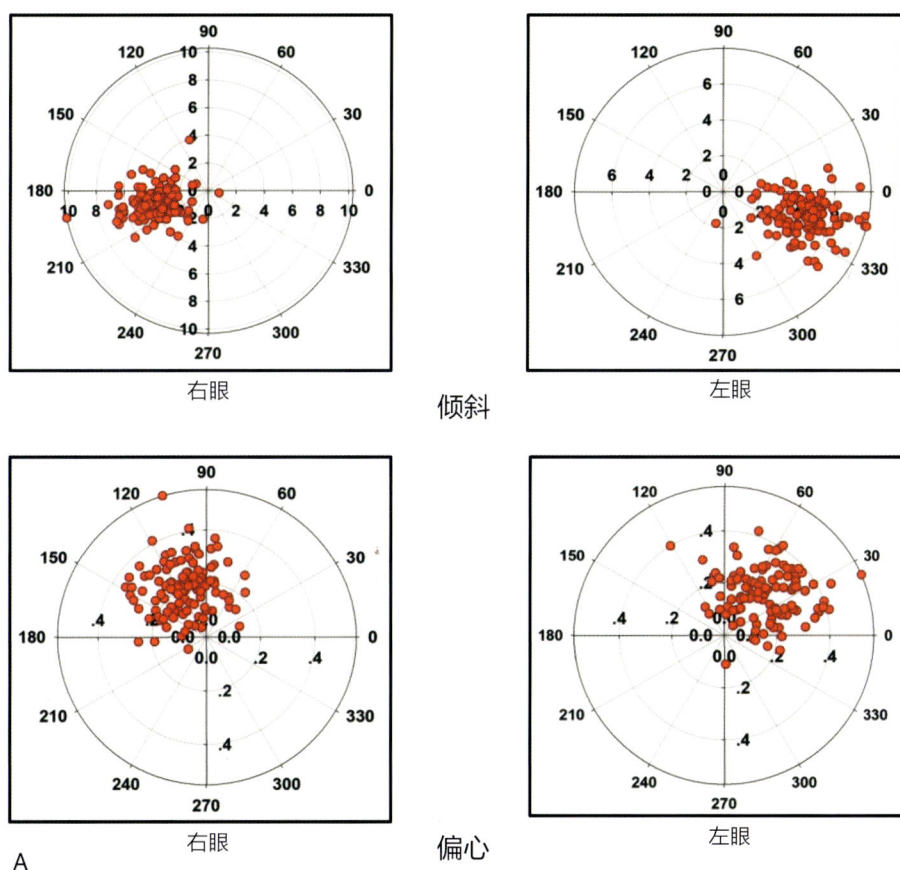

图 5-3-6　正常晶状体倾斜和偏心的大小及方向
A. 儿童晶状体倾斜和偏心的大小及方向;

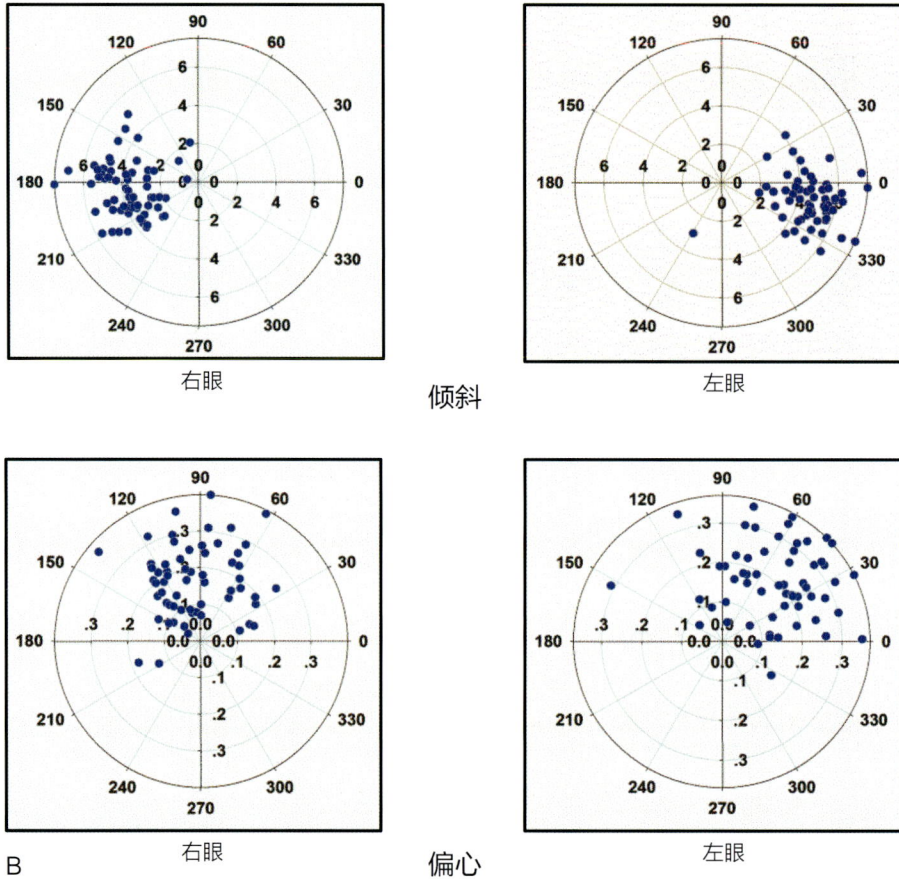

倾斜

右眼   左眼

B   偏心

右眼   左眼

图 5-3-6（续）

B. 成年人晶状体倾斜和偏心的大小及方向。

三、正常晶状体在 Scheimpflug 成像技术的表现及生物参数范围

Scheimpflug 成像技术应用可旋转的测量探头对眼前节进行 360° 断层扫描，通过光束经过晶状体各层的反射，提供晶状体多角度、各层次的信息，并实现对晶状体形态参数与密度的定量测量。Scheimpflug 成像仪具有快速、非接触的检查优点，使其成为评估晶状体的常用工具之一，以下将以 Pentacam 三维眼前节分析仪为例进行介绍。

1. 正常晶状体在 Pentacam 三维眼前节分析仪的表现

Pentacam 三维眼前节分析仪与其他 Scheimpflug 成像仪如 Orbscan 系统等相比，景深较大，成像更清晰。然而，Pentacam 是基于光学原理的仪器，易受屈光间质的透明度、瞳孔大小、晶状体厚度和被检查者配合度等的影响，对晶状体后表面的显示较为困难。未散瞳时，由于虹膜的遮挡，Pentacam 所能提供的晶状体相关信息较少，仅能观察到瞳孔直径大小范围内前部的晶状体（图 5-3-7A）。充分散瞳时，Pentacam 能够显示正常晶状体的前、后表面，可见晶状体囊呈弧形中高回声带，晶状体皮质呈中低信号颗粒状排列，透明的晶状体核呈低回声暗区，而晶状体赤道部因虹膜遮挡难以显示（图 5-3-7B）。

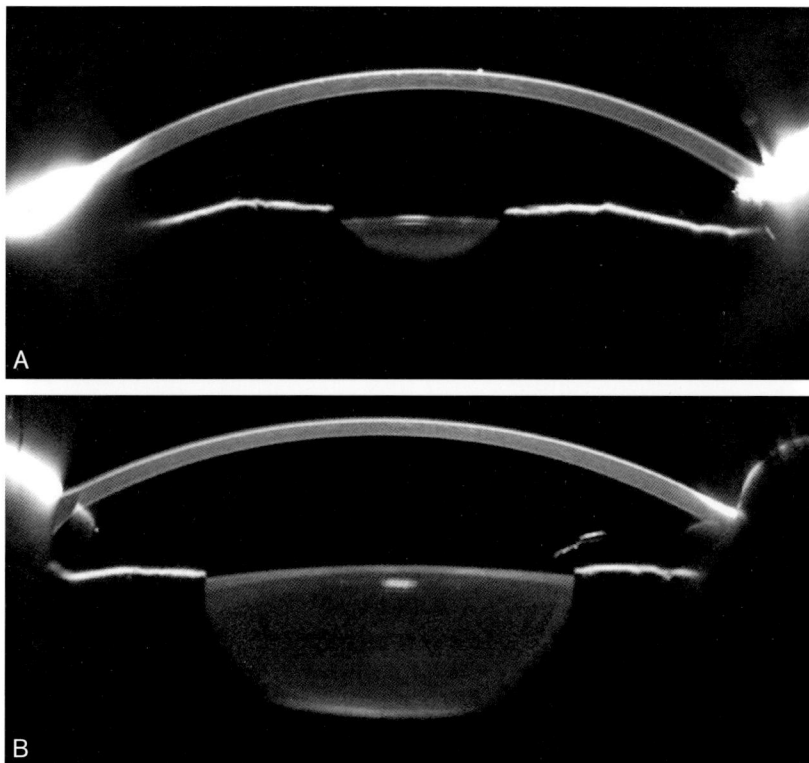

图 5-3-7 正常晶状体在 Pentacam 三维眼前节成像仪的表现

A. 小瞳状态下,仅能观察到小范围内前部的晶状体;B. 散瞳状态下,可显示晶状体的前、后表面,可见正常晶状体囊的密度较内部高,皮质次之,透明的晶状体核呈低信号或无信号暗区,虹膜后方的晶状体赤道部与悬韧带无法显示。

2. 应用 Pentacam 三维眼前节分析仪测量晶状体的生物参数

Pentacam 可定量测量角膜前后表面屈光力、全角膜屈光力、角膜厚度、角膜散光、前房深度、房角宽度、前房容积和晶状体厚度等,因此,已经作为白内障术前常规的眼前节生物测量检查。此外,结合其内置软件,Pentacam 还可测量晶状体前后表面曲率,但其测量晶状体厚度及后表面曲率的准确性受限于晶状体后表面显示的清晰度与完整度,若晶状体后表面显示清晰度与完整度不佳,Pentacam 给出的上述两个参数则仅供参考。

更为重要的是,Pentacam 能够对晶状体密度进行定量测量,包括晶状体整体的平均密度,选中局部区域、选中线段或点的晶状体密度,客观地量化晶状体混浊的程度,可用于监测随年龄增长晶状体密度的改变,详见第六章第三节。

四、正常晶状体在超声生物显微镜的表现及生物参数测量

超声生物显微镜(ultrasound biomicroscopy,UBM)基于超声的原理可穿透虹膜,可显示虹膜后的晶状体赤道部、悬韧带、睫状体和周边部的视网膜,在活体状态下显示晶状体悬韧带是否断裂以及晶状体位置是否异常等,具有无创性、准确性及可重复性好、检查简便等特

点,对于晶状体相关疾病的诊断具有重要意义。

1. 正常晶状体在 UBM 的成像特点

超声成像的特点是频率越高,分辨率越强,而组织穿透力越弱。传统的 UBM 成像使用的超声频率为 50MHz,其扫描深度约为 5mm,可清晰地显示晶状体的前囊、赤道部、前部 1/3 的晶状体皮质及前部晶状体悬韧带。其中,晶状体囊为弧形带状强回声,与瞳孔区虹膜相贴,晶状体皮质和核为无回声区(图 5-3-8)。UBM 可显示前部的晶状体悬韧带,但分辨率较低,其影像为从睫状突到晶状体赤道部的连续中等强度的回声线,呈交错的束状排列(图 5-3-9)。然而,通过 50MHz 的 UBM 无法全面获得晶状体的完整形态及其病变的细节。

新一代全景 UBM(Insight 100)是近几年研发的高频眼前节超声成像设备,其探头频率较传统 UBM 低,组织穿透力更强,在晶状体成像方面具有显著的优势,可显示晶状体的全貌,从晶状体前囊到后囊,可对晶状体各个层次的病变特点进行详细的观察(图 5-3-10)。在全景 UBM 成像中,正常的晶状体囊呈条带状中强回声,皮质呈中低回声,核则呈回声暗区(图 5-3-10)。此外,全景 UBM 是非接触式的检查,通过换能器对眼球进行弧形扫描,其曲率近似于眼前节表面,自动生成高分辨率的超声成像,并且内置测量标尺工具,能实现对眼前节生物参数的测量。

2. UBM 测量的生物参数与 AS-SS-OCT 的一致性

传统的 UBM 在晶状体成像方面具有一定的局限性,无法对晶状体后囊成像,因此,在测量晶状体生物参数方面存在一定的局限性。新一代的 UBM Insight 100 由于可以显示晶状

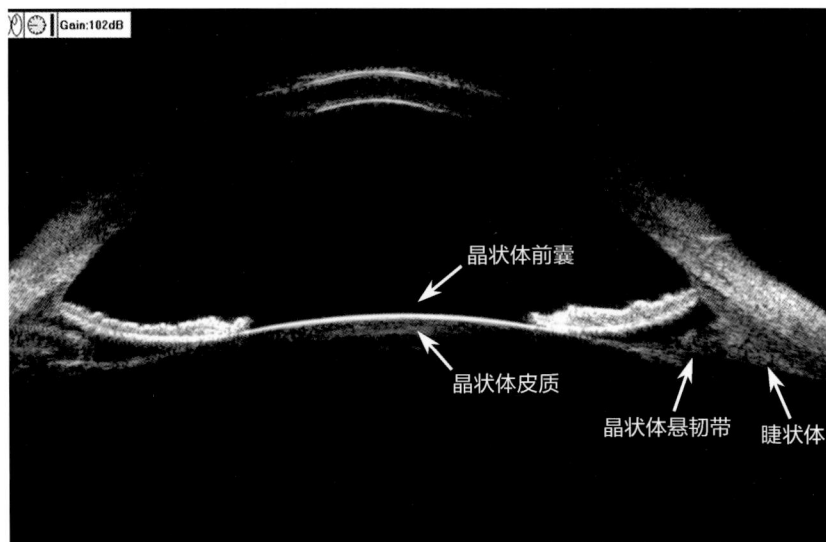

图 5-3-8　应用 UBM 观察正常晶状体的囊膜、皮质、核,以及晶状体的毗邻结构睫状体和晶状体悬韧带

可见晶状体囊呈一均质的带状高回声层,受扫描深度的限制,仅可见部分晶状体前皮质呈中低回声颗粒状排列,晶状体核不可见;此外,可见睫状体呈三角形,睫状突向前凸起发出的悬韧带与晶状体赤道部相连,呈中等回声纤细光带。

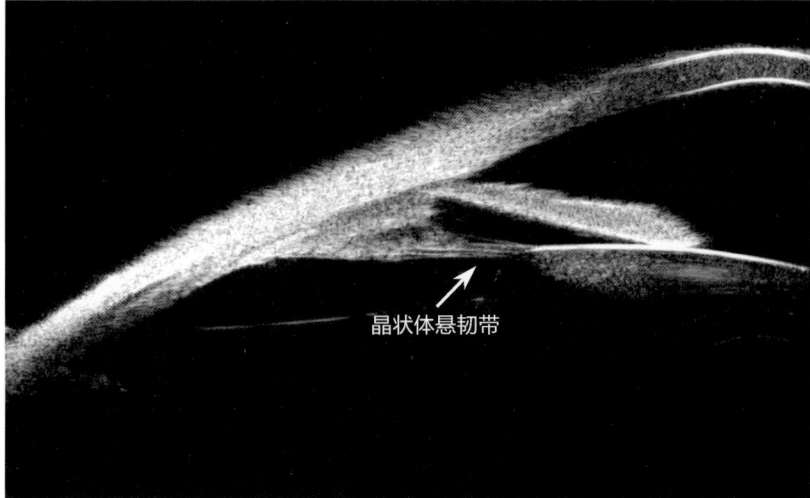

图 5-3-9　晶状体悬韧带在 UBM 的侧面观

悬韧带表现为从睫状突到晶状体赤道部的连续中等强度的回声线,呈交错的束状排列。

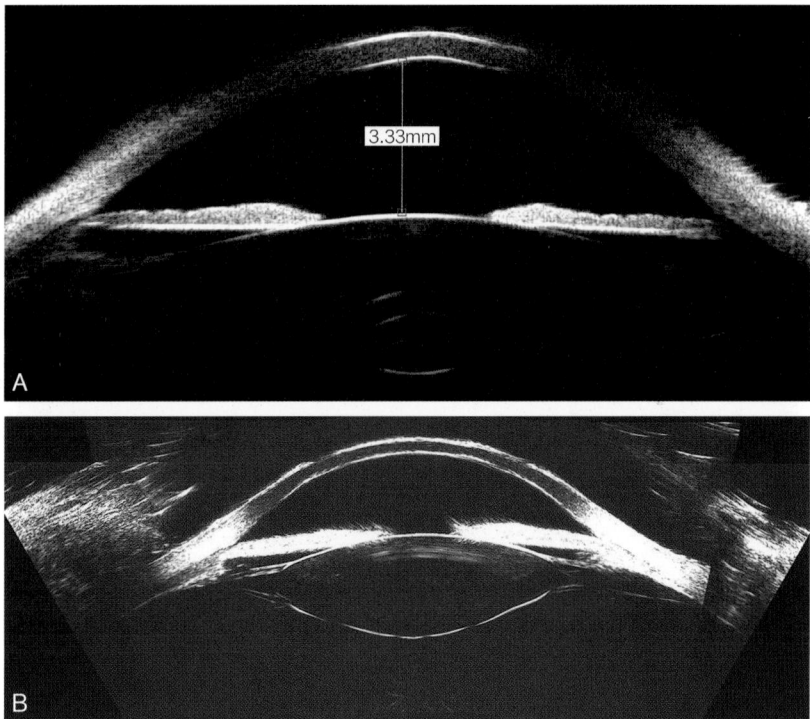

图 5-3-10　正常晶状体在传统以及全景 UBM 的表现

A. 传统 UBM 扫描深度约为 5mm,仅可显示晶状体的前囊、赤道部及前部 1/3 的晶状体皮质;B. 全景 UBM(Insight 100)可显示晶状体的全貌,从晶状体前囊到后囊,可见正常的晶状体囊呈条带状中强回声,皮质呈中低回声,核则呈无回声暗区。

体全貌,尤其是晶状体赤道部和晶状体后表面,再结合其内置的测量标尺,可测量晶状体前后表面曲率半径、晶状体厚度和晶状体直径。

　　UBM Insight 100 和 CASIA2 均可以实现对晶状体生物参数的测量,但是两仪器测量之间的一致性未知。我们团队纳入了 103 人 103 只眼,用 UBM Insight 100 和 CASIA2 分别进行眼前节水平位扫描,然后由两位眼科医生分别应用其内置的曲线拟合工具测量晶状体前后表面曲率半径、晶状体厚度和直径,分析 Insight 100 测量晶状体生物参数的观察者内可重复性和观察者间的一致性,并分析 Insight 100 和 CASIA2 测量晶状体生物参数的一致性。我们的研究结果表明,Insight 100 测量晶状体生物参数可重复性及一致性较好,两机器在晶状体前表面曲率半径的测量一致性好,晶状体厚度的测量相关性好,而晶状体后表面曲率半径和直径的测量一致性较差(表 5-3-2)。因此,在临床工作中,UBM Insight 100 和 CASIA2 两种机器测量的晶状体前表面曲率半径可通用,厚度在进行线性转换后也可互换使用,而后表面曲率半径和直径则不能直接通用。

表 5-3-2　Insight 100 测量的生物参数与 AS-SS-OCT 的一致性

晶状体参数	CASIA2（平均数 ± SD）/mm	Insight 100（平均数 ± SD）/mm	平均数差值（95% CI）/mm	95% LoA	R	ICC
前表面曲率半径	11.19 ± 1.84	11.15 ± 1.77	0.037（-0.056~0.129）	-0.888~0.961	0.967	0.966
后表面曲率半径	5.76 ± 0.50	6.11 ± 0.79	-0.351（-0.480~-0.223）	-1.636~0.933	0.559	0.445
厚度	3.98 ± 0.37	3.61 ± 0.32	0.369（0.348~0.389）	0.163~0.575	0.964	0.611
直径	9.82 ± 0.45	9.72 ± 0.56	0.109（0.009~0.208）	-0.887~1.104	0.518	0.498

　　LoA,the limit of agreement:一致性界限;ICC,the intraclass correlation coefficient:组内相关系数。

（陈晓云　谭　源　古晓勋　阮晓婷）

参 考 文 献

［1］ VAN NORREN D,VOS J J. Light damage to the retina:an historical approach［J］. Eye（Lond）,2016,30（2）:169-172.

［2］ IRIBARREN R. Crystalline lens and refractive development［J］. Prog Retin Eye Res,2015,47:86-106.

［3］ PARMIGIANI C M,MCAVOY J W. A morphometric analysis of the development of the rat lens capsule［J］. Curr Eye Res,1989,8（12）:1271-1277.

［4］ BOSEM M E,SAMPLE P A,MARTINEZ G A,et al. Age-related changes in the human lens:A comparison of Scheimpflug photography and lens density index［J］. J Cataract Refract Surg,1994,20（1）:70-73.

［5］ STRENK S A,SEMMLOW J L,STRENK L M,et al. Age-related changes in human ciliary muscle and lens:A magnetic resonance imaging study［J］. Invest Ophthalmol Vis Sci,1999,40（6）:1162-1169.

［6］ THYLEFORS B,CHYLACK L T JR,KONYAMA K,et al. A simplified cataract grading system［J］. Ophthalmic Epidemiol,2002;9（2）:83-95.

［7］ MARTINEZ-ENRIQUEZ E, PEREZ-MERINO P, VELASCO-OCANA M, et al. OCT-based full crystalline lens shape change during accommodation in vivo［J］. Biomed Opt Express, 2017, 8（2）: 918-933.

［8］ DAI C, LIU M, LV X, et al. Subtle changes of the crystalline lens after cycloplegia: A retrospective study［J］. Bmc Ophthalmol, 2021, 21（1）: 124.

［9］ WANG W, ZHANG J, GU X, et al. Objective quantification of lens nuclear opacities using swept-source anterior segment optical coherence tomography［J］. Br J Ophthalmol, 2021, 106（6）: 790-794.

［10］ KIMURA S, MORIZANE Y, SHIODE Y, et al. Assessment of tilt and decentration of crystalline lens and intraocular lens relative to the corneal topographic axis using anterior segment optical coherence tomography［J］. PLoS One, 2017, 12（9）: e0184066.

［11］ KONSTANTOPOULOS A, HOSSAIN P, ANDERSON D F. Recent advances in ophthalmic anterior segment imaging: A new era for ophthalmic diagnosis?［J］. Br J Ophthalmol, 2007, 91（4）: 551-557.

［12］ MULLER-BREITENKAMP U, HOCKWIN O. Scheimpflug photography in clinical ophthalmology. A review［J］. Ophthalmic Res, 1992, 24 Suppl 1: 47-54.

［13］ LI X, CHANG P, LI Z, et al. Agreement between anterior segment parameters obtained by a new ultrasound biomicroscopy and a swept-source fourier-domain anterior segment optical coherence tomography［J］. Expert Rev Med Devices, 2020, 17（12）: 1333-1340.

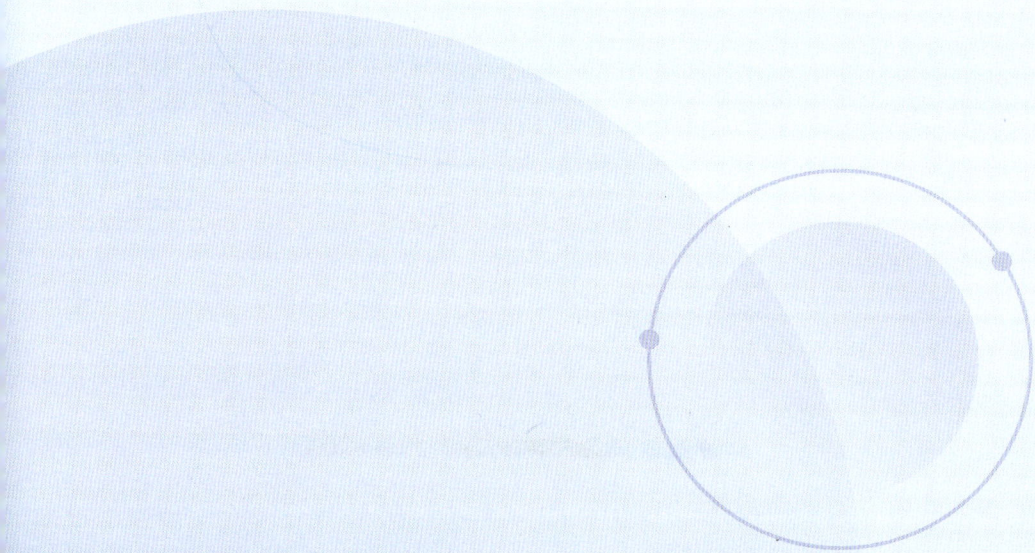

第六章

晶状体透明性改变的影像学表现

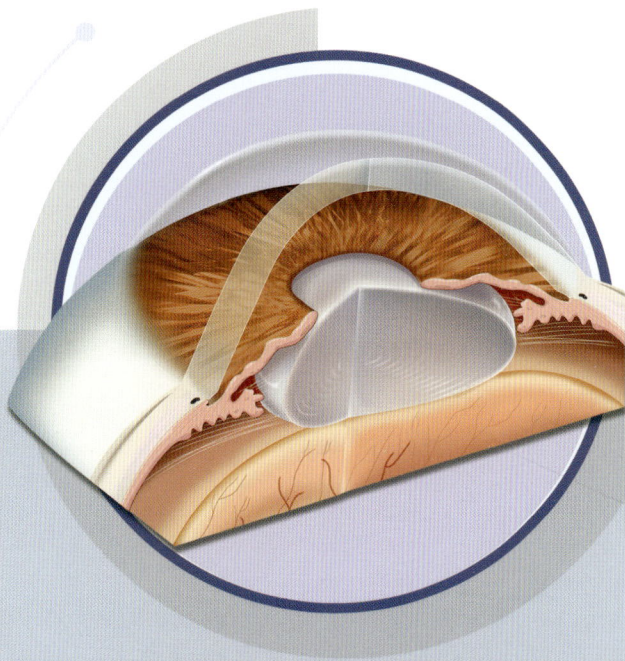

生理状态下,晶状体保持正常的代谢活性与稳态,以维持其透明性、完整性和光学性能。影响眼内环境的因素,如衰老、物理损伤、化学损伤、手术、炎症、肿瘤、药物及某些免疫性疾病或全身代谢性疾病,都可以直接或间接破坏晶状体的组织结构,扰乱其正常代谢从而使晶状体的透明性发生改变。

晶状体透明性改变在不同的影像学检查仪器上有不同表现,本章拟从眼科常用的检查设备,如裂隙灯显微镜,眼前节光学相干断层扫描(anterior segment optical coherence tomography,AS-OCT)仪,Scheimpflug 成像仪(以 Pentacam 为例)和超声生物显微镜(ultrasound biomicroscopy,UBM)等,阐述晶状体透明性改变的影像学表现。

第一节　晶状体透明性改变的裂隙灯表现

一、晶状体透明性改变的描述

基于新药疗效评价和白内障研究的需要,从 20 世纪 80 年代开始,先后出现了基于裂隙灯检查的多种白内障分级系统,如 LOCS(Lens Opacities Classification System),the Wilmer System、the Wisconsin System 等。目前,临床上应用的白内障评价方法大致分为主观方法和客观方法两大类,前者主要基于裂隙灯检查,后者主要指基于旋转 Scheimpflug 摄像、AS-OCT 原理的仪器。虽然客观方法可定量测量晶状体密度,但目前主要适用于核性晶状体混浊,对皮质性尤其后囊下性白内障仍有待进一步优化,故目前临床应用最广的晶状体混浊分级方法仍为基于裂隙灯检查的 LOCS 分类系统。

1. LOCS 分类方法简介

LOCS 是美国国立眼科研究所组织指定的一项评估晶状体混浊分类方法,用于判断和描述晶状体混浊的类型、程度和范围,目前被广泛应用于白内障相关研究、流行病学调查和药物疗效评价等方面。常用的有 LOCS II 和 LOCS III 分类,均是通过裂隙灯照相和后照法获得晶状体矢状切面裂隙和后囊平面的图像,并与标准照片比较,从而确定晶状体混浊的类型,即皮质性、核性和后囊下性;该分类方法也可在裂隙灯下对晶状体做标准条件下的裂隙光切面,直接与标准照片进行比较从而对晶状体混浊状态进行分类。裂隙灯下直接比较法相对粗糙,影响因素也比较多,但因其应用更为便捷,因此,在临床上仍被广泛使用。

2. LOCS 应用图示

裂隙灯下晶状体照相具体方法参照本书第一章。LOCS 分级根据晶状体皮质混浊(C)、核混浊(NO)、核颜色(NC)、后囊下混浊(P)进行评分:

(1)核混浊分级标准(图 6-1-1):将照片上核区与标准裂隙灯照片上同一区域对照,混浊由轻到重分别为 NO_1~NO_6,介于两级之间用小数表示。

(2)皮质混浊分级标准(图 6-1-2):按照混浊程度对比标准照片分为 C_1~C_5,介于两级之间用小数表示。

(3)后囊下混浊分级标准(图 6-1-3):按照混浊程度对比标准照片分为 P_1~P_5,介于两级

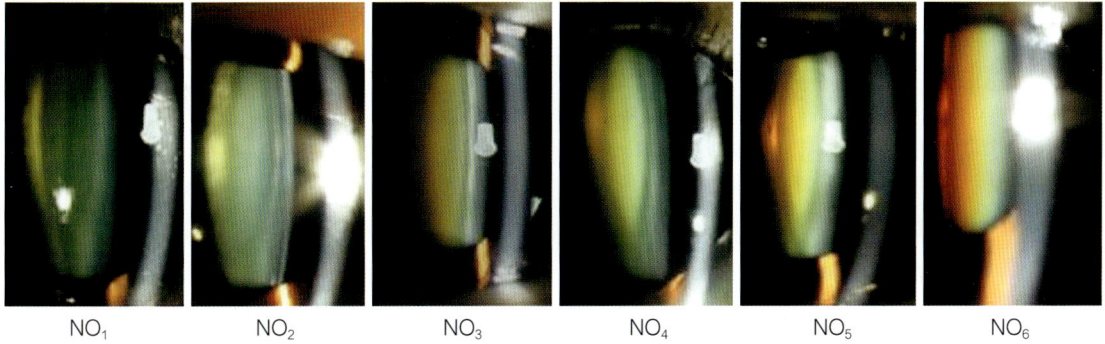

图 6-1-1　LOCS Ⅲ核混浊（NO）分级

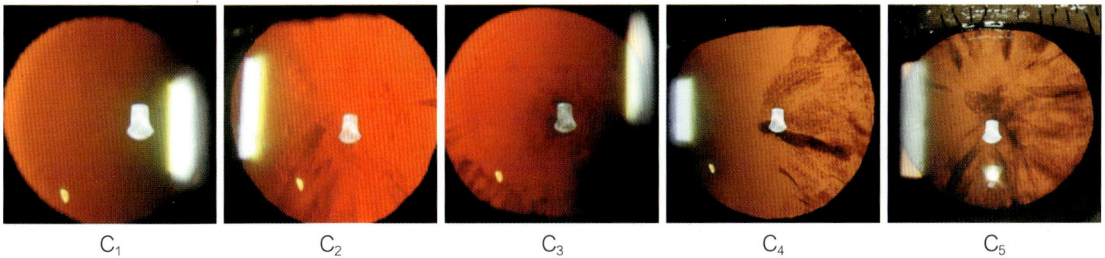

图 6-1-2　LOCS Ⅲ皮质混浊（C）分级

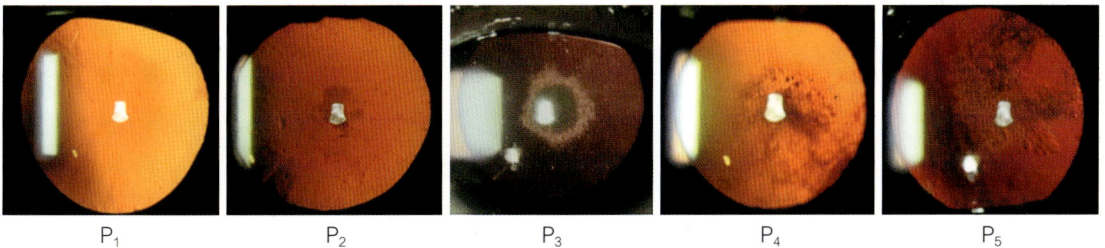

图 6-1-3　LOCS Ⅲ后囊下混浊（P）分级

之间用小数表示。

　　虽然目前有已经有 Pentacam、AS-OCT 等眼前节检测仪器可以定量测量晶状体的密度，但裂隙灯仍是目前使用最广泛且不可或缺的白内障检查手段。基于裂隙灯检查的 LOCS 分级具有一定的主观性，一定程度上依赖于医生的经验，但目前研究表明，LOCS 分级对晶状体分级准确性较好，与客观定量测量的结果具有良好的相关性。

二、晶状体核硬度分级标准

　　晶状体核硬度的准确评估对白内障手术至关重要，临床上依据核的颜色来分级，目前最常用的 Emery 核硬度分级标准将核硬度分为以下五级：

　　Ⅰ度：透明，无核，软性；

Ⅱ度：核呈黄白色或黄色，软核；
Ⅲ度：核呈深黄色，中等硬度；
Ⅳ度：核呈棕色或琥珀色，硬核；
Ⅴ度：核呈棕褐色或黑色，极硬核。

第二节　晶状体透明性改变的眼前节光学相干断层扫描仪表现

一、CASIA2 在晶状体透明性评估中的应用

晶状体作为重要的屈光介质，以光学为基础的检查是其重要的检查手段。AS-OCT 通过对眼前节进行快速、高效的扫描，实现对晶状体及其周边组织的客观、定性、定量测量（图 6-2-1）。虽然 AS-OCT 无法显示晶状体赤道部与悬韧带，但其具备高分辨率、非接触，以及可对晶状体形态进行定性、定量检查等优点，因此在晶状体的形态学检查方面有着不可替代的优势。以下以 CASIA2 扫频 AS-OCT 在晶状体透明性检查中的应用为例进行展示。

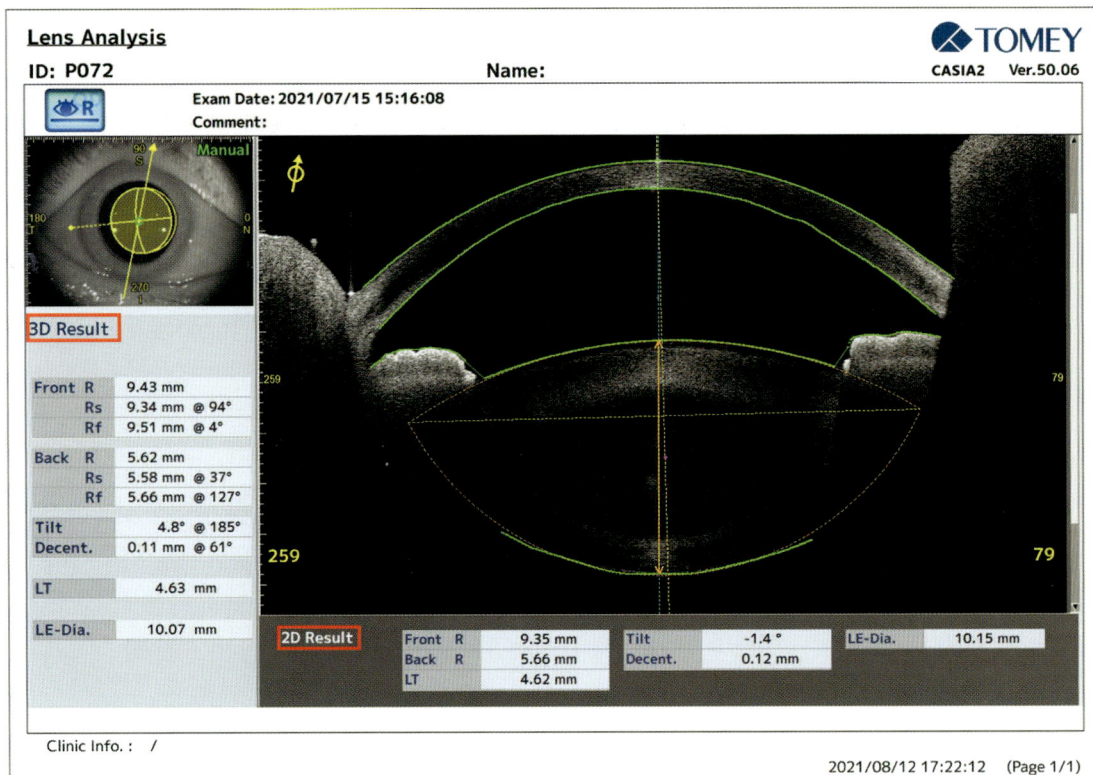

图 6-2-1　CASIA2 定量评估晶状体形态

CASIA2 的优缺点如下：

CASIA2 的光源穿透力强，图像分辨率高，能够清晰显示晶状体后表面，对致密白内障患者检出率高。

CASIA2 给出的眼前节图像可以定性评估晶状体混浊的层次、范围及严重程度（图 6-2-2）。目前，仪器内置软件能够直接给出特定线段与区域内的平均晶状体密度，但无法自定义测量的区域（图 6-2-3）。左侧为 CASIA2 内置软件测量得到的角膜、前房及晶状体密度，分别包括目标线条（target line，即图中蓝色竖直线），瞳孔 0.5~4mm 区域（pupil area）以及 0.5~16mm 区域（optional area）内的平均密度值。

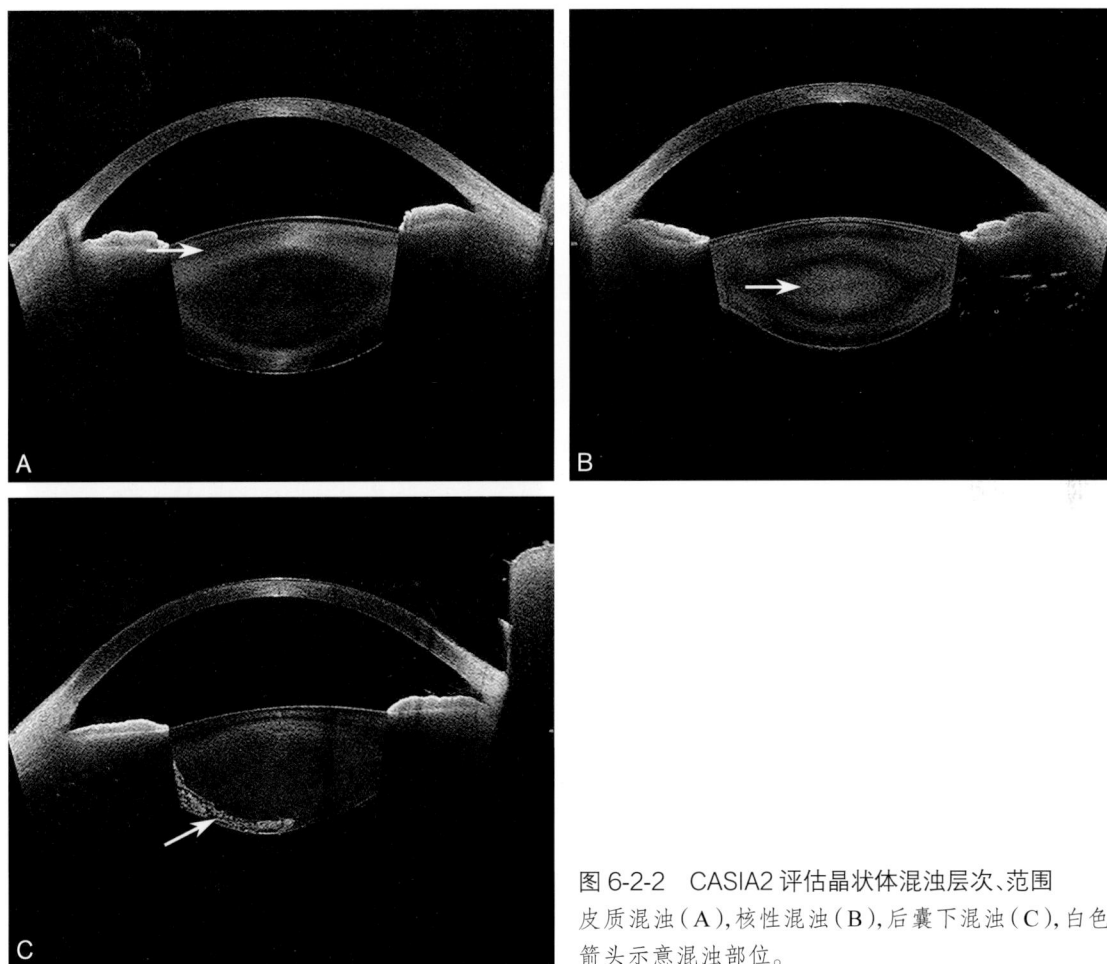

图 6-2-2　CASIA2 评估晶状体混浊层次、范围
皮质混浊（A），核性混浊（B），后囊下混浊（C），白色箭头示意混浊部位。

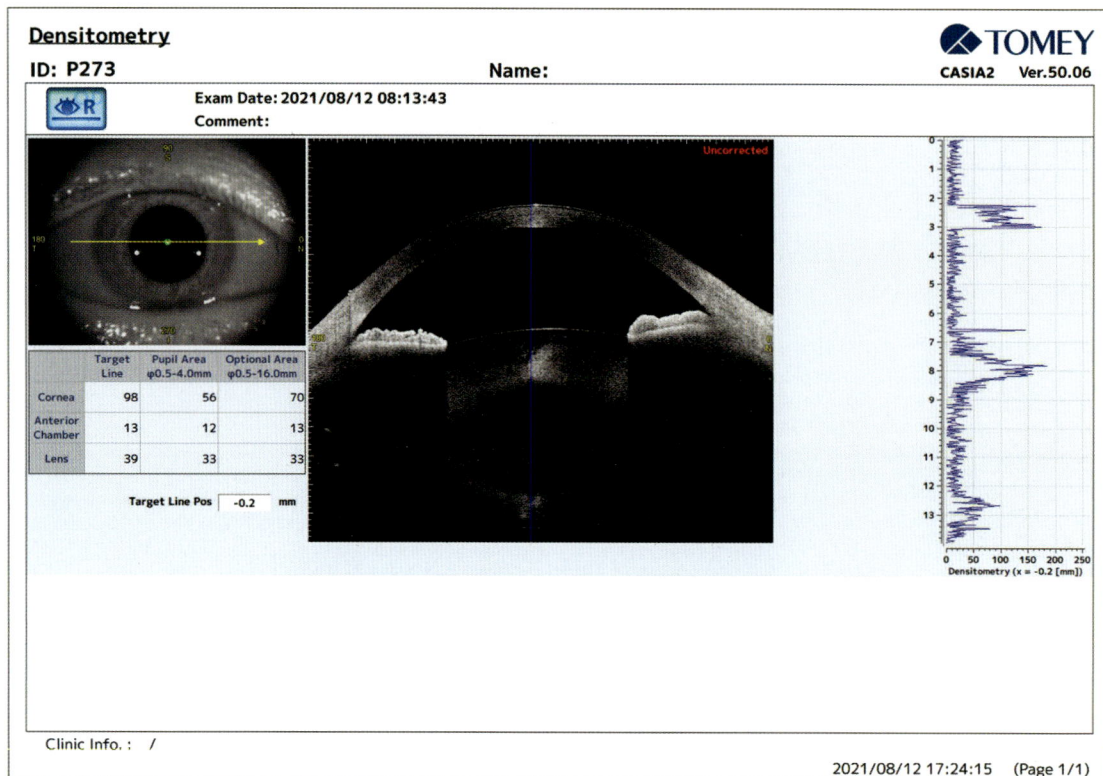

图 6-2-3　CASIA2 内置软件测量晶状体密度

二、CASIA2 联合 Image J 软件在晶状体透明性评估中的应用

　　鉴于 CASIA2 内置软件对于晶状体密度测量存在一定的局限,使用图像分析软件如 Image J 分析 CASIA2 的眼前节图像,能够显著提升 CASIA2 在晶状体透明性评估中的价值,测量出晶状体整体以及选定区域(如晶状体核与晶状体皮质)的平均密度与最大密度(图 6-2-4)。

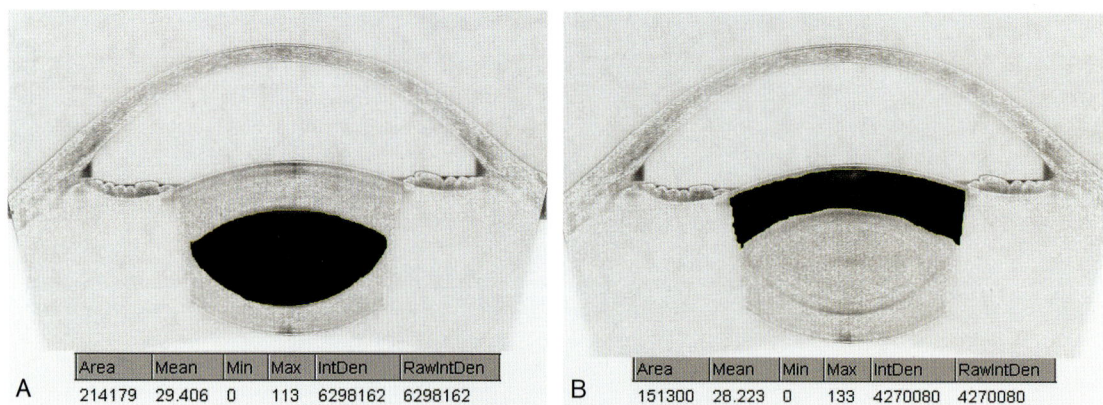

图 6-2-4　CASIA2 结合 Image J 软件测量晶状体核(A)与晶状体皮质(B)平均密度与最大密度值

使用 Image J 软件圈出需要测量的晶状体核或晶状体皮质区域,转换为灰度图像并去掉图片背景,软件可以给出选定区域的平均密度(mean),最大密度(max)。Image J 软件分析 CASIA2 眼前节图像给出的晶状体密度数值范围为 50.00~145.00 像素。我们团队的近期研究发现,该方法测量的晶状体核最大密度值与平均密度值均与裂隙灯下 LOCS Ⅲ 核颜色与核混浊分级评分具有良好的一致性。与裂隙灯下进行 LOCS Ⅲ 分级相比,AS-OCT 测量晶状体透明性不受检查者经验影响,且给出的数值范围更广、精度更高,是动态客观评估晶状体透明性改变的有效工具。

第三节　Scheimpflug 成像仪评估与测量晶状体透明性改变

一、Scheimpflug 成像仪在晶状体透明性中的应用

Scheimpflug 成像仪是客观、定量评估晶状体透明性的另一种方法。一般情况下,Scheimpflug 成像仪可以清晰地显示晶状体前表面、晶状体前皮质和晶状体核。

与 AS-OCT 相比,Scheimpflug 成像仪使用的波长较短(475nm),因此光线穿透力较差。对于透明晶状体眼,Scheimpflug 成像仪对晶状体后表面的显示受到晶状体厚度、被检查者配合度的影响。对于白内障患者,尤其是致密白内障,Scheimpflug 成像仪对晶状体后部的成像质量进一步下降,常常难以清晰显示晶状体核后方皮质以及晶状体后表面(图 6-3-1)。以下将以基于 Scheimpflug 成像的 Pentacam 为例进行介绍。

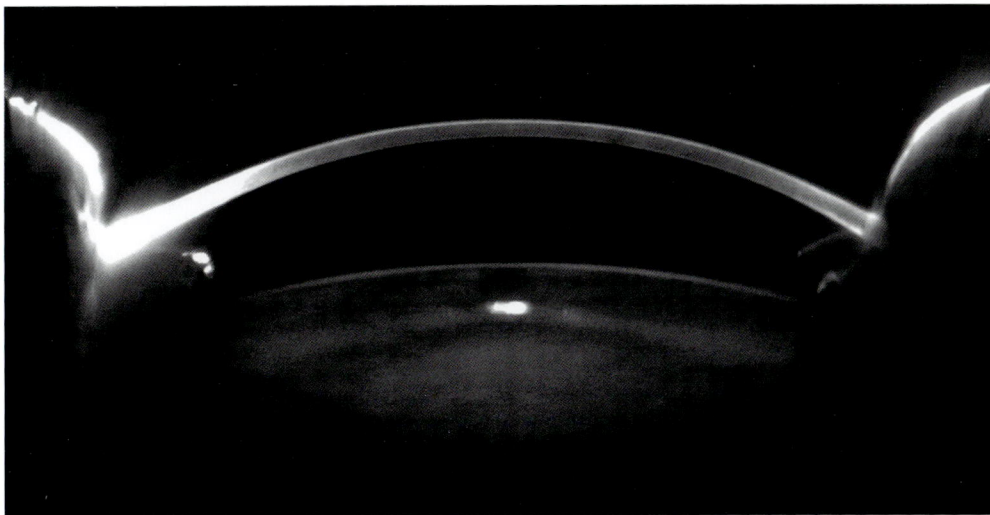

图 6-3-1　Pentacam 评估白内障患者晶状体

二、Pentacam 在晶状体透明性评估中的应用示例

1. Pentacam 的优缺点

Pentacam 能清晰显示白内障患者晶状体前表面、晶状体前皮质、晶状体核，而对于晶状体核后方皮质、晶状体后表面显示不清。

Pentacam 基于图片灰度能够直接利用内置软件进行晶状体密度的定量测量，并且检查者可以根据需要个性化选择测量区域，如测量特定点、线段或者区域的平均与最大晶状体密度。Pentacam 仪器自动给出的晶状体密度以像素强度单位表示，数值范围从 0（晶状体完全透明）至 100（晶状体完全混浊）（图 6-3-2）。Pentacam 测量给出的晶状体核密度数值与 LOCS Ⅲ核混浊分级、核颜色分级高度相关。

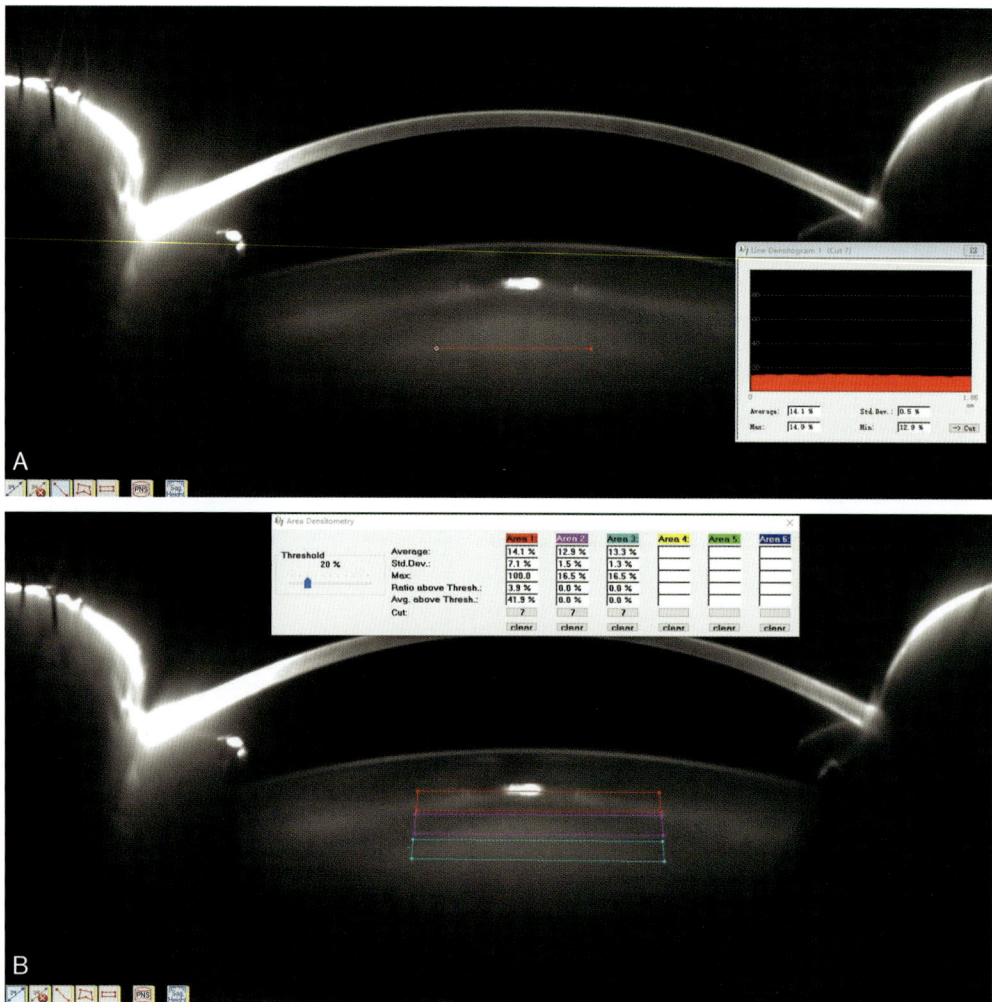

图 6-3-2　Pentacam 测量晶状体密度

Pentacam 内置软件测量任意线段（A）、区域（B）、自定义区域（C）的平均（Average）及最大（Max）晶状体密度。

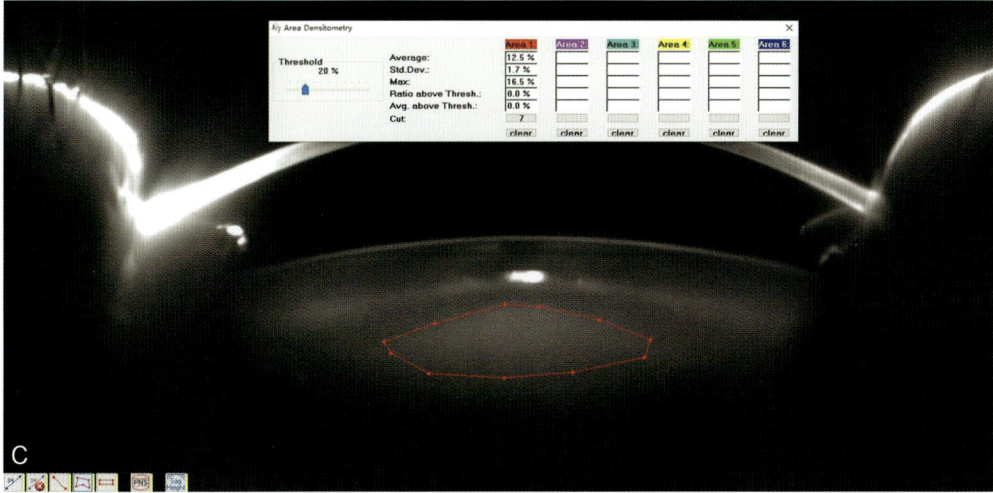

图 6-3-2（续）

2. PNS 核分级系统介绍

除个性化晶状体密度测量外，Pentacam 开发出 Pentacam 核分级系统（Pentacam nucleus system，PNS）评估晶状体核密度。PNS 是根据选定 4.0mm 直径内 3D 建模的数据将晶状体核密度分为 0~5 级。除了 PNS 评分，Pentacam 也提供了以角膜顶点为中心的 3D 晶状体密度数据 Pentacam densitometry of zones（PDZ），具体包括了 2mm 直径（PDZ1）、4mm 直径（PDZ2），以及 6mm 直径（PDZ3）范围内的 3D 晶状体密度（图 6-3-3）。

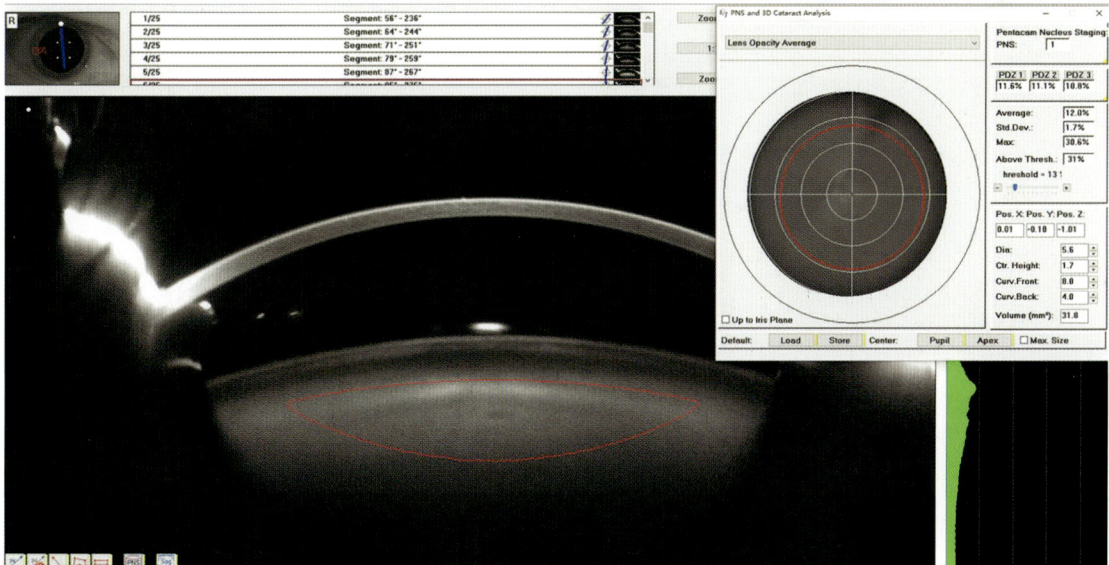

图 6-3-3 Pentacam PNS 分级

PNS 分级系统可以对晶状体核的混浊程度进行客观评定,具有良好的重复性。既往研究表明,PNS 评分与 LOCS Ⅲ的核混浊分级、核颜色分级相关,而 PDZ 值与 LOCS Ⅲ核混浊分级相关性更高。

第四节　晶状体透明性改变的超声生物显微镜表现

一、超声生物显微镜在晶状体透明性评估中的应用

UBM 是临床上广泛应用的眼前节检查仪器,多用于悬韧带、房角参数、睫状体等的检测,临床上较少应用于晶状体透明性改变的评估。由于裂隙灯、AS-OCT、Pentacam 等光学测量仪器在对晶状体进行检查时,不同程度上受到虹膜遮挡和屈光介质混浊的影响,因此 UBM 仍有其不可替代的作用,尤其对于小瞳孔和屈光介质混浊(如角膜白斑、前房积血、瞳孔粘连等)的患者。

UBM 的参数如下:

UBM 成像的特点是频率越高,其分辨力越强,而组织穿透力越低。不同频率的 UBM 可获得不同的检测范围及其对应的分辨率。目前临床应用最广泛的是 50MHz UBM,其分辨率达 20~60μm,组织检测深度达 4~5mm。50MHz UBM 可清晰显示多数的眼前节结构,但是无法显示晶状体后半部分,对晶状体整体结构显示较差。临床上基于不同的检测需求,也陆续出现了不同频率探头的 UBM(表 6-4-1),如 35MHz、25MHz、20MHz 等。

表 6-4-1　不同频率 UBM 的比较

探头频率/ MHz	扫描深度/ mm	分辨率(横向 × 轴向)/ μm	优点	缺点
20~25	20~25	(120~250) × (70~100)	可显示视网膜及晶状体整体,后囊清晰成像	对眼前节显示差,分辨率低
35~40	5~6	(30~120) × (23~60)	分辨率较好,对眼前节检测更好	浅表解剖的分辨率偏低
45~50	4~5	(30~70) × (15~50)	对眼前节的检测深度和分辨率达到很好的平衡	检测深度有限
100	3.5~4	(15~20)(横向)	对角膜、房角、虹膜及晶状体前段显示	检测深度更浅

二、超声生物显微镜在晶状体透明性评估中的应用示例

临床上使用 UBM 对普通白内障检查相对较少,多用于眼外伤、小瞳孔、屈光间质混浊、婴幼儿等患者。有研究报道了各期老年性白内障在 50MHz UBM 的影像学特征:初发期不明显,表现为中央的暗区;膨胀期表现为晶状体皮质混浊形成的片状高回声区及水隙形成的低回声区相交错;成熟期表现为晶状体内呈较均匀的高回声;过熟期表现为晶状体前囊

呈不均匀增厚,回声增强,皮质呈不规则回声,有时可见胆固醇结晶所形成的特征性高回声粗颗粒。

50MHz UBM 对白内障检测具有一定价值,但是无法显示晶状体后半部分。而最新的25MHz UBM 可显示晶状体完整形态,可用其对白内障的皮质、核、囊膜的混浊程度进行客观定量检测(图 6-4-1)。

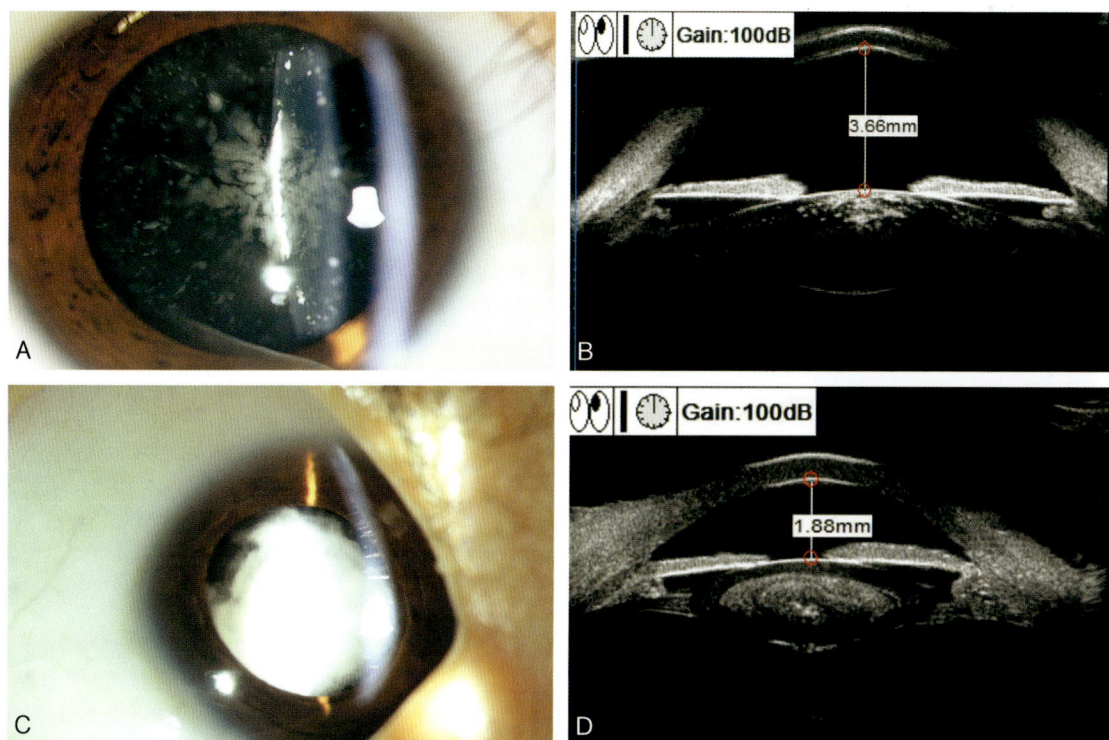

图 6-4-1 不同白内障的 UBM 表现
A、B. 晶状体皮质混浊;C、D. 晶状体核混浊。

有研究将 25MHz UBM 得到的晶状体图像导入 Image J 软件,确定测量的区域边界并利用该软件检测该部位晶状体的混浊程度,结果显示其定量测量结果和白内障术中超声乳化累积释放能量(phacoemulsification cumulated dissipated energy,CDE)有较好的一致性。此外,对于难以配合光学测量仪器的婴幼儿,晶状体的检测常较困难,麻醉后利用 UBM 测量有助于对患儿术前白内障的混浊程度作更准确的评估。

(张佳晴 张 妙 靳光明)

● 参 考 文 献 ●

[1] CHYLACK L T JR,WOLFE J K,SINGER D M,et al. The Lens Opacities Classification System Ⅲ [J]. The Longitudinal Study of Cataract Study Group. Arch Ophthalmol,1993,111(6):831-836.

［2］ CHYLACK L T JR,LESKE M C,MCCARTHY D,et al. Lens Opacities Classification System II（LOCS II）［J］. Arch Ophthalmol,1989,107（7）:991-997.

［3］ CHYLACK L T JR,LESKE M C,SPERDUTO R,et al. Lens Opacities Classification System［J］. Arch Ophthalmol,1988,106（3）:330-334.

［4］ WAIKAR S,BHARDWAJ A. Morphological analysis of the lens nucleus［J］. Med J Armed Forces India, 2000,56（3）:195-197.

［5］ DUNCAN D D,SHUKLA O B,WEST S K,et al. New objective classification system for nuclear opacification［J］. J Opt Soc Am A Opt Image Sci Vis,1997,14（6）:1197-1204.

［6］ KLEIN B E,KLEIN R,LINTON K L,et al. Assessment of cataracts from photographs in the Beaver Dam Eye Study［J］. Ophthalmology,1990,97（11）:1428-1433.

［7］ MITCHELL P,CUMMING R G,ATTEBO K,et al. Prevalence of cataract in Australia:the blue mountains eye study［J］. Ophthalmology,1997,104（4）:581-588.

［8］ GALI H E,SELLA R,AFSHARI N A. Cataract grading systems:A review of past and present［J］. Curr Opin Ophthalmol,2019,30（1）:13-18.

［9］ CHENG Y,SHI X,CAO X G,et al. Correlation between contrast sensitivity and the Lens Opacities Classification System III in age-related nuclear and cortical cataracts［J］. Chin Med J（Engl）,2013,126（8）: 1430-1435.

［10］ PAN A P,WANG Q M,HUANG F,et al. Correlation among Lens Opacities Classification System III grading,visual function index-14,pentacam nucleus staging,and objective scatter index for cataract assessment［J］. Am J Ophthalmol,2015,159（2）:241-247.

［11］ HWANG H B,YIM H B,CHO Y K,et al. The association between aqueous connective tissue growth factor and the severity of age-related cataracts as graded by the Lens Opacities Classification System III［J］. Curr Eye Res,2016,41（3）:350-356.

［12］ MATHIS T,ROSIER L,MENIAI F,et al. The Lens Opacities Classification System III grading in irradiated uveal melanomas to characterize proton therapy-induced cataracts［J］. Am J Ophthalmol,2019,201:63- 71.

［13］ WAN Y,WANG Y,ZHAO L,et al. Correlation among Lens Opacities Classification System III grading,the 25-item national eye institute visual functioning questionnaire,and visual function index-14 for age-related cataract assessment［J］. Int Ophthalmol,2020,40（7）:1831-1839.

［14］ DAVISON J A,CHYLACK L T. Clinical application of the Lens Opacities Classification System III in the performance of phacoemulsification［J］. J Cataract Refract Surg,2003,29（1）:138-145.

［15］ GARCIN T,GRIVET D,THURET G,et al. Using optical quality analysis system for predicting surgical parameters in age-related cataract patients［J］. PLoS One,2020,15（10）:e0240350.

［16］ EMERY J M. Kelman phacoemulsification; patient selection［M］//EMERY J M,MCINTYRE O J. Extracapsular Cataract Surgery. StLouis:CV Mosby,1983.

［17］ WANG W,ZHANG J,GU X,et al. Objective quantification of lens nuclear opacities using swept-source anterior segment optical coherence tomography［J］. Br J Ophthalmol,2021,106（6）:790-794.

［18］ MAKHOTKINA N Y,BERENDSCHOT T,VAN DEN BIGGELAAR F,et al. Comparability of subjective and objective measurements of nuclear density in cataract patients［J］. Acta Ophthalmol,2018,96（4）: 356-363.

［19］ PEI X,BAO Y,CHEN Y,et al. Correlation of lens density measured using the Pentacam Scheimpflug system with the Lens Opacities Classification System III grading score and visual acuity in age-related nuclear cataract［J］. Br J Ophthalmol,2008,92（11）:1471-1475.

［20］ PAVLIN C J,HARASIEWICZ K,SHERAR M D,et al. Clinical use of ultrasound biomicroscopy［J］. Ophthalmology,1991,98（3）:287-295.

［21］ ALEXANDER J L,WEI L,PALMER J,et al. A systematic review of ultrasound biomicroscopy use in pediatric ophthalmology［J］. Eye（Lond）,2021,35（1）:265-276.

［22］SHI M Y,HAN X,ZHANG J S,et al. Comparison of 25MHz and 50MHz ultrasound biomicroscopy for imaging of the lens and its related diseases［J］. Int J Ophthalmol,2018,11（7）:1152-1157.

［23］YE H,CHEN W,CHEN X. A study of ultrasound biomicroscope in diagnoses of senile cataract［J］. Yan Ke Xue Bao,2005,21（4）:116-119.

［24］ZHAO F,YU J,YAN Q,et al. Clinical application of 25MHz ultrasound biomicroscopy for lens opacity degree measurements in phacoemulsification［J］. Transl Vis Sci Technol,2019,8（4）:18.

［25］XIANG D,CHEN L,HU L,et al. Image features of lens opacity in pediatric cataracts using ultrasound biomicroscopy［J］. J Aapos,2016,20（6）:519-522.

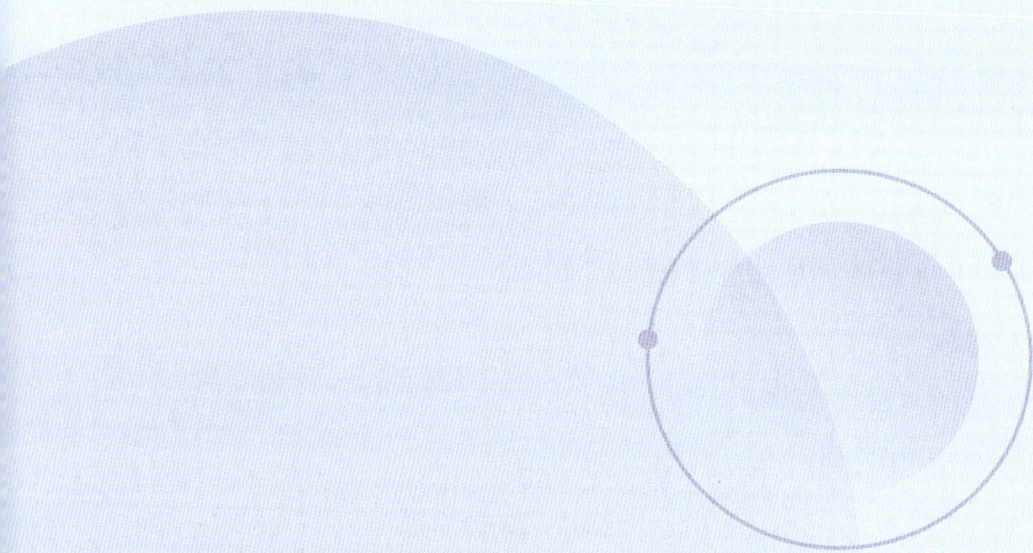

第七章

晶状体位置异常的影像学改变

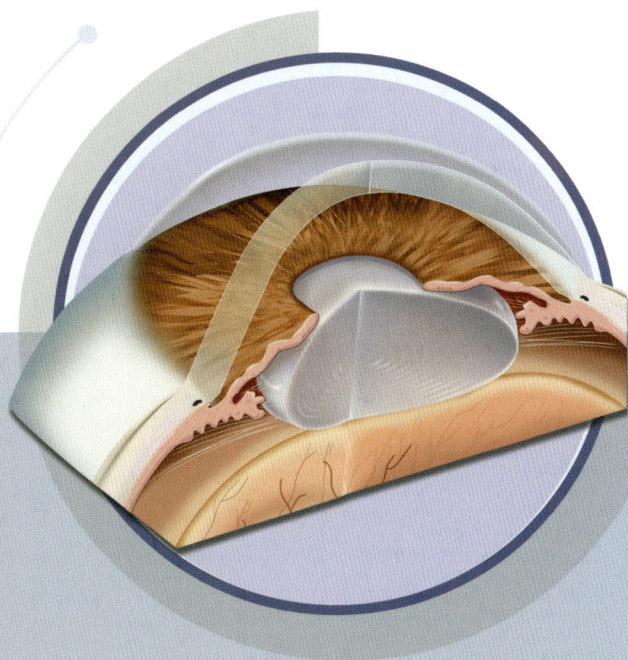

正常情况下,晶状体由悬韧带悬挂于瞳孔区正后方,其轴与视轴几乎一致。由于先天性、外伤性或其他病变使悬韧带发育异常或者断裂,即可使晶状体位置异常,产生异位或脱位。根据病因,晶状体位置异常主要分为先天性晶状体脱位、外伤性晶状体脱位和自发性晶状体脱位。晶状体体位置异常的常用诊断手段主要有裂隙灯显微镜、AS-OCT、Scheimpflug照相机(Pentacam)、超声生物显微镜(UBM)等,不同类型晶状体位置异常的影像学表现略有不同,本章将以病种为单位,对不同类型晶状体位置异常的常见影像学表现作一总结。

第一节　先天性晶状体脱位的影像学表现

先天性晶状体脱位是指出生时已经存在或出生后自发的晶状体位置的改变,双眼多见,通常是晶状体悬韧带先天发育异常所导致的悬韧带松弛或断裂,从而对晶状体的牵拉力减弱或消失,导致晶状体偏离正常的位置的一类疾病。根据晶状体脱位的程度,又可分为晶状体不全脱位和全脱位,晶状体不全脱位时悬韧带部分松弛或断裂,晶状体向对侧方向移位。

先天性晶状体脱位可单独出现,也可伴有其他眼部异常,如扁平角膜、超长眼轴、无虹膜、球形晶状体或晶状体缺损等,有时也可伴发全身系统性疾病,如马方综合征、马切山尼综合征、高赖氨酸血症和同型胱氨酸尿症等。

一、先天性晶状体脱位的裂隙灯表现

裂隙灯作为眼科重要的检查工具,在先天性晶状体脱位的诊断中发挥着重要的作用。先天性晶状体脱位患者在裂隙灯显微镜下通常表现为患眼前房深浅不一,虹膜震颤,晶状体震颤,有的还可发生玻璃体疝。部分患者散瞳时在瞳孔区可看到晶状体的赤道部,以及该处被拉长或离断的悬韧带(图 7-1-1)。

晶状体全脱位时悬韧带全部离断,晶状体从正常位置脱离后可嵌顿于瞳孔区、向前脱入前房或向后坠入玻璃体腔。当晶状体全脱位进入前房时,裂隙灯下可见前房内晶状体呈油

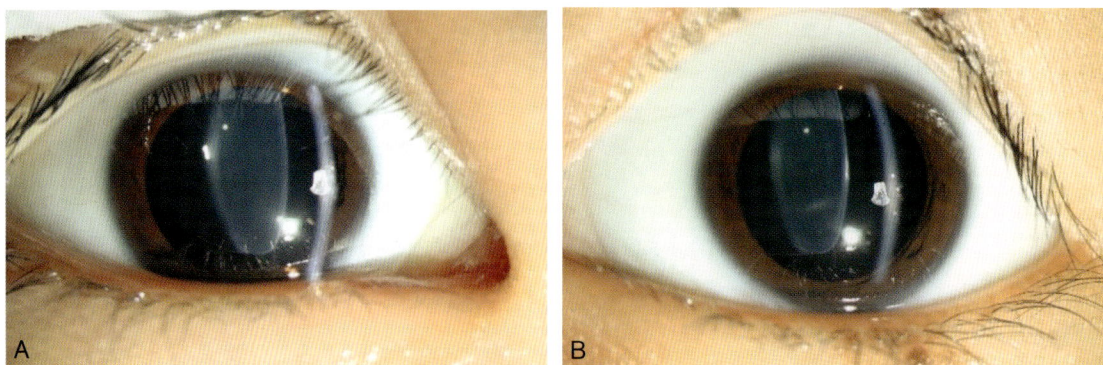

图 7-1-1　双眼先天性晶状体不全脱位散瞳后眼前节照相

A、B. 患儿,男,7岁,双眼先天性晶状体不全脱位,双眼前房深浅不一,晶状体透明,向鼻上方脱位,瞳孔区可见晶状体赤道部。

滴状,边缘可见金色反光,晶状体透明或混浊;当晶状体全脱位向后坠入玻璃体腔时,裂隙灯下可见患眼的前房加深,虹膜震颤,瞳孔区无晶状体,有时前房可见玻璃体疝(图 7-1-2)。

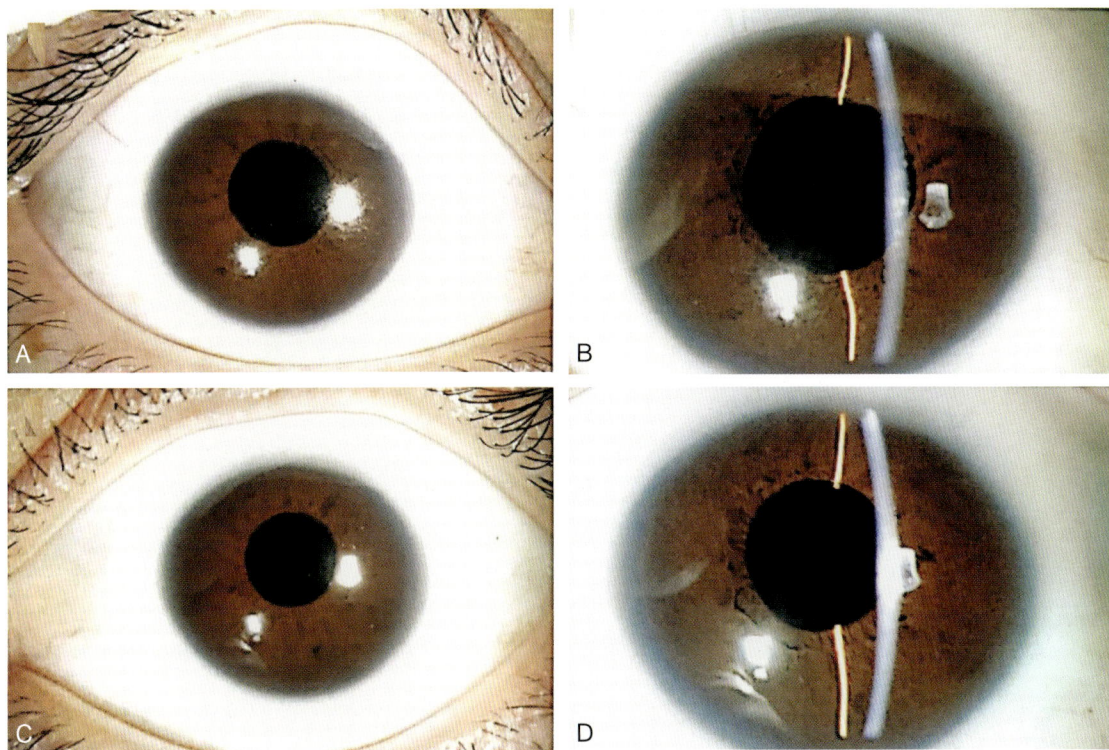

图 7-1-2　双眼先天性晶状体全脱位的眼前节照相

A~D. 患者,男,32 岁,双眼先天性晶状体完全脱位(晶状体脱入玻璃体腔),双眼前房加深、对称,瞳孔区未见晶状体。

二、先天性晶状体脱位的眼前节光学相干断层扫描仪表现

眼前节光学相干断层扫描(AS-OCT)仪扫描的位置相对靠后,可以看到瞳孔区晶状体和晶状体后囊的情况。当晶状体不全脱位时,在 AS-OCT 上可以看到前房深浅不一,晶状体一般是透明的,中轴偏离原来的位置,向异常悬韧带的对侧移动,瞳孔区可看到晶状体的赤道部和稀疏拉长的晶状体悬韧带(图 7-1-3)。

当晶状体发生全脱位掉落玻璃体腔时,AS-OCT 上前房深度加深,瞳孔区看不到晶状体影;当晶状体全脱位进入前房时,AS-OCT 上可看到晶状体位于前房,与角膜内皮面之间间隔极短,甚至与内皮面紧紧贴附。

三、先天性晶状体脱位的 Scheimpflug 照相机表现

当晶状体不全脱位时,Pentacam 上常表现为前房深浅不一,晶状体中轴偏离原来的位置,出现不同程度的倾斜和偏心,瞳孔区可以看到晶状体赤道部(图 7-1-4)。

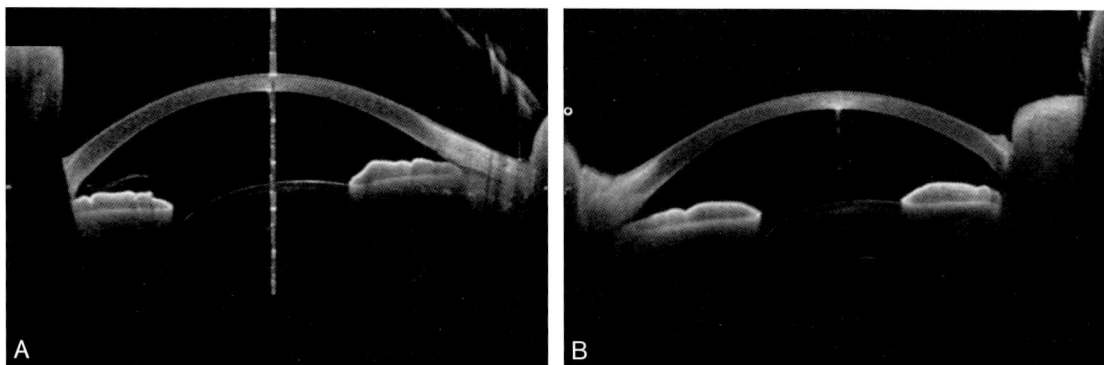

图 7-1-3   双眼先天性晶状体不全脱位的 CASIA2 检查图像
A、B. 患儿,男,7 岁,双眼先天性晶状体不全脱位,双眼前房深浅不一,晶状体透明,瞳孔区可见晶状体赤道部。

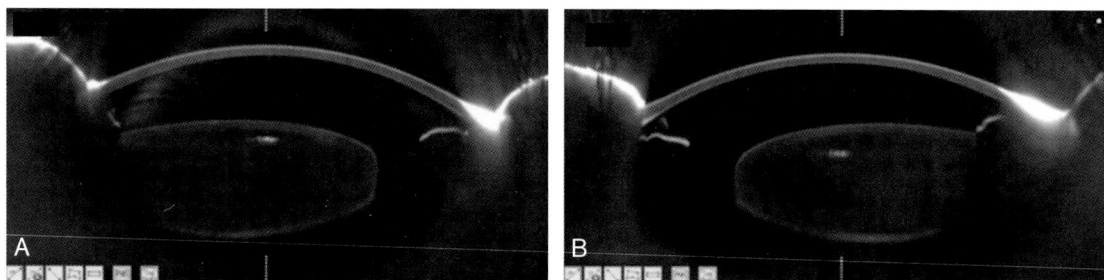

图 7-1-4   双眼先天性晶状体不全脱位的 Pentacam 检查图像
A、B. 患儿,男,7 岁,双眼先天性晶状体不全脱位,双眼前房深浅不一,晶状体透明,瞳孔区可见晶状体赤道部。

当晶状体全脱位掉落玻璃体腔时,Pentacam 图像显示前房加深,瞳孔区看不到晶状体;当晶状体全脱位进入前房时,Pentacam 上可看到晶状体位于前房,与角膜内皮面相邻甚至相贴。

四、先天性晶状体脱位的超声生物显微镜表现

超声生物显微镜(UBM)的穿透力较强,可以透过虹膜显示晶状体悬韧带的情况。当晶状体不全脱位时,在 UBM 上可以看到前房深浅不一,某些钟点位晶状体悬韧带的回声稀疏拉长或消失,有时 UBM 还可显示晶状体赤道部(图 7-1-5)。但有时 UBM 不一定能报告出晶状体悬韧带的离断,需要结合其他检查或术中小心辨认。

当晶状体全脱位掉落玻璃体腔时,UBM 表现为前房加深,悬韧带回声未见,瞳孔区无晶状体前表面回声;当晶状体全脱位进入前房时,UBM 图像可显示晶状体回声位于前房,与角膜内皮面相邻或相贴。

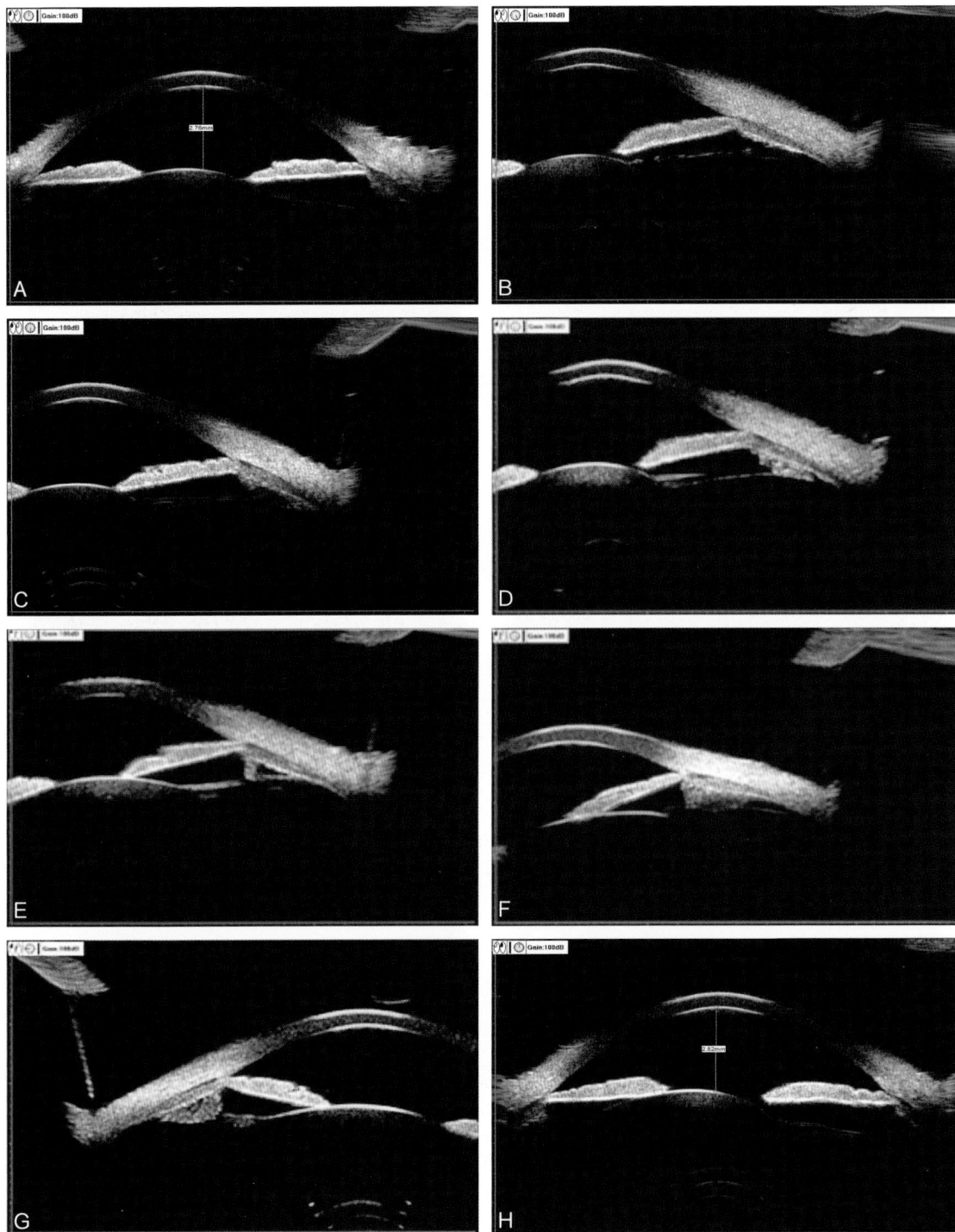

图 7-1-5　先天性晶状体不全脱位的 UBM 检查图像

A、H. 患儿,男,7岁,双眼先天性晶状体不全脱位;双眼 12:00 位前房深度加深,右眼前房深度 2.76mm,左眼 2.82mm,基本对称;B~E.右眼 5:00 至 8:00 位晶状体悬韧带回声稀疏拉长,考虑晶状体不全脱位;F、G.右眼 4:00 和 9:00 位晶状体悬韧带回声正常;

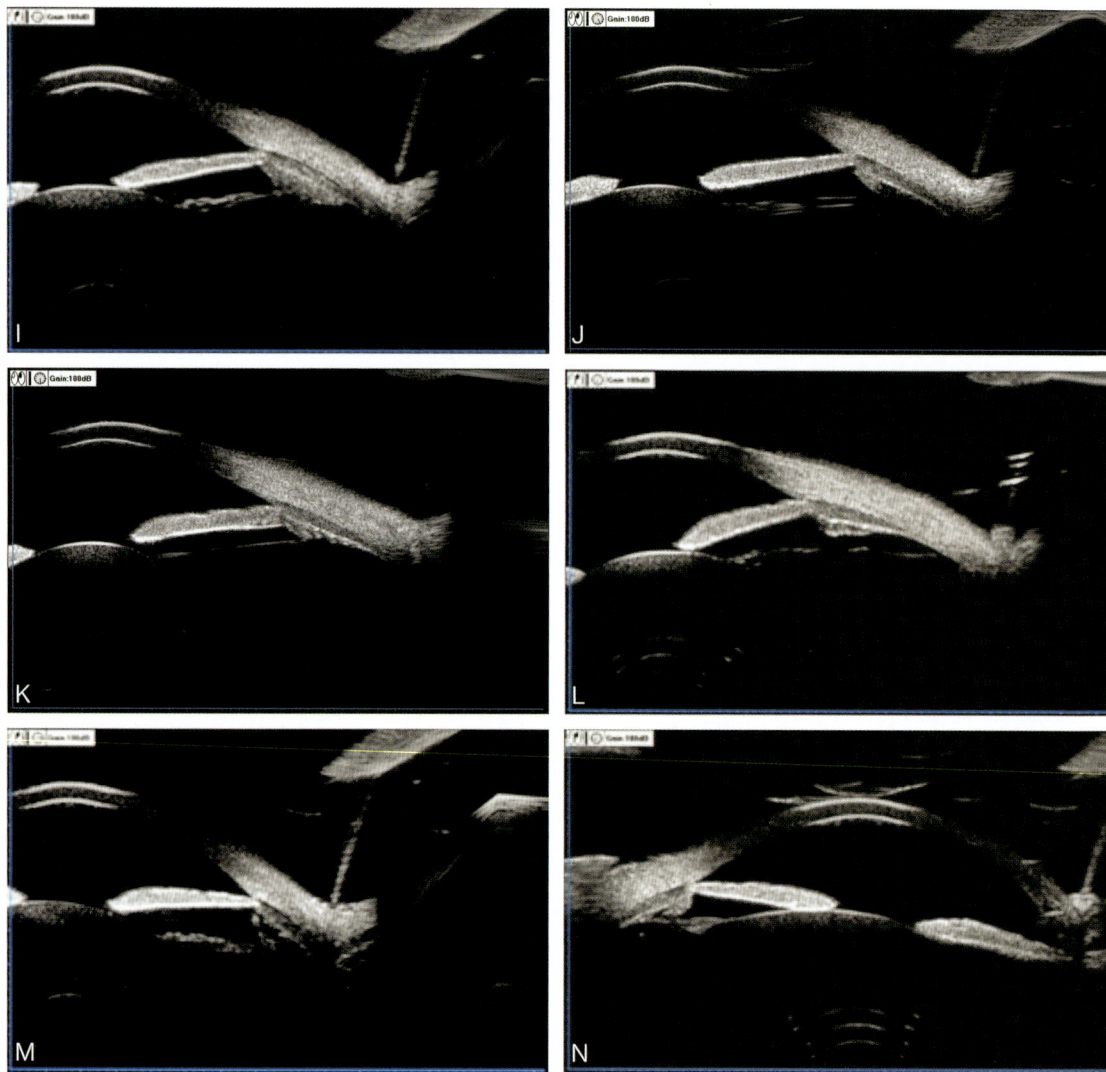

图 7-1-5（续）

I~L. 左眼 4:00 至 7:00 位晶状体悬韧带回声稀疏拉长，考虑晶状体不全脱位；M、N. 右眼 3:00 和 8:00 位晶状体悬韧带回声正常。

第二节　外伤性晶状体脱位的影像学表现

一、外伤性晶状体脱位的裂隙灯表现

不同外伤性晶状体脱位的发病机制及病变程度不同，根据晶状体脱位的程度（全脱位和不全脱位），患者裂隙灯下的表现存在显著差异。

1. 外伤性晶状体全脱位　晶状体向前脱入前房时，裂隙灯下观察，晶状体占据整个前房，赤道部边缘可见金色光环，此外，常伴角膜内皮水肿，虹膜位置可发生后移，前房加深；当

晶状体脱入玻璃体腔内时,裂隙灯下未见虹膜后正常的晶状体结构,可见虹膜震颤和/或前房内玻璃体疝;若晶状体脱出嵌在巩膜伤口,裂隙灯下可见巩膜伤口旁球结膜下局部圆形隆起,或是完全脱出眼外的晶状体等。

2. **外伤性晶状体不全脱位**　　晶状体脱位程度较轻时,即使在散瞳的情况下,也不一定能看到晶状体赤道部边缘。晶状体脱位程度较重时,晶状体悬韧带离断,裂隙灯下可见前房深浅不一,虹膜震颤,瞳孔欠圆和/或散大,瞳孔区可见晶状体赤道部边缘,晶状体向某一方向偏位,如若晶状体往后脱位,前房可伴有玻璃体疝(图 7-2-1)。

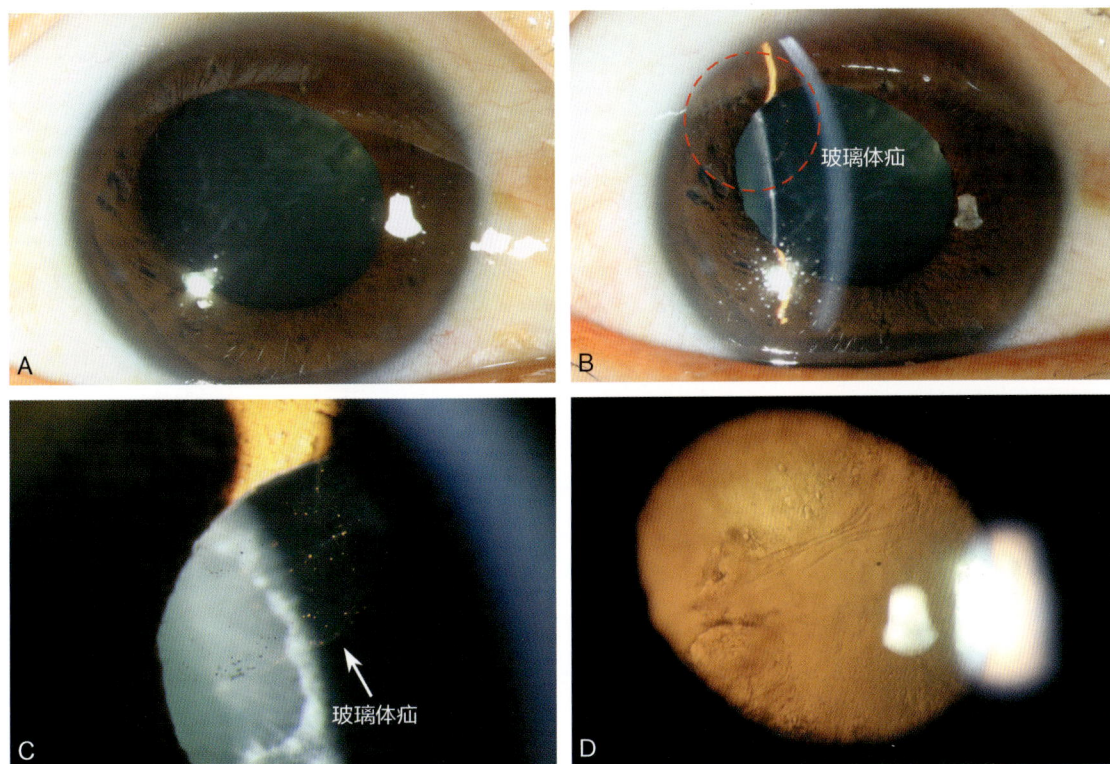

图 7-2-1　外伤性晶状体不全脱位眼前节照相

A~D. 患者,男,35 岁,右眼外伤性晶状体不完全脱位,右眼前房颞上方可见玻璃体疝,瞳孔欠圆,直径约 5mm×7mm,晶状体混浊。

除了以上晶状体位置异常,外伤性晶状体脱位往往伴有晶状体透明度的降低,合并虹膜根部离断、房角关闭、前房积血等。

二、外伤性晶状体脱位的眼前节光学相干断层扫描仪表现

开放性眼外伤的患者,不宜使用接触性 UBM 检查,为了观察晶状体的形态和位置,此时可以应用非接触的 AS-OCT 进行检查。当发生外伤性晶状体全脱位,根据脱位的位置不同,AS-OCT 表现也不同,脱位于玻璃体腔,表现为晶状体反射消失,和/或房角后退,当脱位于前

房,表现为前房内可见晶状体高反射,前房深度消失,虹膜后移。当发生外伤性晶状体不全脱位时,AS-OCT 可以表现为前房深度不均,睫状突-赤道部距离不等;伴有前房积血时,表现为前房内分布不均的点状中高反射;伴有玻璃体疝时,表现为前房虹膜与晶状体赤道部间囊样高反射等(图 7-2-2)。

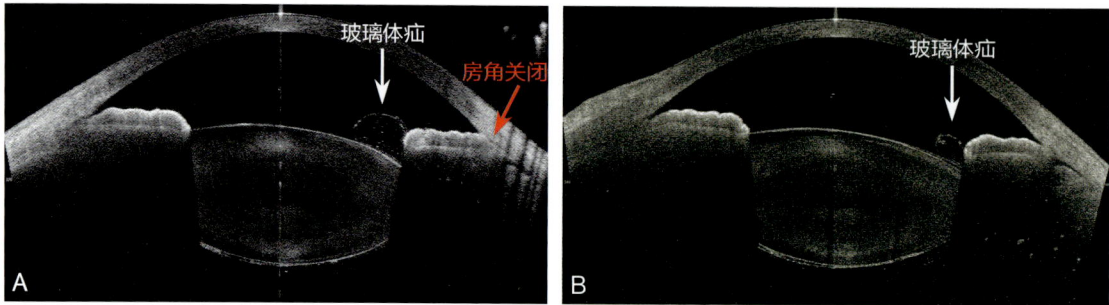

图 7-2-2   外伤性晶状体不全脱位 CASIA2 检查图像

A、B. 患者,男,35 岁,右眼外伤性晶状体不全脱位,右眼前房深浅不一,晶状体密度增高,右眼 9:00 至 10:00 位房角关闭,9:00 至 1:00 位可见前房玻璃体疝。

三、外伤性晶状体脱位的 Scheimpflug 照相机表现

晶状体脱位是眼钝挫伤常见的并发症,如果局部脱位范围比较小时,常规裂隙灯下检查很难发现。Pentacam 是一种采用 Scheimpflug 技术的眼前节三维分析诊断系统,可以利用三维立体扫描观察到晶状体的位置和密度的变化,以及脱位的范围。外伤性晶状体不全脱位在 Pentacam 上可表现为晶状体倾斜、前房深浅不均、睫状突-晶状体赤道部距离不等;外伤性晶状体全脱位于玻璃体腔或晶状体脱出于眼外时,在 Pentacam 上可见晶状体反射消失;外伤性晶状体全脱位于前房时,在 Pentacam 上可见晶状体反射位于前房,伴有前房深度消失、虹膜后移等表现(图 7-2-3)。

四、外伤性晶状体脱位的超声生物显微镜表现

外伤性晶状体脱位的 UBM 表现与其他病因所致的晶状体脱位有共同的表现。如不全脱位时,前房深浅不均、睫状突-晶状体赤道部距离不等、晶状体赤道部与睫状突之间的条状中强回声区连续性中断或消失等;或全脱位时,前房内探查到晶状体声像或不能探查到晶状体声像等。但是由于眼外伤机制及程度的不同,可伴随不同程度的相邻组织结构的异常改变。伴有前房积血时,可见前房内分布不均的点状中高回声,或是在虹膜前见片状高回声;伴有房角关闭、睫状体脱离或睫状体离断时,可见房角增宽、加深或圆钝,虹膜根部附着点后退、小梁网与虹膜的夹角增大,或可见睫状体与巩膜之间存在低回声区,或巩膜突与睫状体分离,睫状体上腔与前房沟通;伴有玻璃体疝时,在 UBM 上可以发现前房虹膜与晶状体赤道部间囊样高回声;有时还可以在 UBM 上观察到结膜充血水肿,即巩膜结构上方可见均匀不一、较巩膜回声弱的局部隆起或囊样无回声区,囊壁薄、边界清晰等(图 7-2-4)。

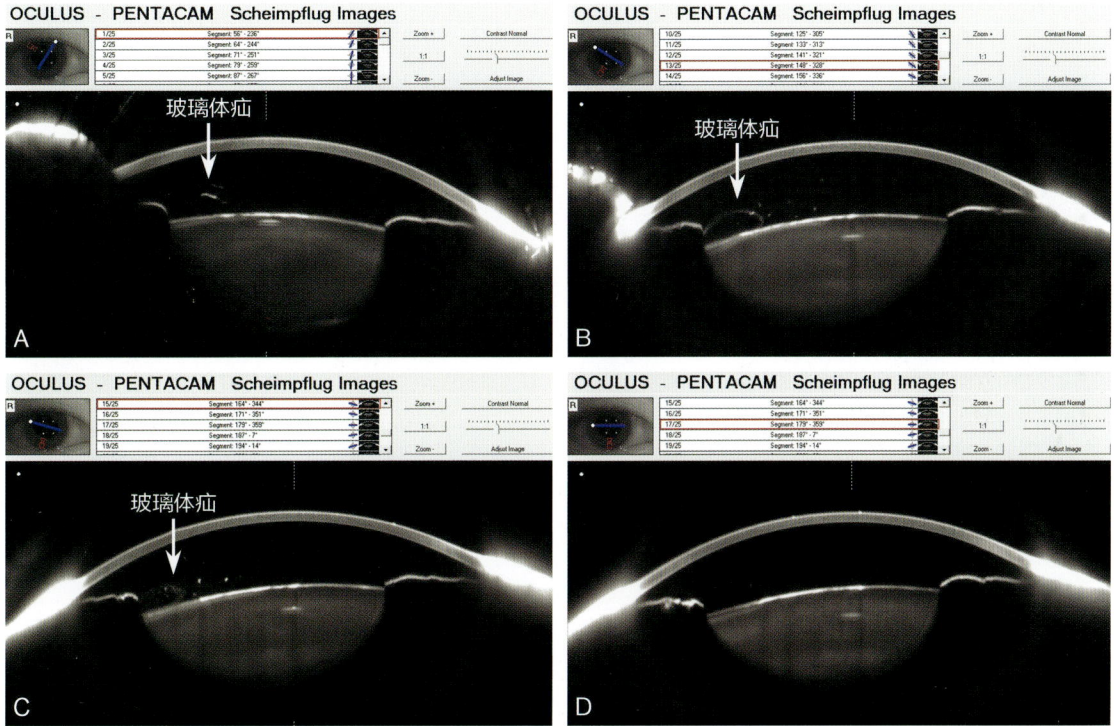

图 7-2-3　外伤性晶状体不全脱位 Pentacam 检查图像

A~D. 患者,男,35 岁,右眼外伤性晶状体不全脱位,右眼前房深浅不一,晶状体密度增高,9:00 至 1:00 位可见前房玻璃体疝。

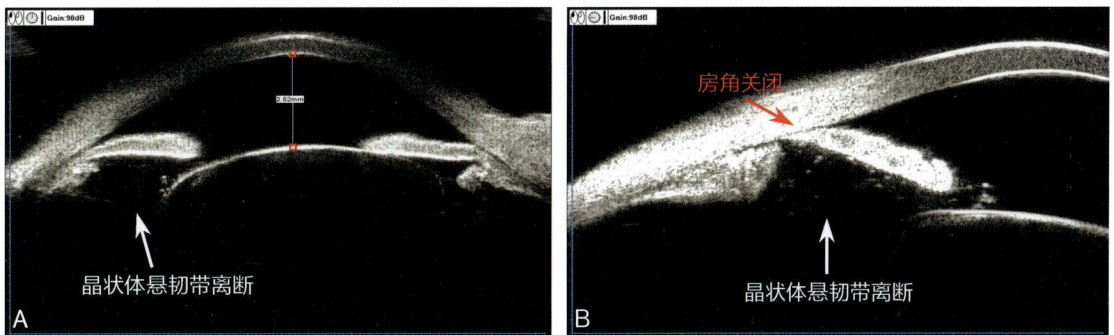

图 7-2-4　外伤性晶状体不全脱位 UBM 检查图像

患者,男,35 岁,右眼外伤性晶状体不全脱位。A. 右眼前房中央深度 2.82mm,前房深浅不一,晶状体悬韧带离断;B、C. 右眼 9:00 至 10:00 位房角关闭;

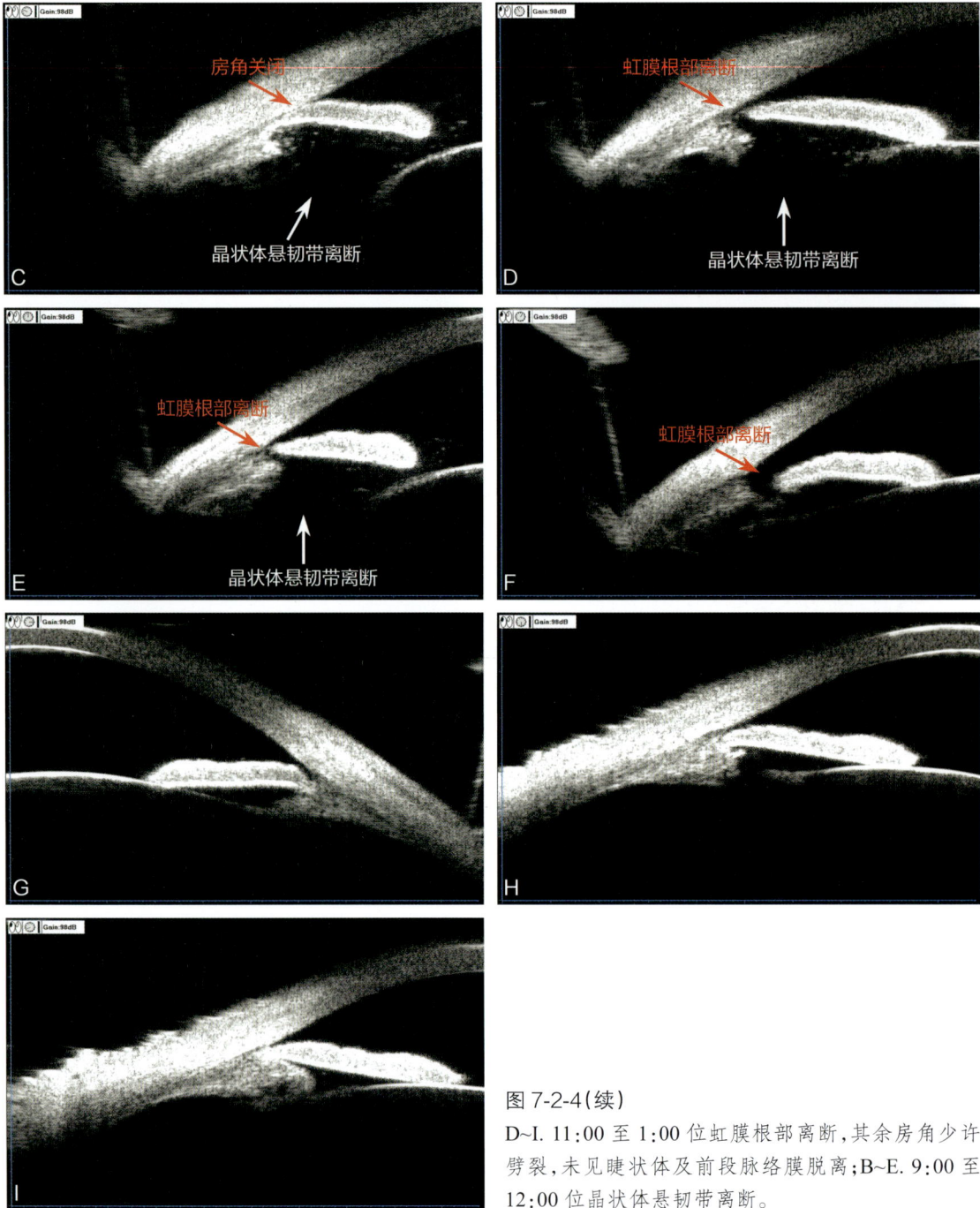

图 7-2-4（续）

D~I. 11:00 至 1:00 位虹膜根部离断,其余房角少许劈裂,未见睫状体及前段脉络膜脱离;B~E. 9:00 至 12:00 位晶状体悬韧带离断。

第三节 自发性晶状体脱位的影像学表现

一、自发性晶状体脱位的裂隙灯表现

自发性晶状体脱位主要由于眼内病变，如高度近视、葡萄膜炎等导致悬韧带变性，从而导致悬韧带力量下降，不同于外伤性晶状体脱位有明确的外伤史或悬韧带断裂，也不同于先天性晶状体脱位可合并系统性疾病及发病时间较早，自发性晶状体脱位患者通常发病较晚，并可伴有晶状体混浊的表现（图 7-3-1）。

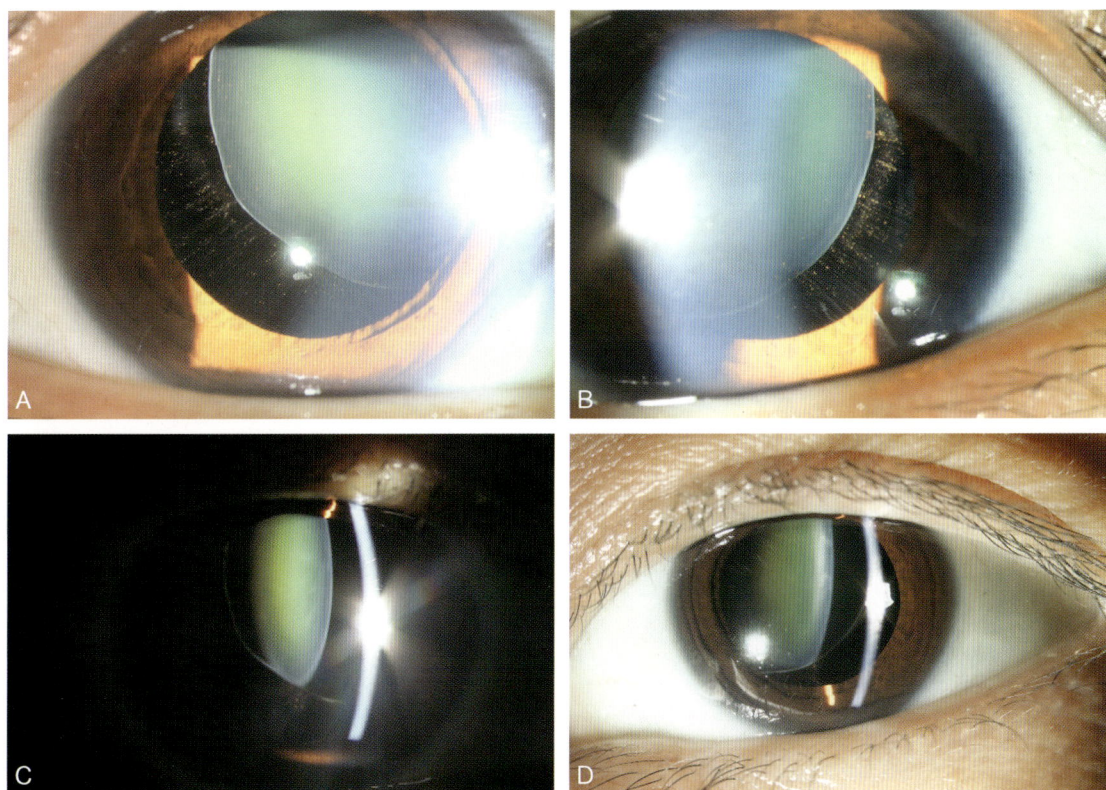

图 7-3-1 双眼自发性晶状体不全脱位的眼前节图像
患者女，43 岁，散瞳下可见双眼晶状体向鼻上方脱位，前房深浅不一，晶状体呈核性混浊，悬韧带可见色素沉着。A、C. 患者右眼；B、D. 患者左眼。

二、自发性晶状体脱位的眼前节光学相干断层扫描仪表现

自发性晶状体脱位的 AS-OCT 表现与先天性晶状体脱位类似。当晶状体不全脱位时，在 AS-OCT 上可以看到前房深浅不一，晶状体中轴偏离原来的位置，向异常悬韧带的对侧移动，瞳孔区可看到晶状体的赤道部和稀疏拉长的晶状体悬韧带。当患者年龄较大时，还可看到混浊的晶状体反射增强（图 7-3-2）。

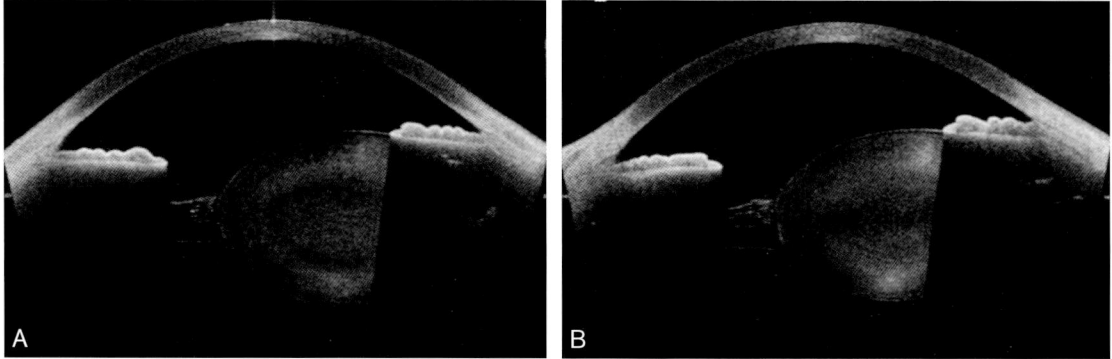

图 7-3-2　双眼自发性晶状体不全脱位 CASIA2 检查图像

A、B. 患者,女,43 岁,双眼自发性晶状体不全脱位,双眼前房深浅不一,晶状体核轻度混浊,晶状体悬韧带稀疏拉长,瞳孔区可见晶状体赤道部。

当晶状体发生全脱位掉落玻璃体腔时,AS-OCT 上前房深度加深,瞳孔区看不到晶状体影像;当晶状体全脱位进入前房时,AS-OCT 上可看到晶状体位于前房,与角膜内皮面之间间隔极短,甚至与内皮面紧紧贴附。

三、自发性晶状体脱位的 Scheimpflug 照相机表现

自发性晶状体脱位通常需要排除外伤史及先天性系统性疾病史,其病因通常为眼内炎症引起悬韧带变性,从而引起悬韧带机械性伸长,最终发生晶状体不全脱位。除了慢性葡萄膜炎可导致悬韧带变性,悬韧带机械性伸长还可见于高度近视、眼球扩张、假性剥脱综合征等。Pentacam 可在相对直观的情况下观察眼前节结构,包括晶状体前表面、晶状体前皮质、晶状体核,Pentacam 不仅可使用其内置软件分析晶状体密度,还能从 0° 至 360° 分析晶状体不全脱位的情况(图 7-3-3)。不同于先天性晶状体不全脱位患者其晶状体通常透明,也不同于外伤性晶状体不全脱位具有明确外伤史,自发性晶状体脱位通常为一个慢性悬韧带变性过程,因此,患者除发病时间较晚外,还常合并白内障的发生,因此在 Pentacam 上可见晶状体密度增加,前房深浅不一,还能判断晶状体于哪些方向发生脱位等。

四、自发性晶状体脱位的超声生物显微镜表现

当晶状体不全脱位时,在 UBM 上可以看到前房深浅不一,某些钟点位晶状体悬韧带的回声稀疏拉长或消失,有时可看到晶状体赤道部(图 7-3-4)。

当晶状体全脱位掉落玻璃体腔时,UBM 表现为前房加深,悬韧带回声未见,瞳孔区无晶状体前表面回声;当晶状体全脱位进入前房时,UBM 可见晶状体回声位于前房,与角膜内皮面相邻或相贴。

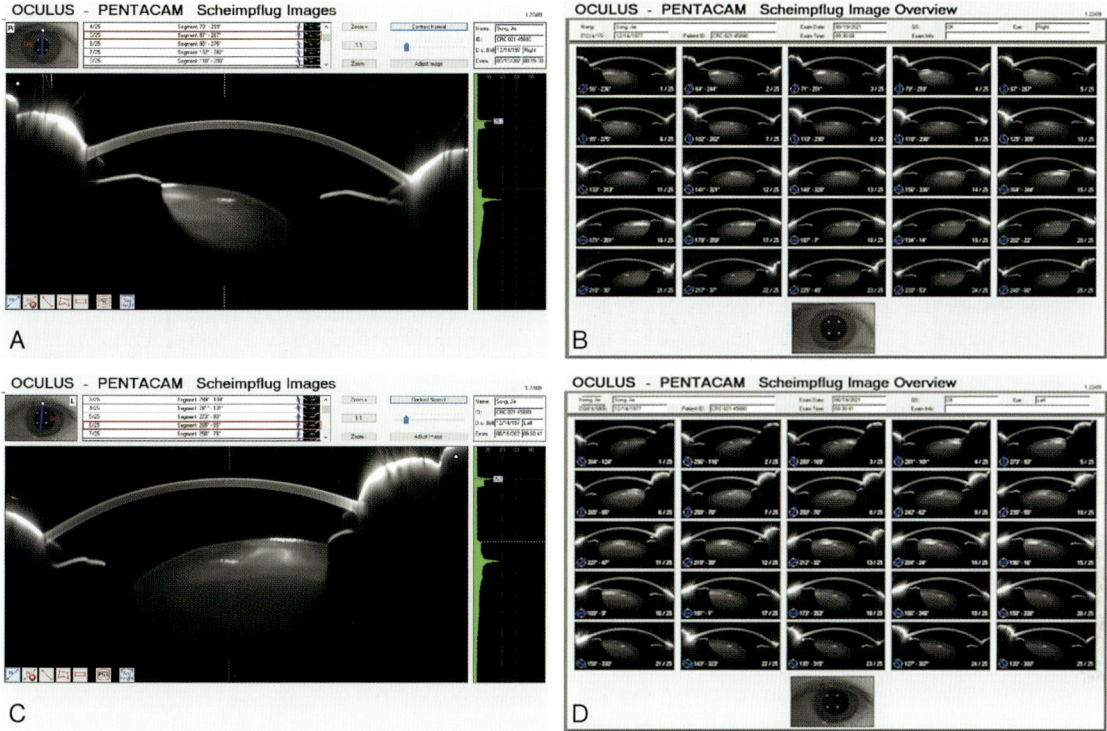

图 7-3-3　双眼自发性晶状体不全脱位 Pentacam 检查图像
Scheimpflug Images 显示患者双眼晶状体倾斜。A、B. 患者右眼;C、D. 患者左眼。

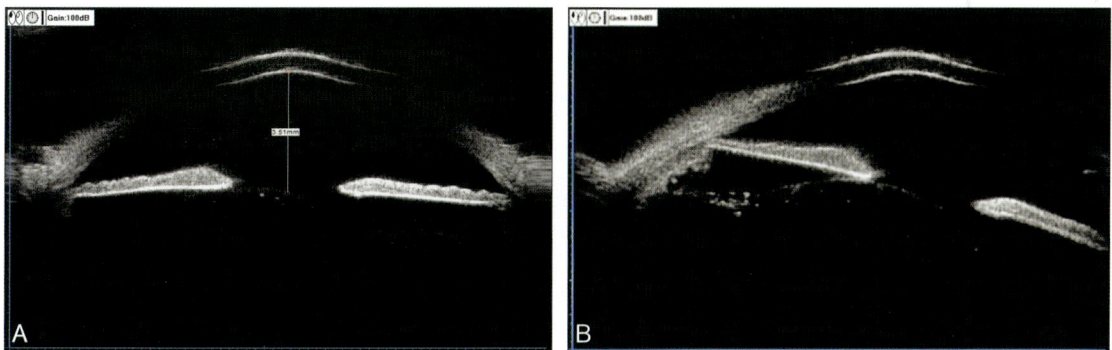

图 7-3-4　自发性晶状体不全脱位 UBM 检查图像
A、F. 患者,女,43 岁,双眼自发性晶状体不全脱位;双眼 12:00 位前房深度加深,右眼前房深度 3.51mm,左眼 3.48mm,基本对称;

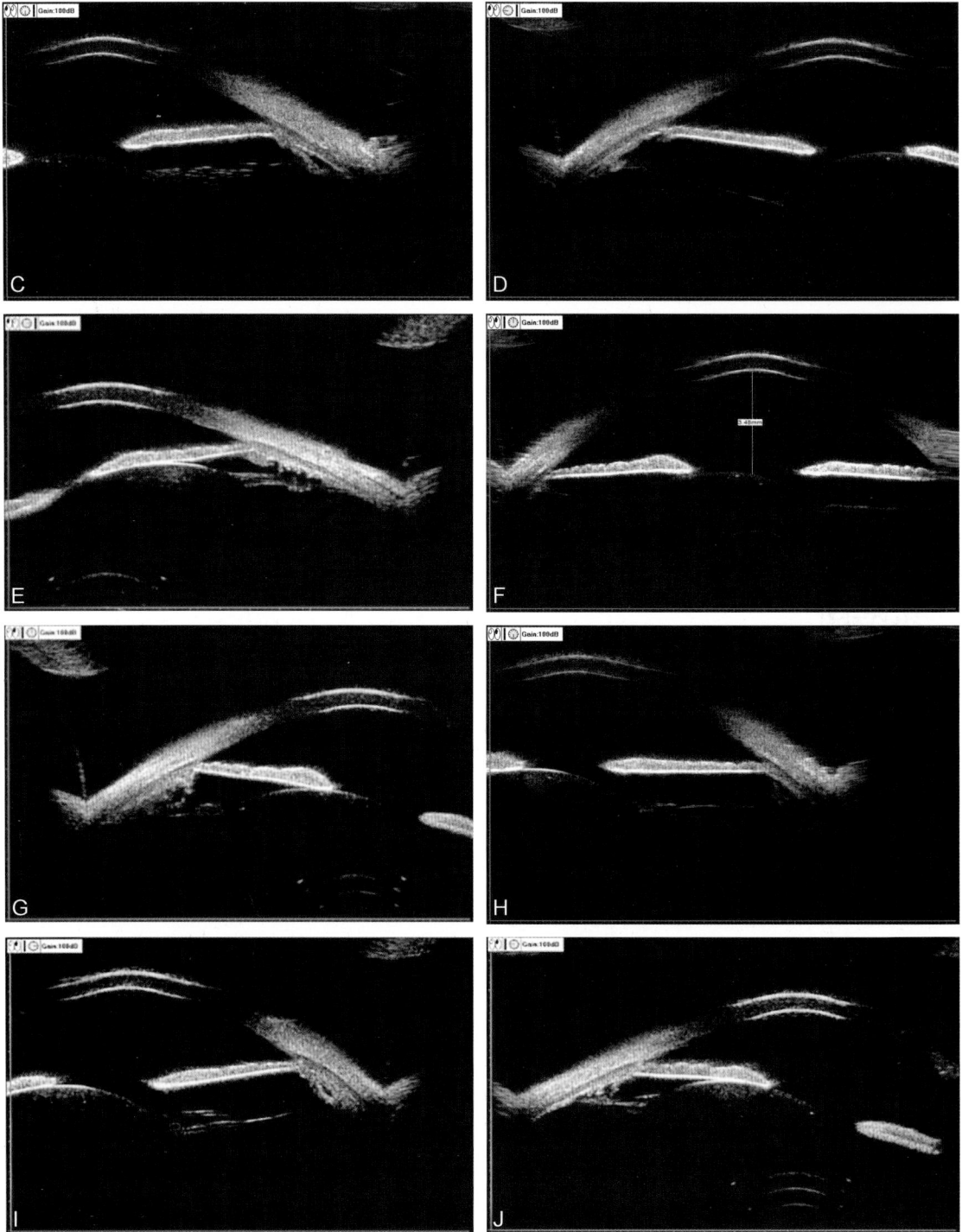

图 7-3-4(续)

B~D、G~I. 双眼上方、下方和颞侧晶状体悬韧带回声稀疏拉长,考虑晶状体不全脱位;E、J. 双眼鼻侧晶状体悬韧带回声正常。

（靳光明　晋爱霞　伍洁仪　徐超群）

参 考 文 献

［1］FUCHS J,ROSENBERG T. Congenital ectopia lentis. A Danish national survey ［J］. Acta Ophthalmol Scand,1998,76（1）:20-26.

［2］FUCHS J. Marfan syndrome and other systemic disorders with congenital ectopia lentis. A Danish national survey ［J］. Acta Paediatr,1997,86（9）:947-952.

［3］LUND A,SJONTOFT F. Congenital ectopia lentis ［J］. Acta Ophthalmol（Copenh）,1950,28（1）:33-48.

［4］ZHANG Y,JIN G,CAO Q,et al. Distribution of axial length in Chinese congenital ectopia lentis patients: A retrospective study ［J］. BMC Ophthalmol,2017,17（1）:113.

［5］ZHANG Y,JIN G,YOUNG C A,et al. Analysis of corneal astigmatism before surgery in Chinese congenital ectopia lentis patients ［J］. Curr Eye Res,2018,43（8）:972-976.

［6］YE H,LIU Z,CAO Q,et al. Characteristics of corneal higher-order aberrations in congenital ectopia lentis patients ［J］. Transl Vis Sci Technol,2021,10（9）:24.

［7］HE J,LIAN Z,CAO Q,et al. Longitudinal changes of axial length and associated factors in congenital ectopia lentis patients ［J］. J Ophthalmol,2022,2022:4032283.

［8］QI H,JIN G,ZOU M,et al. Characteristics of anterior segment in congenital ectopia lentis:An SS-OCT study ［J］. J Ophthalmol,2022,2022:6128832.

［9］YE H,LIU Z,CAO Q,et al. Evaluation of intraocular lens tilt and decentration in congenital ectopia lentis by the Pentacam Scheimpflug system ［J］. J Ophthalmol,2022,2022:7246730.

［10］CHEN T,CHEN J,JIN G,et al. Clinical ocular diagnostic model of Marfan syndrome in patients with congenital ectopia lentis by Pentacam AXL system ［J］. Transl Vis Sci Technol,2021,10（7）:3.

［11］TABATABAEI S A,SOLEIMANI M,ETESALI H,et al. Accuracy of swept-source optical coherence tomography and ultrasound biomicroscopy for evaluation of posterior lens capsule in traumatic cataract ［J］. Am J Ophthalmol,2020,216:55-58.

［12］VODAPALLI H,MURTHY S I,JALALI S,et al. Comparison of immersion ultrasonography,ultrasound biomicroscopy and anterior segment optical coherence tomography in the evaluation of traumatic phacoceles ［J］. Indian J Ophthalmol,2012,60（1）:63-65.

［13］LIU W,LI D,LIU A,et al. Pentacam-aided diagnosis of traumatic lens subluxation ［J］. J Trauma Acute Care Surg,2012,72（3）:E112.

［14］OZDAL M P,MANSOUR M,DESCHENES J. Ultrasound biomicroscopic evaluation of the traumatized eyes ［J］. Eye（Lond）,2003,17（4）:467-472.

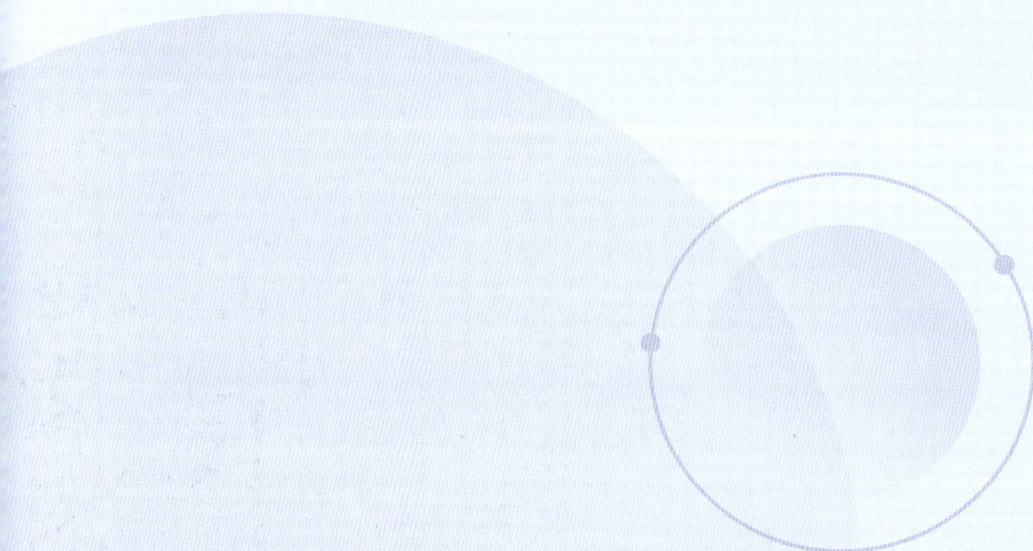

第八章

复杂晶状体疾病的影像学检查及临床表现

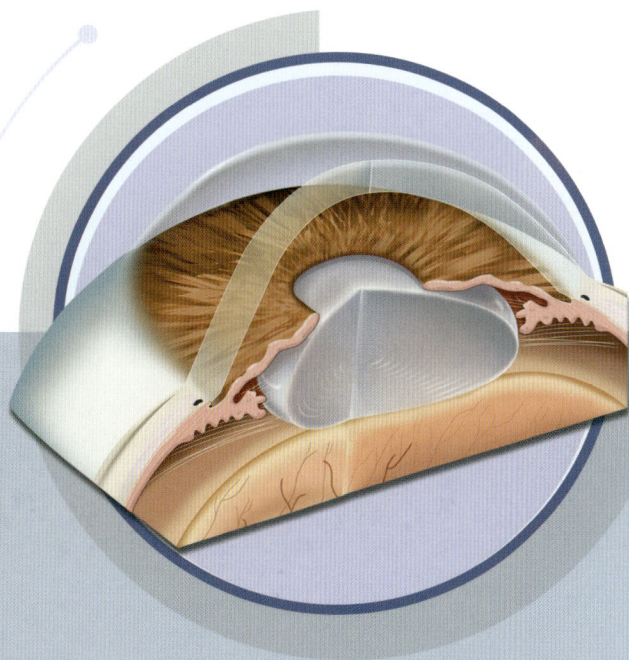

第一节　并发性白内障

一、慢性闭角型青光眼合并白内障

慢性闭角型青光眼患者随着年龄增长及长期应用抗青光眼药物往往会合并白内障的发生与进展。反过来,晶状体的膨胀,可推挤周边虹膜向前移行,使前房角变窄,影响了房水引流;同时晶状体前表面与虹膜接触面积增大,增加了生理性瞳孔阻滞,使本来狭窄的房角更趋于关闭堵塞,进而加重青光眼病情。慢性闭角型青光眼合并白内障作为疑难晶状体病的一种,影像学检查对该类患者的诊疗具有重要的价值,笔者拟通过眼前节照相、UBM、AS-OCT 等影像学检查对慢性闭角型青光眼合并白内障患者的特点进行剖析。

【病例特点】

患者男性,69 岁。

【主诉】

双眼无痛性渐进性视力下降 2 年余。

【查体】

视力:右眼(OD)0.25,左眼(OS)0.32;非接触眼压计(NCT)测量:OD 29mmHg,OS 33mmHg。

【既往史】

5 年前诊为双眼闭角型青光眼,局部降眼压药物治疗;2 年前诊为"右眼黄斑前膜",未予特殊处理。

【诊疗过程】

裂隙灯下检查,双眼角膜、前房、瞳孔、虹膜基本正常;晶状体呈核性混浊;中央前房 2CT,周边前房<1/4CT;眼底窥不清(图 8-1-1)。

患者青光眼合并白内障的诊断毋庸置疑,但患者目前的病情如何? 是原发性青光眼还是继发性青光眼? 需要采取何种干预? 上述问题仍需通过进一步检查来明确。

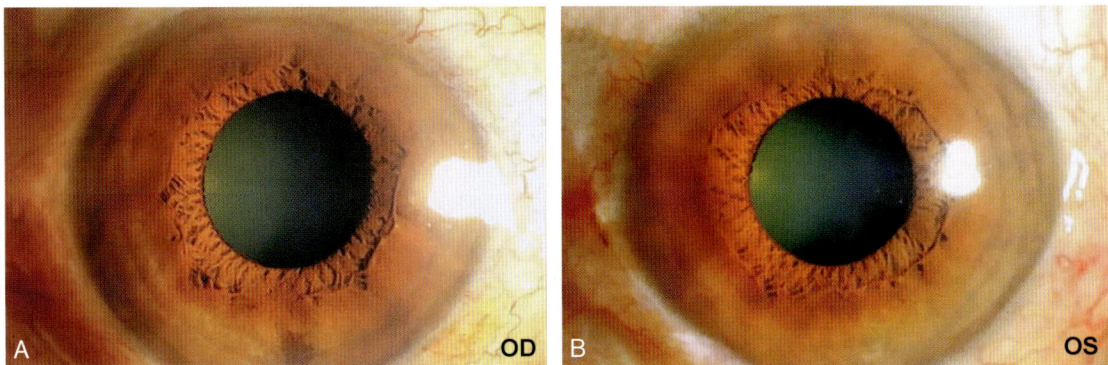

图 8-1-1　双眼裂隙灯照相

A、B. 双眼外观无异常;

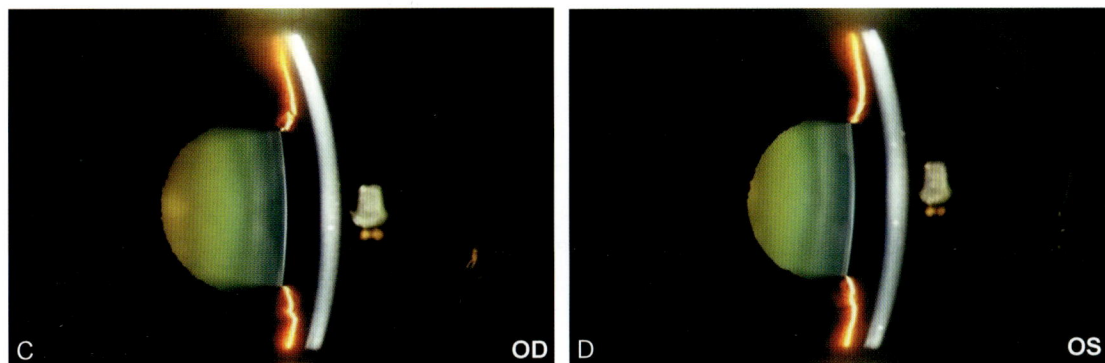

图 8-1-1（续）
C、D. 双眼中央前房 2CT，周边前房<1/4CT。

　　UBM 检查结果如下：可见双眼前房深度对称；右眼约 1/2 房角关闭，余房角狭窄，全周悬韧带回声可见；左眼约 3/4 房角关闭，余房角狭窄，全周悬韧带回声可见（图 8-1-2）。

　　视野检查显示：双眼呈典型青光眼视野缺损，符合右眼中期，左眼晚期的视功能改变（图 8-1-3）。

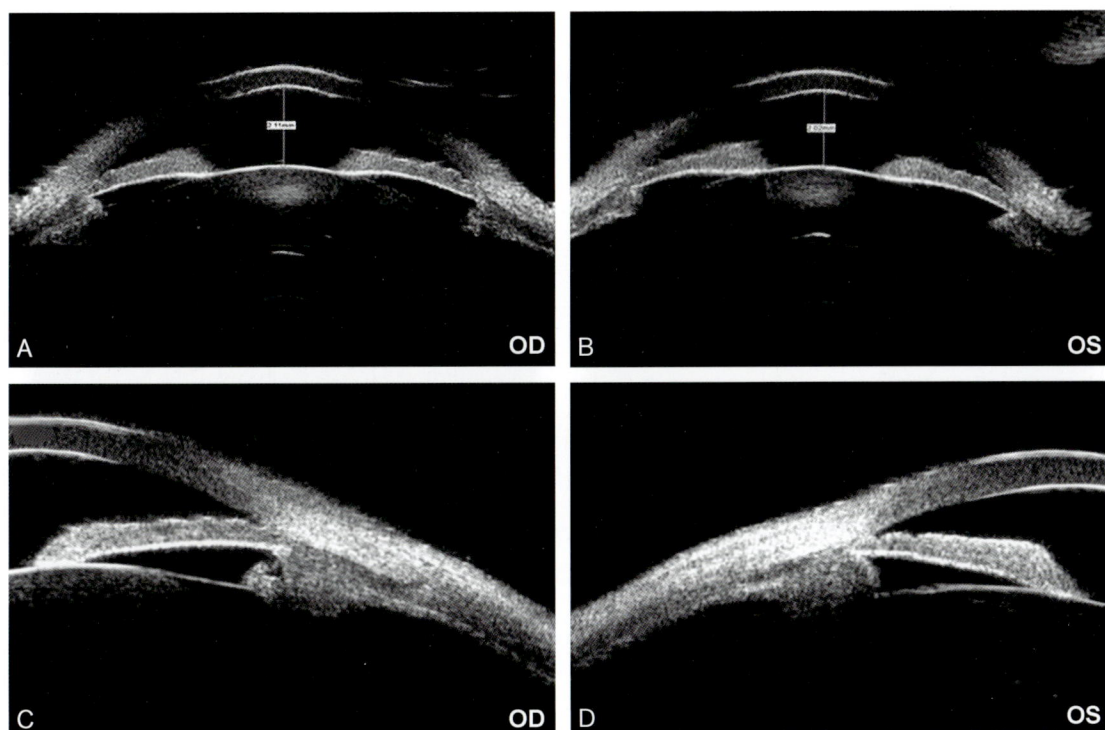

图 8-1-2　UBM 检查双眼前房深度及房角情况
双眼前房深度对称。A、C. 右眼约 1/2 房角关闭，余房角狭窄，全周悬韧带回声可见；B、D. 左眼约 3/4 房角关闭，余房角狭窄，全周悬韧带回声可见。

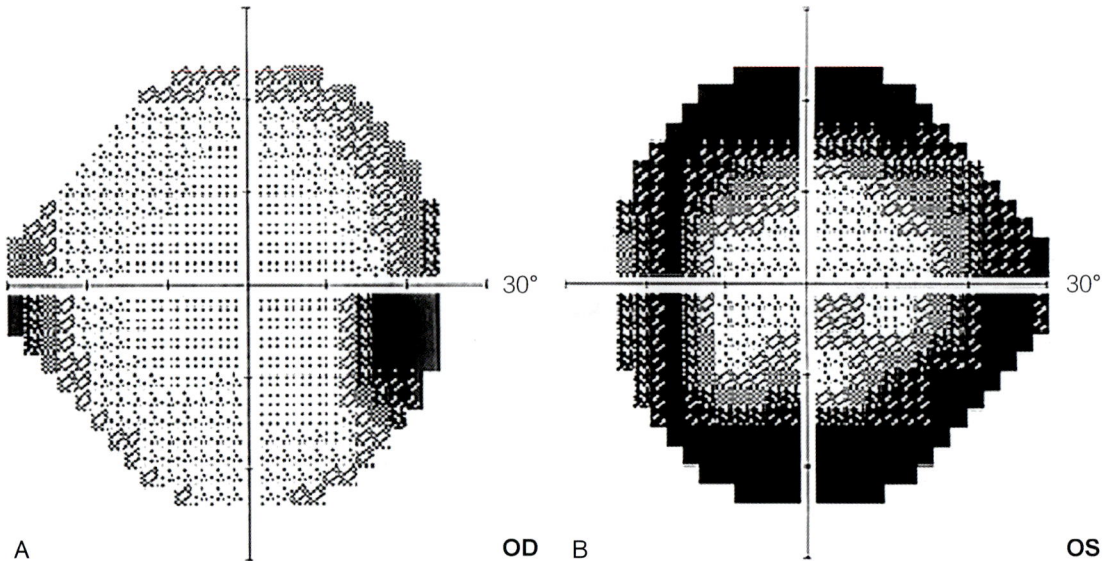

图 8-1-3　双眼视野检查

A. 右眼呈现鼻侧阶梯损害表现；B. 左眼呈现管状视野损害表现。

后节 OCT 查可见：双眼神经纤维层厚度显著变薄，双眼视盘杯盘比（C/D）增大，右眼 0.81~0.84（横径 0.84，垂直径 0.81），左眼 0.75~0.97（横径 0.97，垂直径 0.75）（图 8-1-4）。

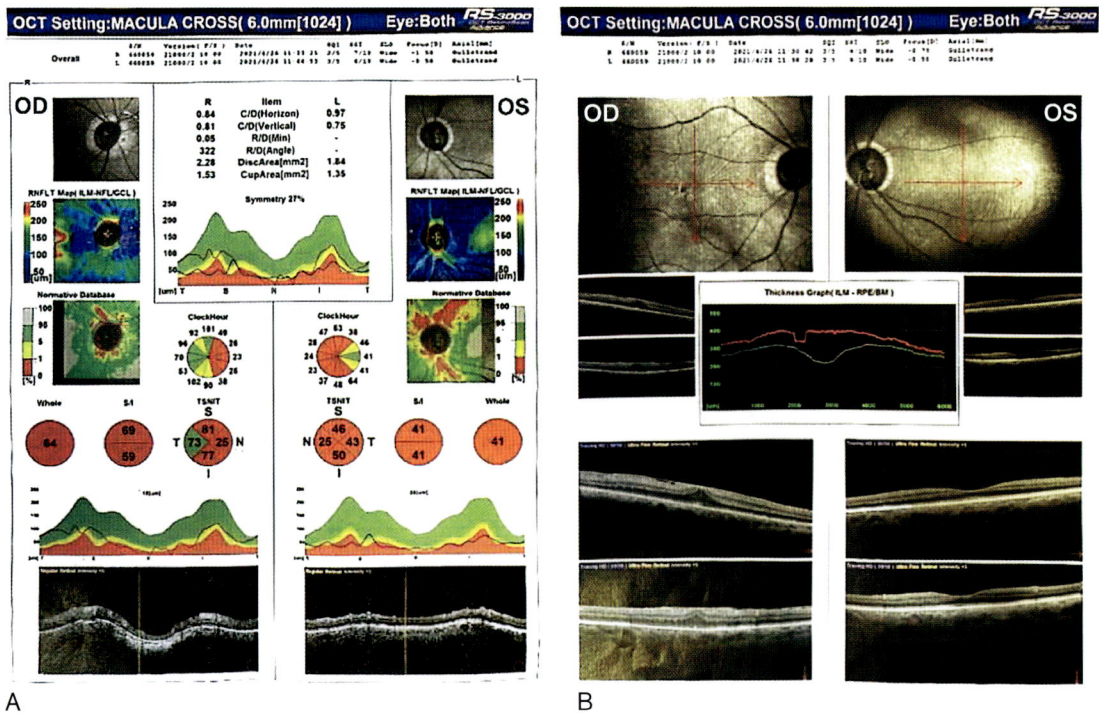

图 8-1-4　双眼后节 OCT 检查

A. 双眼神经纤维层厚度显著变薄，双眼视盘杯盘比（C/D）右眼 0.81~0.84（横径 0.84，垂直径 0.81），左眼 0.75~0.97（横径 0.97，垂直径 0.75）；B. 右眼可见黄斑前膜。

　　患者的青光眼诊断及分期借助上述检查已经基本明确,患者的晶状体混浊情况如何?借助 AS-OCT 的检查我们可以进一步明确患者晶状体核密度的改变,从而对其诊疗提供更翔实的证据。AS-OCT 检查示患者双眼晶状体厚度增加,皮质及核中等程度混浊(图 8-1-5)。

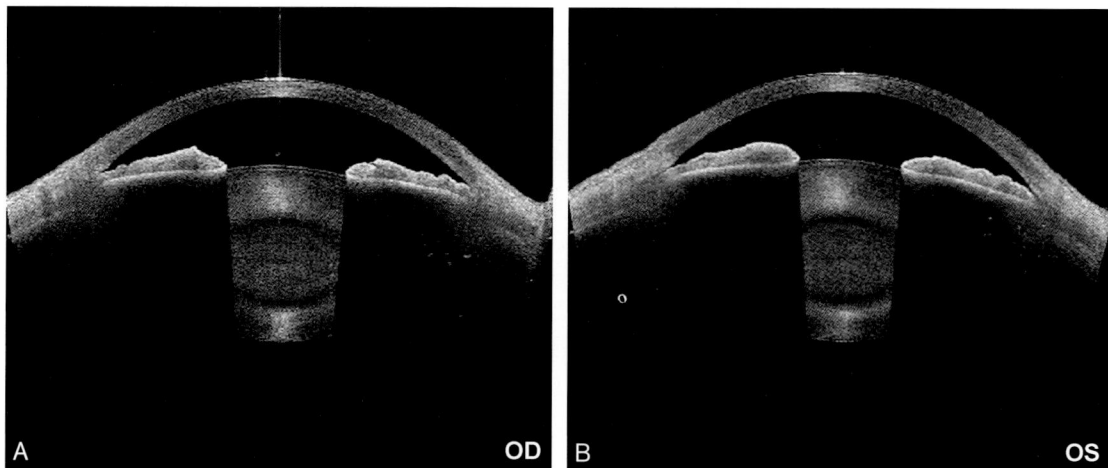

图 8-1-5　双眼 CASIA2 检查
A. 右眼晶状体厚度 5.29mm;B. 左眼晶状体厚度 5.31mm。双眼晶状体皮质及核中等程度混浊,左眼稍重。

　　根据患者的上述检查结果:眼前节照相及 AS-OCT 示患者晶状体混浊;UBM 检查示双眼前房深度对称,房角关闭;后节 OCT 显示双眼神经纤维层厚度显著变薄,双眼视盘杯盘比增大;视野检查示患者存在符合青光眼改变的视野缺损,因此,我们对患者作出以下诊断。

　　【诊断】

　　①双眼老年性核性白内障;②原发性慢性闭角型青光眼(右眼中期,左眼晚期);③右眼黄斑前膜。

　　【处理意见】

　　右眼行"白内障超声乳化摘除+人工晶状体植入+前房角分离术";左眼行"白内障超声乳化摘除+人工晶状体植入+复合式小梁切除术"。

　　【病例启示】

　　1. 白内障与青光眼可互为因果,互相影响;借助 UBM、AS-OCT 等影像学手段对评估两者的相互关系及制订患者的诊疗方案具有重要价值。

　　2. 合并青光眼的白内障术后患者预后视力不佳,因此需要通过充分检查进行预后的预判并与患者充分沟通,解释预后视力不佳的原因。

　　3. 合并青光眼的白内障患者术中易出现浅前房风险,应注意完善术前检查,术前可预防性使用甘露醇浓缩玻璃体,术中可根据病情进行房角分离手术或青白联合手术。

(刘臻臻　梁　晨　张　彧)

二、抗青光眼术后并发白内障

小梁切除术是目前青光眼手术治疗中应用最广泛的术式之一,而白内障是小梁切除术后晚期最常见的并发症,特别是在年龄低于 50 岁的年轻人中,发生影响视力的白内障的比例可达 24%。其可能原因是滤过手术改变了房水的动力学,影响了晶状体的营养、代谢,从而加速了白内障的进展。白内障手术可能会影响滤过手术的效果,术前通过影像学对患者滤过泡功能等情况进行评估,对预测术后视力恢复、眼压控制情况有着重要的临床意义。

【病例特点】

患者女性,49 岁。

【主诉】

左眼视力下降半年余。

【现病史】

半年余前行左眼小梁切除术,后左眼视力逐渐下降,无眼红眼痛不适,定期门诊复查眼压控制可。

【既往病史】

有双眼青光眼病史,右眼失明多年,曾行双眼周边虹膜切除术、双眼小梁切除术。否认系统疾病史、外伤史、家族史、过敏史。

【诊疗过程】

视力:OD 无光感,OS 0.1,矫正无提高;NCT:OD 45mmHg,OS 13mmHg。

右眼:结膜无充血,上方滤过泡中低隆起,角膜透明,中央前房深度约 4CT,周边前房深度 1/4CT,12:00 位虹膜周切口通畅,瞳孔圆,晶状体混浊。

左眼:结膜无充血,上方滤过泡低隆起,角膜透明,中央前房深度约 4CT,周边前房深度 1/4CT,10:00、12:00、2:00 位虹膜周切口通畅,瞳孔缘全周虹膜后粘连,瞳孔大小约 2mm×2mm,晶状体混浊(图 8-1-6)。

双眼眼底检查窥不清,B 超提示双眼玻璃体混浊。

该患者既往有青光眼病史,右眼已无光感,左眼半年前曾行小梁切除术,现左眼晶状体混浊明显,影响视力,有行白内障手术指征。既往病例报道,白内障手术可能会影响滤过泡的降眼压功能,特别是术前眼压高、白内障手术和抗青光眼手术相隔时间短的患者。为进一步预测患者术后视力及眼压波动的风险,术前需对滤过泡的形态及滤过功能进行评估。

目前评估小梁切除术后滤过泡形态及

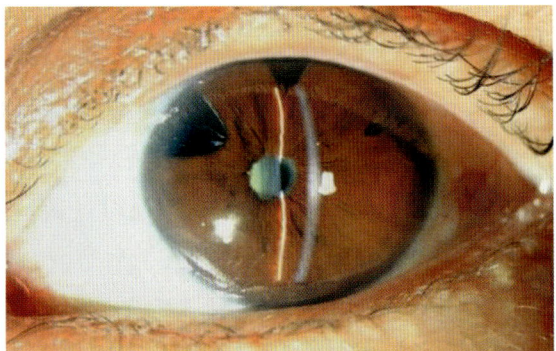

图 8-1-6　左眼裂隙灯前节照相(低倍数)

左眼角膜透明,中央前房深度约 4CT,周边前房深度约 1/4CT,10:00、12:00、2:00 位虹膜周切口通畅,瞳孔缘全周虹膜后粘连,瞳孔大小约 2mm×2mm,晶状体混浊。

功能的方法中,较简单和常用的是裂隙灯检查和前节照相,临床上常用的观察指标包括:滤过泡隆起高度、弥散度、壁厚度,以及滤过泡中央和周边血管分布。图 8-1-7 为患者左眼上方滤过泡的高倍数前节照相,可见滤过泡低隆起,稍弥散,大小约 2 个钟点,泡壁无明显变薄,滤过泡中央及周边可见少量细小的结膜血管,无明显充血、渗漏、包裹。

考虑患者为独眼患者,为更谨慎地评估左眼白内障术后滤过泡失败的风险,我们对患者进行了进一步的影像学检查。

超声生物显微镜(UBM)检查其信号穿透性好,可观察小梁切除术后滤过泡内、巩膜瓣下的情况,帮助评估滤过泡功能。图 8-1-8 为左眼 12:00 方位 UBM 轴位扫描图像,提示滤过泡内低回声声像,可见巩膜瓣下通道及内口、虹膜周切口通畅。

除了传统的 UBM 检查,新型的前节 OCT 也可用于评估滤过泡功能,其分辨率更高,图像更清晰,而且非接触的检查方法可避免因接触所导致的滤过泡形态改变,同时也减少了术后感染风险,可用于术后早期观察。图 8-1-9 为患者左眼前节 OCT

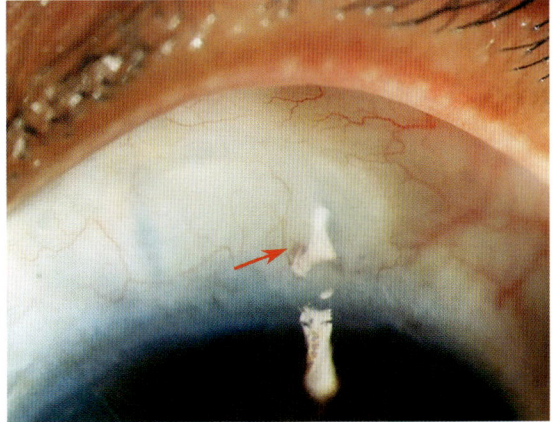

图 8-1-7 左眼裂隙灯前节照相(高倍数)
左眼上方滤过泡低隆起,稍弥散,大小约 2 个钟点,壁无明显变薄,中央及周边见少量细小的结膜血管。

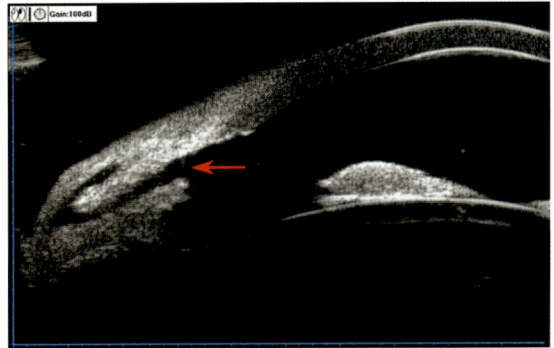

图 8-1-8 左眼 12:00 方位 UBM 图像
可见滤过泡低隆起,滤过泡内见低回声声像,巩膜瓣(SF)下通道通畅,内口开放,虹膜周切口(PI)通畅。

(CASIA2)图像,如图所示,患者左眼滤过泡中低隆起,壁稍增厚,可见巩膜瓣下通道通畅,内口开放。既往研究表明,滤过泡壁增厚提示其滤过功能良好。而失败的滤过泡可表现为滤过泡高度低、结膜-上层巩膜与巩膜贴合、巩膜瓣与巩膜床贴合、内口阻塞等特征。

由上述检查结果可以判断,患者左眼小梁切除术后滤过泡功能良好,眼压控制情况稳定,晶状体混浊。对该患者,我们作出以下诊断。

【诊断】
①双眼并发性白内障;②双眼抗青光眼术后眼压控制;③右眼盲。

【处理意见】
该患者可考虑行左眼白内障手术。既往研究发现,小梁切除术后早期,角膜曲率、前房深度及眼轴都可能发生改变,而术后 1 年趋于稳定,所以建议小梁切除术后 1 年再行白内障手术。另外,在低眼压(低于 8mmHg)的患者中,接触式 A 超测量的眼轴结果会偏短,故建议使用非接触式眼球生物测量方法。图 8-1-10 为患者左眼 IOLMaster 700 的测量结果(图

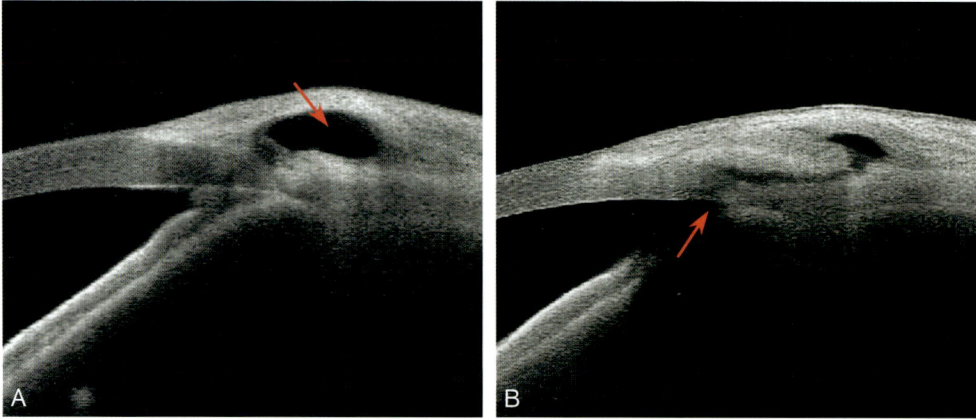

图 8-1-9　左眼上方前节 OCT（CASIA2）图像

A. 示滤过泡中低隆起，壁稍增厚；B. 示巩膜瓣（SF）下通道通畅，内口开放，虹膜周切口通畅。

图 8-1-10　左眼生物学测量和人工晶状体度数计算

A. IOLMaster 700 测量结果；B. Barrett Universal Ⅱ 公式计算结果。

8-1-10A）和 Barrett Universal Ⅱ公式计算结果（图 8-1-10B）。根据患者生活习惯及看近需求，与患者沟通后拟预留 –3.00D 近视，故选择术中植入+20.0D 人工晶状体。结果提示左眼眼轴 24.91mm，前房深度为 3.13mm，晶状体厚度为 4.78mm。

【病例启示】

1. 青光眼滤过性手术术后发生并发性白内障的可能性大，特别是年轻、术后炎症反应重的患者。

2. 影像学检查可帮助评估术前患者滤过泡功能，对于术前滤过泡功能良好的患者，术后也须定期检测眼压。非接触的影像学检查，如前节 OCT，可用于术后早期评估。

3. 小梁切除术后早期患者眼球生物参数波动较大，影响人工晶状体度数计算，建议术后 1 年各指标稳定后再行手术，尽量减少术后屈光误差。

（梁　晨　靳光明　张　彧）

三、角膜内皮营养不良合并白内障

Fuchs 角膜内皮营养不良（Fuchs endothelial corneal dystrophy，FECD）以进行性角膜内皮细胞丢失和后弹力层增厚伴滴状赘疣沉积为特征，是最常见的行角膜移植手术的病因。患者早期无症状，多在行内眼手术如白内障手术之后，因术中损伤角膜内皮细胞导致术后角膜水肿，出现明显视力下降。另外，部分患者在 50~60 岁因为角膜混浊出现症状时，常同时合并老年性白内障。所以，白内障术前通过影像学对角膜形态及功能进行全面评估，对判断患者的视力预后及预测是否须联合行角膜移植术，都有重要的临床意义。

【病例特点】

患者女性，68 岁。

【主诉】

左眼无痛性视力下降 3 年。

【现病史】

无明显诱因自觉左眼视力下降，无眼红、眼痛等不适。

【既往病史】

2 年前因"右眼老年性白内障"于外院行"白内障超声乳化摘除（Phaco）+IOL 植入术"，术后诉视物不见，伴眼痛、畏光、流泪，诊断为"右眼角膜内皮失代偿"，于 2020 年 1 月 16 日行右眼穿透性角膜移植术。否认系统疾病史、外伤史、家族史、过敏史。

【诊疗过程】

视力：OD 0.12，OS 0.5，双眼视力矫正无提高；NCT：OD 15mmHg，OS 13mmHg。裂隙灯检查见图 8-1-11（右眼）、图 8-1-12（左眼）。

右眼：结膜轻充血，角膜植片在位、透明，

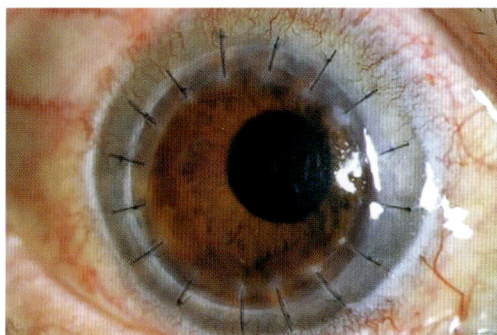

图 8-1-11　右眼裂隙灯前节照相

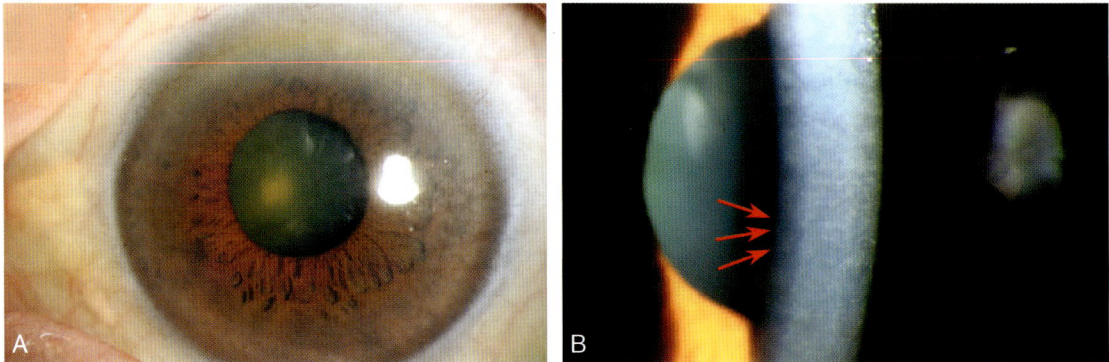

图 8-1-12 左眼裂隙灯前节照相
A.低倍镜下角膜尚透明;B.高倍镜下角膜中央呈金箔样反光。

缝线在位,前房深,虹膜纹理清,瞳孔 3mm×3mm,IOL 在位。

左眼:低倍镜下角膜尚透明,高倍镜下见角膜内皮呈金箔样反光,位于角膜中央,中央前房深度约 2CT,周边前房深度约 1/3CT,虹膜纹理清,瞳孔 3mm×3mm,晶状体混浊。

双眼眼底窥不清,B 超提示双眼后节未见异常。

该患者中年发病,无典型的角膜囊泡样改变,不符合常在幼年发病的后部多形性角膜内皮营养不良。患者双眼发病,无虹膜病变,基本可排除虹膜角膜内皮(ICE)综合征。左眼角膜金箔样反光位于角膜中央,可与位于角膜背下方的色素性 KP 相鉴别。该患者考虑为双眼 Fuchs 角膜内皮营养不良(FECD)可能性大,为进一步明确诊断,以及在术前更好地评估角膜内皮形态及功能,进行了以下眼前节的相关检查。

左眼角膜内皮镜显微镜检查见图 8-1-13,角膜内皮细胞形态不规则,大小不一,有病理性暗区,部分细胞内可见黑色暗点。在组织病理学上,Fuchs 角膜内皮营养不良中细胞外基质赘生物在后弹力层和内皮层之间形成滴状小体,可吸收光线形成黑点。患者左眼角膜内皮细胞密度为 818 个/mm^2,变异系数 27%,六边形细胞占 55%。正常人的角膜内皮细胞密度会随着年龄增长而减少,既往临床上通常认为,当角膜内皮细胞密度低于 2 000 个/mm^2 时,术后发生角膜内皮失代偿的风险增大,当少于 400~500 个/mm^2 时,提示可能发生大泡性角膜病变。但近来临床研究发现,即使内皮细胞密度很低,其功能也可能处于正常范围,患者在内眼术后仍可获得较好的视力恢复。而细胞大小变异系数(CV)和细胞多形性即六边形细胞比例,可作为更敏感的指标。对于大于 60 岁的患者,CV 的正常范围为 25%~30%,>35% 时提示异常;六边形细胞比例的正常范围为 60%~70%,<50% 时提示异常。该患者内皮细胞密度明显降低,六边形细胞比例偏低,角膜厚度稍厚。

左眼角膜地形图见图 8-1-14:瞳孔中央角膜厚度为 590μm,前房深度 2.23mm,偏浅,角膜散光改变,最薄点高度在参考范围内,厚度图呈同心同圆分布,中央角膜最薄点厚度为 580μm。研究表明,当术前角膜厚度大于 640μm 时,建议可行白内障手术联合角膜移植手术,从而获得更好的视力恢复。而对于没有明显角膜水肿的患者,有研究提出,角膜地形图可帮助预测白内障手术后需行角膜移植术的风险。当角膜地形图中出现特征性的角膜最薄

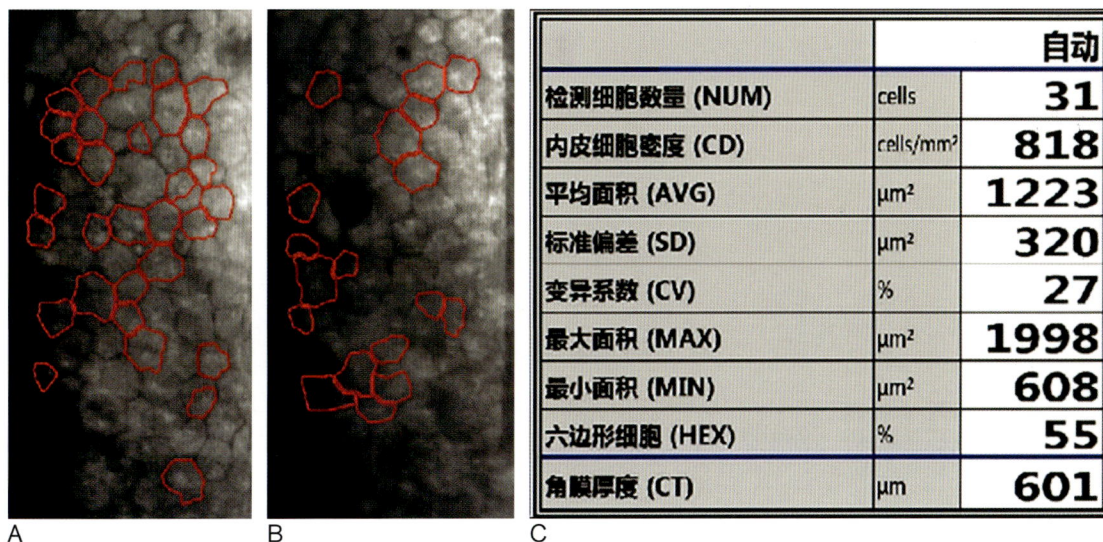

图 8-1-13　左眼角膜内皮镜检查结果

A、B. 显微镜示内皮细胞形态不规则，大小不一，有病理性暗区，部分细胞内可见暗点；C. 内皮细胞密度（CD）为 818 个/mm²，变异系数（CV）27%，六边形细胞比例为 55%，角膜厚度 601μm。

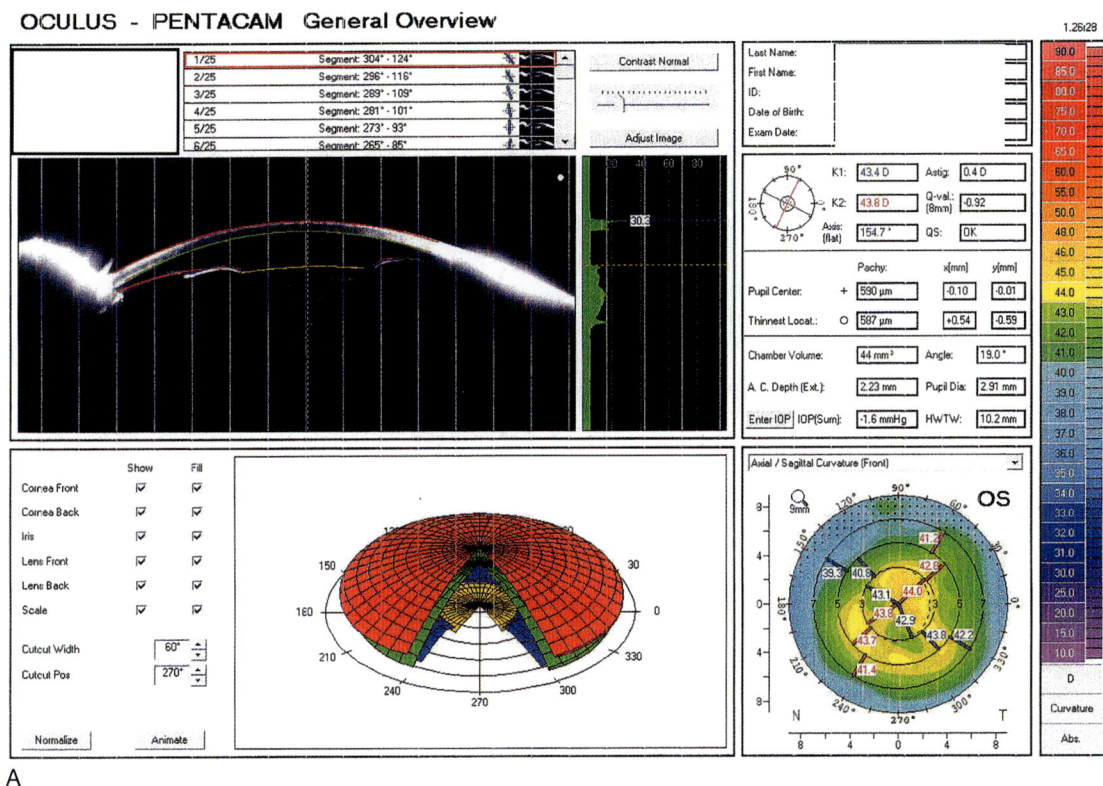

图 8-1-14　左眼 Pentacam 角膜地形图结果

A. 总览图；

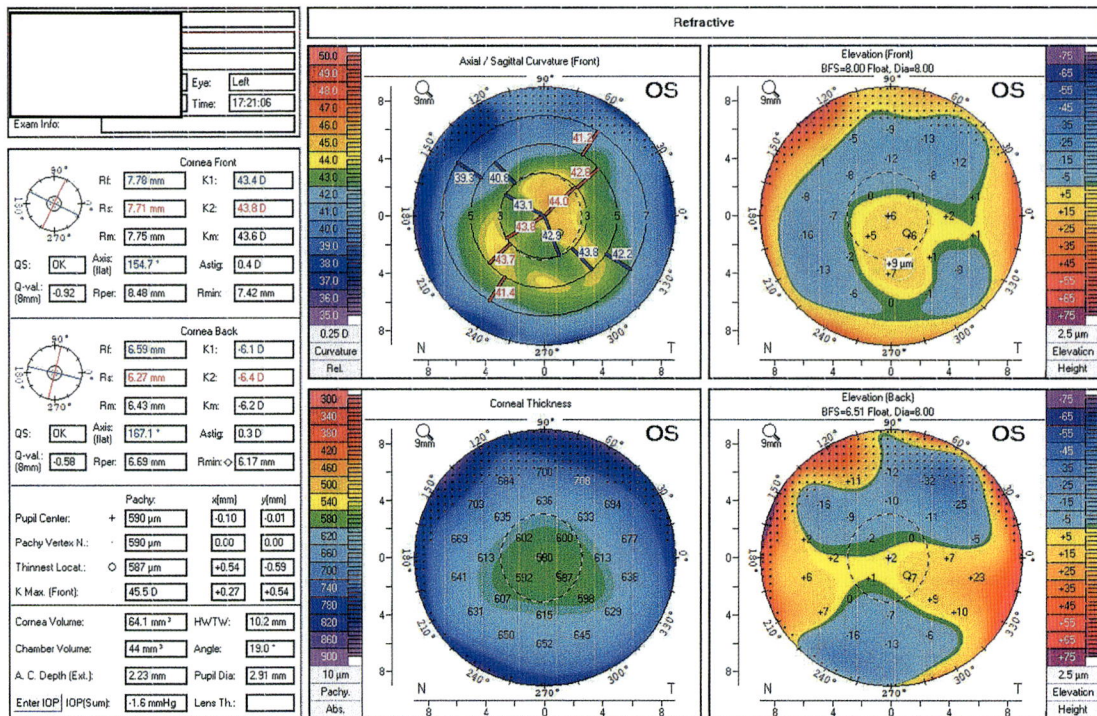

图 8-1-14（续）

B. 屈光四联图。

点移位、圆形等厚线丧失及角膜表面的局部压陷时,提示患者白内障术后需行角膜移植术的风险更高。此患者角膜厚度为 590μm,无明显角膜地形图特征性改变,可以判断,患者白内障术后需行角膜移植术可能性较低,可考虑行单纯白内障手术,无须联合角膜移植术。

左眼前节 OCT CASIA2 检查见图 8-1-15,左眼角膜未见明显水肿增厚,内皮层稍粗糙,欠完整光滑,晶状体皮质及核见中高反射,提示晶状体混浊。此患者未有明显的角膜混浊,前节 OCT 可对混浊的晶状体形成清晰成像,同时帮助测量晶状体相关生物参数及分析其倾斜、偏心情况。

根据上述检查结果:角膜内皮镜检查提示左眼角膜内皮形态、数量异常,Pentacam 提示左眼角膜厚度正常,前节 OCT 提示左眼前房偏浅,晶状体混浊。结合患者病史及临床表现,对该患者我们作出以下诊断。

【诊断】

①双眼 Fuchs 角膜内皮营养不良;②左眼老年性白内障;③右眼穿透性角膜移植术后;④右眼人工晶状体眼。

【处理意见】

可考虑行左眼白内障手术,术中注意使用黏弹剂、降低能量、小心操作保护角膜,术后密切观察角膜情况。

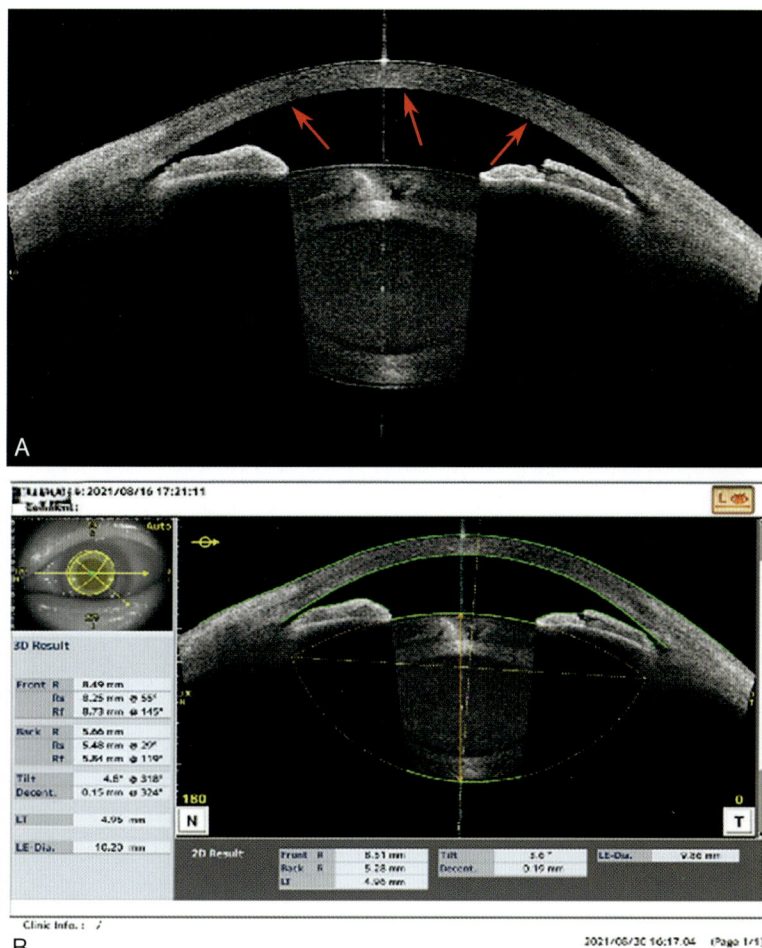

图 8-1-15 左眼角膜前节 OCT（CASIA2）图像

A. 角膜内皮层稍粗糙,晶状体皮质及核见中高反射;B. 晶状体生物参数分析:晶状体前表面曲率半径 8.49mm,后表面曲率半径 5.66mm,晶状体厚度 4.96mm,晶状体直径 10.20mm。

【病例启示】

1. 白内障术前对角膜的形态功能评估非常重要,有助于术者判断患者术后出现角膜功能失代偿的风险,术前应跟患者进行充分沟通,术中应采取相应措施减少对角膜内皮的损伤,术后应密切观察。

2. 影像学检查可帮助对患者术后是否需需行角膜移植术进行预测。

3. 对于术前角膜内皮功能差的患者,术中注意保护角膜、减低能量、小心操作减少术中并发症发生。术后应密切观察角膜情况,对可能出现的角膜病变及早发现尽早处理。

（梁 晨 靳光明 张 彧）

四、白内障合并假性剥脱综合征

假性剥脱综合征（pseudoexfoliation syndrome，PEX）是一种与年龄相关的全身性细胞外基质疾病。目前，全球患病人数 6 千万~7 千万人，患病率随年龄增长而增加，且呈现出显著的地理差异，如埃塞俄比亚与印度的患病率分别为 13.2% 与 22.1%，而日本与尼日利亚患病率为 1.5%。赖氨酰氧化酶样 1（LOXL1）中的单核苷酸多态性已被确认是 PEX 的主要危险因素。PEX 通常为双眼非对称性发病，早期无明显症状；主要体征为灰白色的剥脱物质逐渐聚积、附着于瞳孔缘、睫状体上皮、小梁网与晶状体前囊表面。典型的病例散瞳后可见剥脱物在晶状体前表面呈三区带分布：剥脱物呈圆盘状沉积于瞳孔区（盘状区）；颗粒状剥脱物环形沉积于周边区（周边带）；两个区域的中间带无剥脱物沉积（透明带）。PEX 继发的青光眼多为开角型青光眼，与剥脱物质和/或色素阻塞小梁网、房水流出阻力增加有关。

国内流行病学调查显示，行白内障手术的患者中约 0.4% 合并 PEX，这类患者常合并晶状体悬韧带异常、小瞳孔，手术难度大，术中易出现悬韧带离断、后囊破裂甚至晶状体核坠入玻璃体腔等并发症。因此，这类患者行白内障摘除联合人工晶状体植入术极具挑战性，术前影像学检查对于指导术中操作、降低相关并发症风险具有重要意义。

【病例特点】

患者女性，82 岁。

【主诉】

左眼无痛性渐进性视力下降 1 年余。

【查体】

视力：OD 0.8，OS 0.6；NCT：OD 14mmHg，OS 20.3mmHg。

【既往史、家族史】

无特殊。

【诊疗过程】

裂隙灯下检查，右眼角膜透明，前房轴深 3CT，周边前房 1/3CT，瞳孔、虹膜未见明显异常，晶状体皮质轻度混浊，杯盘比 0.3，视网膜平伏；左眼角膜透明，前房轴深 3CT，周边前房 1/3CT，瞳孔、虹膜未见明显异常，晶状体皮质轻度混浊，晶状体前囊的瞳孔区与周边部均可见灰白色小片状剥脱物碎屑沉积，杯盘比 0.7，视网膜平伏。左眼眼前节裂隙灯照相见图 8-1-16。

借助前节 OCT 的检查（图 8-1-17），可以进一步明确患者晶状体混浊部位以及生物学参数（厚度、直径、倾斜与偏心）。

该患者左眼杯盘比增大，眼压为临界值，进一步完善房角镜与 OCT 检查（图 8-1-18）。房角镜下示左眼全周房角开放，可见多量色素沉积；OCT 示左眼神经纤维层弥漫变薄。

对于 PEX 者，需要进行 UBM 检查评估房角与晶状体悬韧带的情况，该患者左眼全周房角开放，全周晶状体悬韧带回声可见（图 8-1-19）。

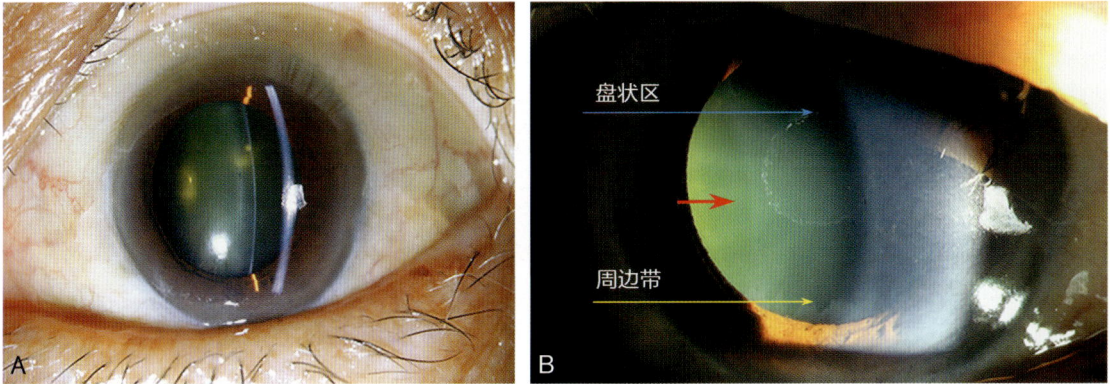

图 8-1-16　左眼眼前节裂隙灯照相

A、B. 散瞳后可见灰白色剥脱物沉积于晶状体前囊,形成典型的盘状区(蓝色箭头)、透明带(红色箭头)与周边带(黄色箭头)。

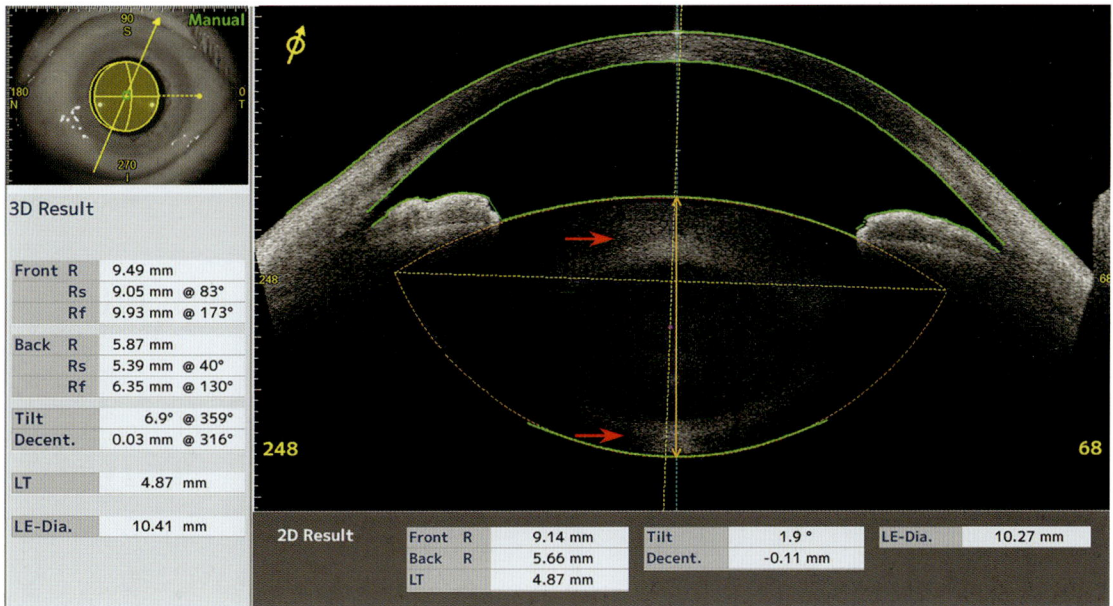

图 8-1-17　左眼 CASIA2 检查及分析界面

红色箭头示晶状体皮质密度增高;晶状体生物学参数,Tilt(晶状体倾斜)6.9°,Decent(晶状体偏心)0.03mm,LT(晶状体厚度)4.87mm。

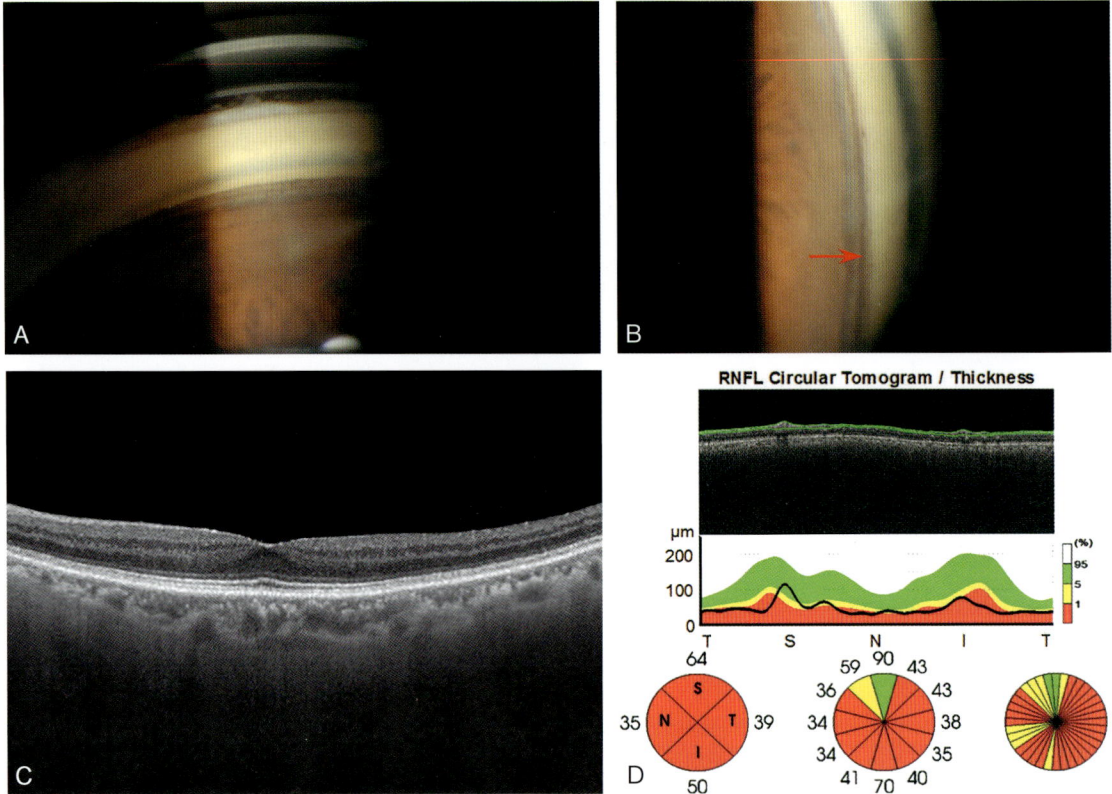

图 8-1-18　左眼房角镜与 OCT 检查

A. 上方房角；B. 颞侧房角，红色箭头示较多色素堆积于房角；C. 示黄斑中心凹；D. 视盘周围神经纤维层厚度分布图，可见视网膜神经纤维层弥漫变薄。

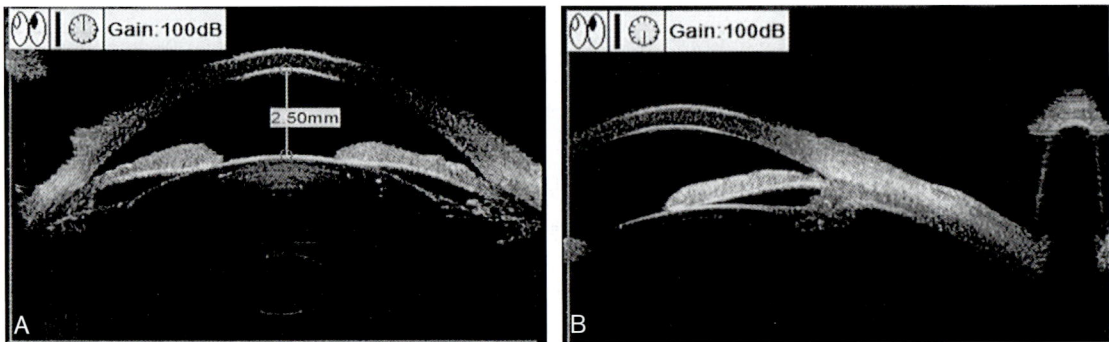

图 8-1-19　左眼 UBM 检查

A. 左眼 UBM 垂直轴位全景图，示角膜无明显水肿增厚，中央前房深度为 2.50mm，晶状体悬韧带回声可见；B~D. 为左眼 6：00、3：00、9：00 方位矢状切面放大图像，示全周房角开放。

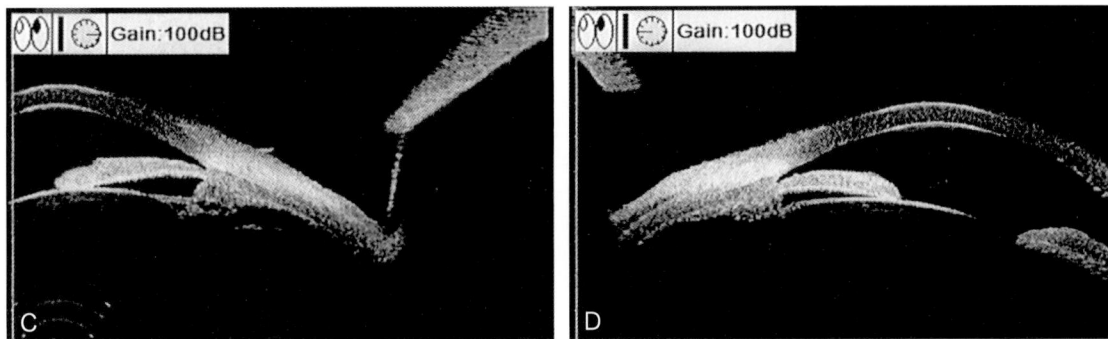

图 8-1-19(续)

根据上述检查结果,我们可以对患者作出以下诊断。

【诊断】

①左眼假性剥脱综合征;②双眼老年性白内障;③左眼青光眼待排。

【处理意见】

白内障暂无须行手术治疗,青光眼科进一步检查。

【病例启示】

PEX 患者常合并白内障、开角型青光眼,且可伴晶状体悬韧带等异常。临床上遇到这类患者时,需要结合房角镜、UBM、OCT 等检查综合评估患者晶状体混浊程度、晶状体悬韧带情况、房角与眼底功能,以指导诊疗方案的制订。

(张佳晴 谈旭华 罗莉霞)

五、视网膜色素变性并发性白内障

视网膜色素变性(retinitis pigmentosa,RP)是一种遗传性视网膜病变,其遗传方式包括常染色体隐性或显性遗传、X 连锁遗传、双基因遗传、线粒体遗传,也存在散发病例。根据患者是否有明确的病因,RP 可分为原发性 RP 与继发性 RP;根据患者是否合并全身其他症状可分为单纯型 RP 与综合征型 RP。目前全世界超过了 150 万名患者受累,患病率约为1∶4 000。该病主要累及视网膜感光细胞与色素上皮细胞,以夜盲伴进行性视野缺损为主要症状。典型的 RP 眼底常表现为视盘蜡黄、视网膜血管变细、骨细胞样色素沉着。

白内障是 RP 最常见的眼前节并发症,一般发生于病程中期,常见形态为后囊下或前囊下混浊。患者主要表现为眩光、视力进行性下降,严重影响患者的生活质量。既往研究证明,白内障手术能提高大多数 RP 患者的视力,并显著改善患者的主观症状。然而,RP 并发白内障患者常常合并房角、悬韧带等其他结构异常,白内障术中可能需要联合房角分离、张力环植入等操作。此外,这些患者术后可能因为后囊混浊、囊袋皱缩综合征、黄斑囊样水肿、人工晶状体脱位等并发症再次影响视力,需要长期跟踪随访。因此,白内障术前对 RP 患者进行详细的检查和评估,有助于指导手术设计,判断患者视力预后,辅助治疗决策。本文拟通过眼前节照相、AS-OCT、UBM 等影像学检查对该类患者的特点进行剖析。

【病例特点】

患者男性,57 岁。

【主诉】

双眼无痛性渐进性视力下降 1 年余。

【查体】

视力:OD 手动(HM)/20cm,OS HM/20cm;NCT:OD 16mmHg,OS 19mmHg。

【既往史】

夜间视力差 10 余年。

【家族史】

父亲双眼视力差(具体不详)。

【诊疗过程】

裂隙灯下检查,双眼角膜透明,前房轴深 2.5CT,周边前房<1/4CT,瞳孔、虹膜基本正常;晶状体呈前囊下与后囊下混浊;视网膜平伏,可见散在色素沉着。双眼眼前节裂隙灯照相结果见图 8-1-20,眼底照相见图 8-1-21。

借助前节 OCT 的检查(图 8-1-22),可以进一步明确患者晶状体混浊部位以及生物学参数(厚度、直径、倾斜与偏心)。

对于 RP 并发性白内障患者,需要进行 UBM 检查评估悬韧带的情况,因为患者前房浅,可同时判断房角是否关闭。图 8-1-23 示该患者 UBM 检查结果:右眼前房中央深度 1.79mm,鼻侧房角关闭,其余房角狭窄;左眼前房中央深度 1.70mm,颞侧房角狭窄,其余房角关闭;双眼全周晶状体悬韧带回声可见,未见睫状体及前节脉络膜脱离声像。ERG 是评估 RP 患者白内障术后视功能的重要检查,图 8-1-24 示患者双眼 ERG 呈熄灭型,提示预后不佳。

根据上述检查结果,我们可以对患者作出以下诊断。

【诊断】

①双眼并发性白内障;②双眼视网膜色素变性;③双眼房角关闭。

【处理意见】

双眼拟行"白内障超声乳化摘除+人工晶状体植入术+房角分离术"。

此外,术前进行视网膜功能的相关检查可辅助判断白内障术后视力预后。该患者双眼视网膜电图示视杆、视锥细胞反应缺失;双眼视网膜视力检查为光感,均提示该患者白内障术后视力改善有限,应充分与患者沟通视力预后与相关风险。

【病例启示】

1. RP 并发性白内障患者多表现为后囊下性或前囊下性晶状体混浊,借助 AS-OCT 等影像学检查可清晰观察晶状体局部密度改变。

2. UBM 检查能评估 RP 患者晶状体悬韧带以及房角情况,对于制订诊疗方案具有重要指导价值。

3. RP 患者术前可通过视网膜电图、视网膜视力等检查评估术后视力,指导诊疗决策。

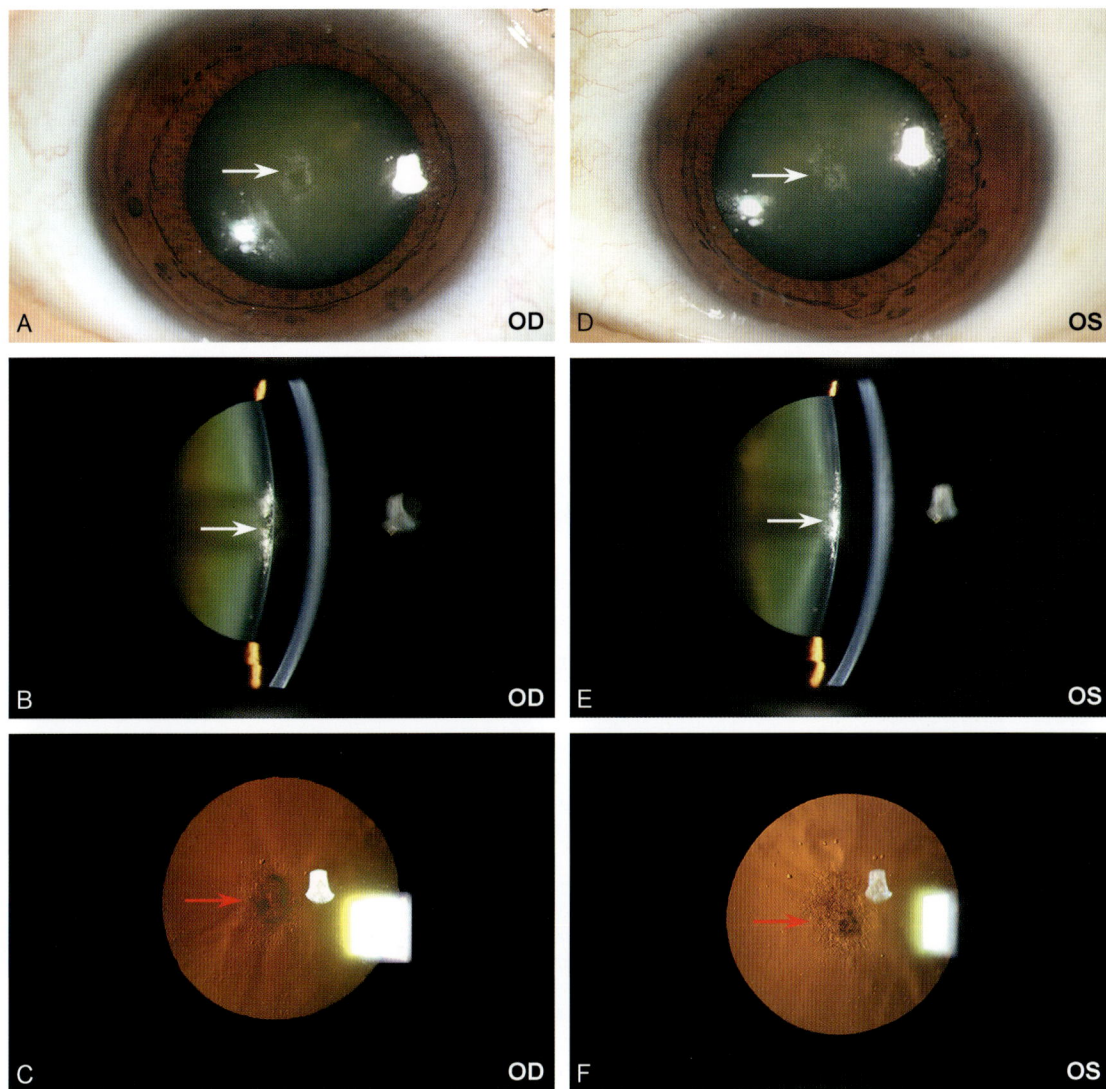

图 8-1-20　双眼眼前节裂隙灯照相

A、D. 弥散光；B、E. 侧照法；C、F. 后照法；白色箭头示意晶状体前囊下混浊；红色箭头示意晶状体后囊混浊。

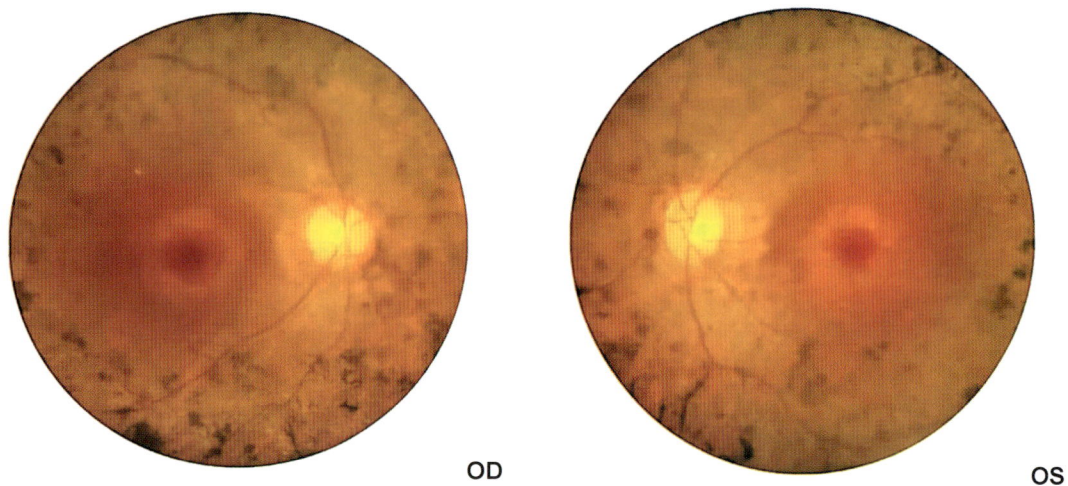

图 8-1-21 双眼眼底照相
双眼视盘蜡黄、杯盘比 0.4，视网膜血管细窄，周边部可见色素沉积。

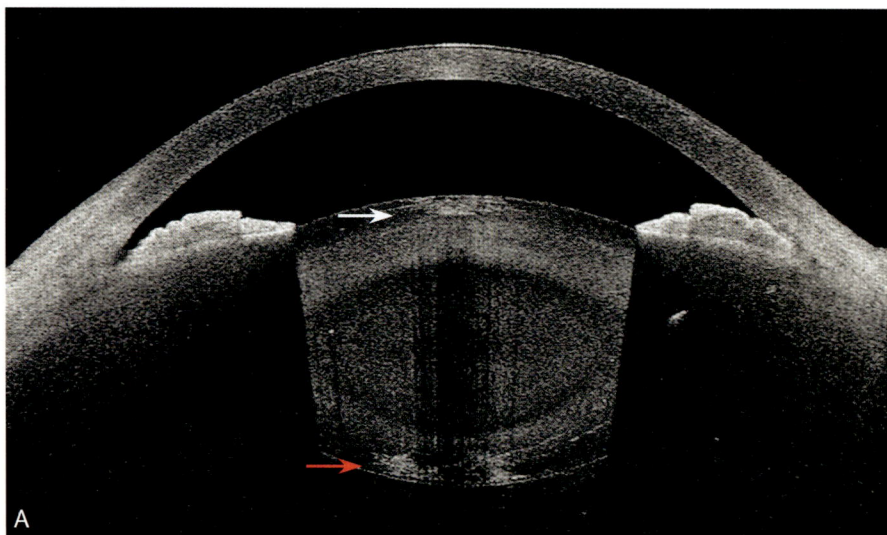

图 8-1-22 CAISA 2 检查及分析界面（左眼）
A. 白色箭头示晶状体前囊下密度增高，红色箭头示晶状体后囊下密度增高；

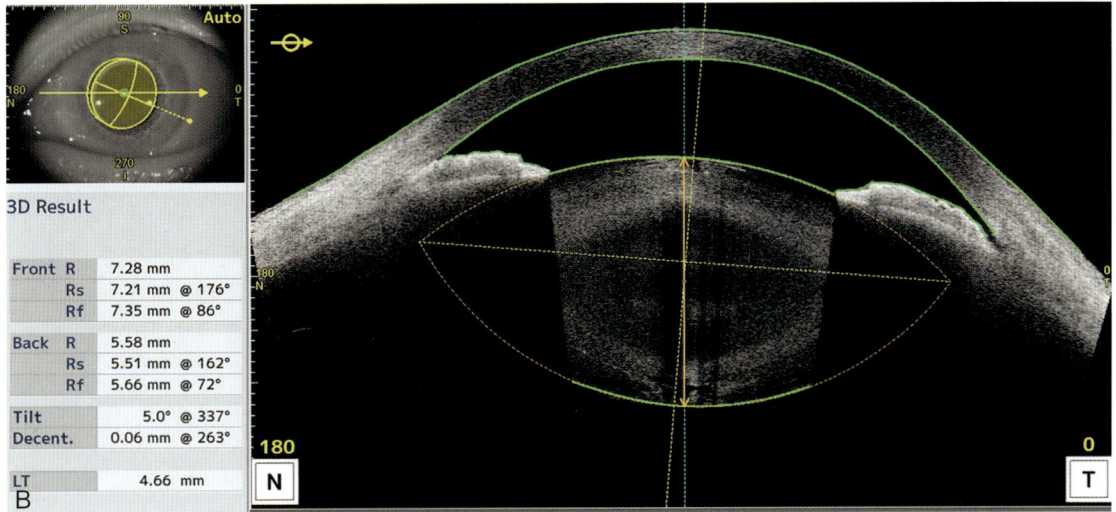

图 8-1-22(续)
B. 晶状体生物学参数：Front R(晶状体前表面曲率半径)、Back R(晶状体后表面曲率半径)、Tilt(晶状体倾斜)、Decent(晶状体偏心)、LT(晶状体厚度)。

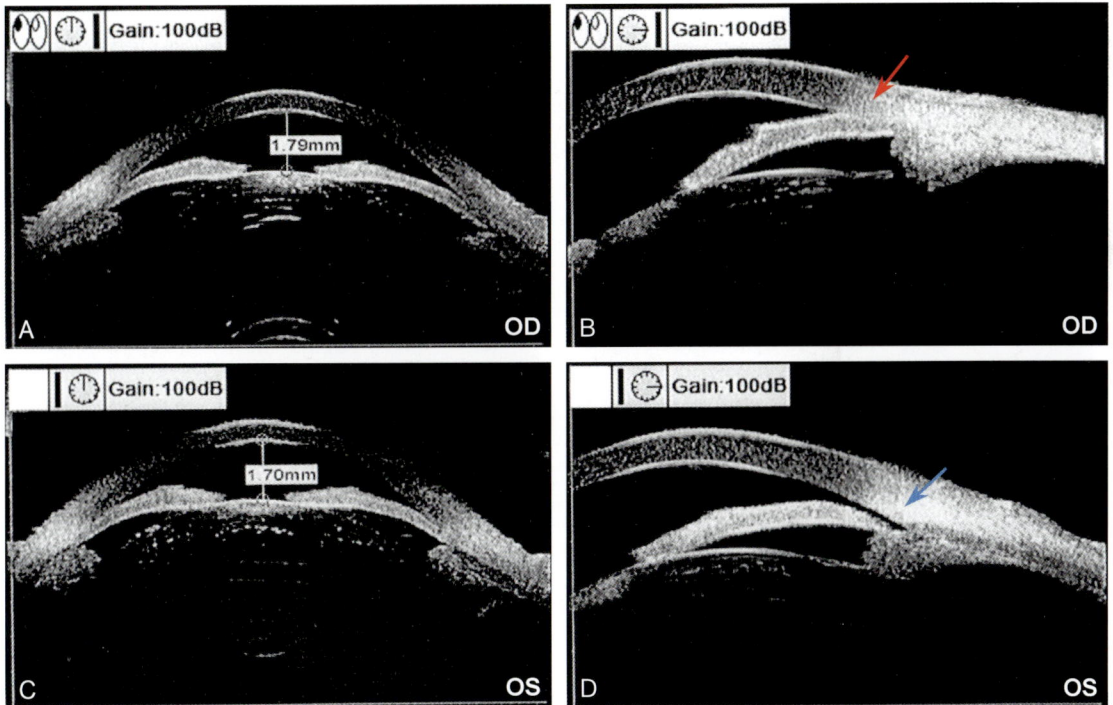

图 8-1-23　双眼 UBM 检查
A~D. 红色箭头示右眼鼻侧房角关闭；蓝色箭头示左眼颞侧房角狭窄。

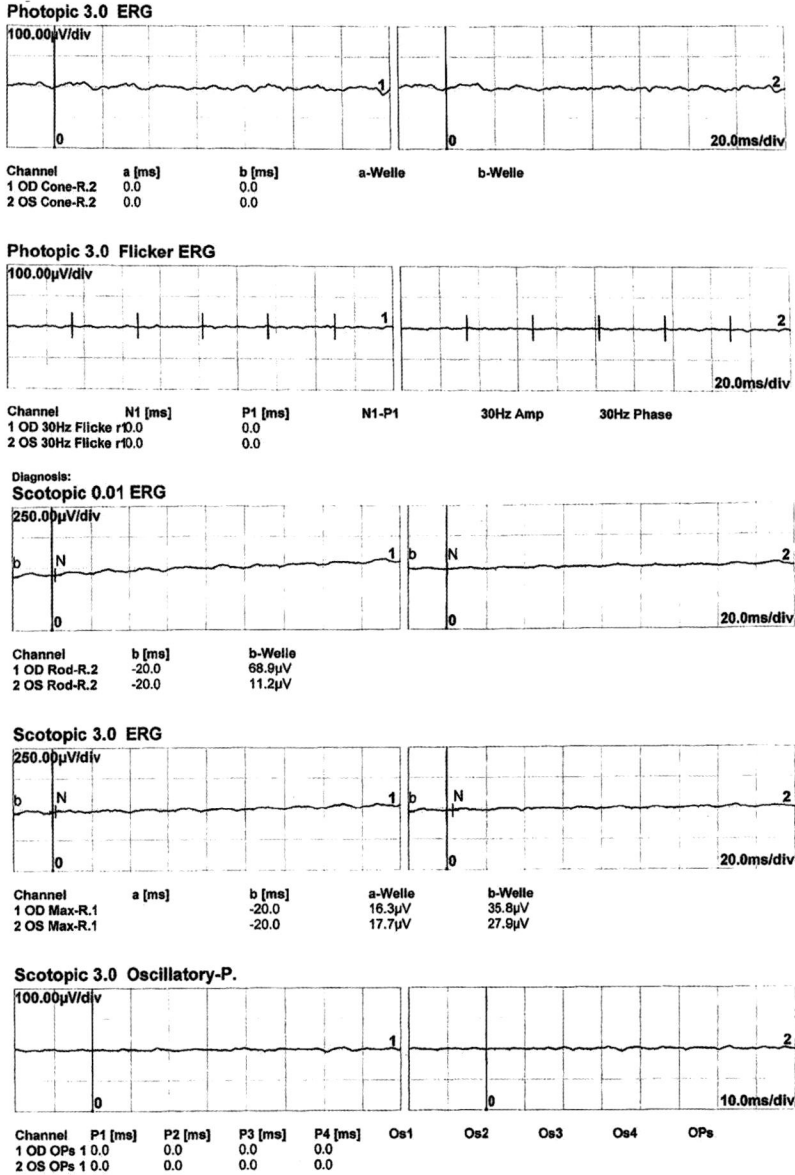

图 8-1-24　双眼 ERG 检查
明视、暗视 ERG 均呈熄灭型。

（张佳晴　谈旭华　罗莉霞）

六、高度近视并发性白内障

高度近视患者发生白内障的风险比非高度近视人群显著增加,这种类型的白内障一般发病年龄较早,以核性白内障和后囊下性白内障多见。高度近视并发性白内障的具体机制尚不明确,有研究认为,与晶状体的营养供应和蛋白代谢改变有关。高度近视并发性白内障是疑难晶状体病的一种,且随着高度近视患病率的逐年上升,未来有逐渐增加的趋势。影像学检查对高度近视并发性白内障具有重要的价值,本文拟通过眼前节照相、UBM、AS-OCT 等影像学检查对高度近视并发性白内障患者的特点进行剖析。

【病例特点】

患者男性,45 岁。

【主诉】

双眼无痛性渐进性视力下降 10 年余。

【查体】

视力:OD 0.02,OS 0.03;NCT:OD 14.2mmHg,OS 12.9mmHg。

【既往史】

否认其他眼部或全身疾病史、手术史;否认外伤史和过敏史。

【诊疗过程】

裂隙灯下检查,双眼角膜、前房、瞳孔、虹膜基本正常;晶状体呈核性混浊;中央前房约 3CT,周边前房<1/4CT;眼底窥不清(图 8-1-25)。

验光提示:右眼球镜 –28.00D,柱镜为 0;左眼球镜 –26.50D,柱镜 –2.00D;最佳矫正视力右眼 0.1,左眼 0.2。

根据验光和裂隙灯检查,患者双眼高度近视并发性白内障的诊断毋庸置疑,但患者的房角结构如何,眼底情况如何,是否有其他高度近视合并症,适合采取何种手术方式? 上述问

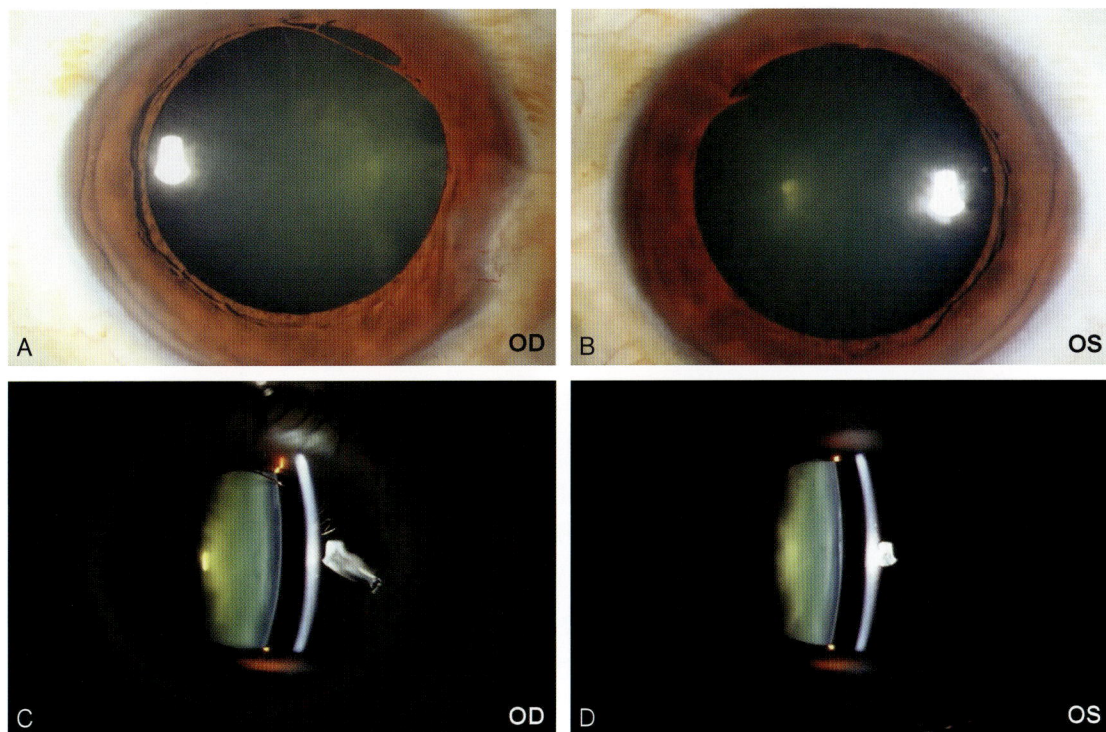

图 8-1-25　双眼裂隙灯照相

A、B. 双眼外观无异常;C、D. 双眼中央前房约 3CT,周边前房<1/4CT。

题仍须通过进一步检查来明确。

UBM 检查结果如下：双眼前房深度对称，全周房角开放，全周晶状体悬韧带回声可见（图 8-1-26）。

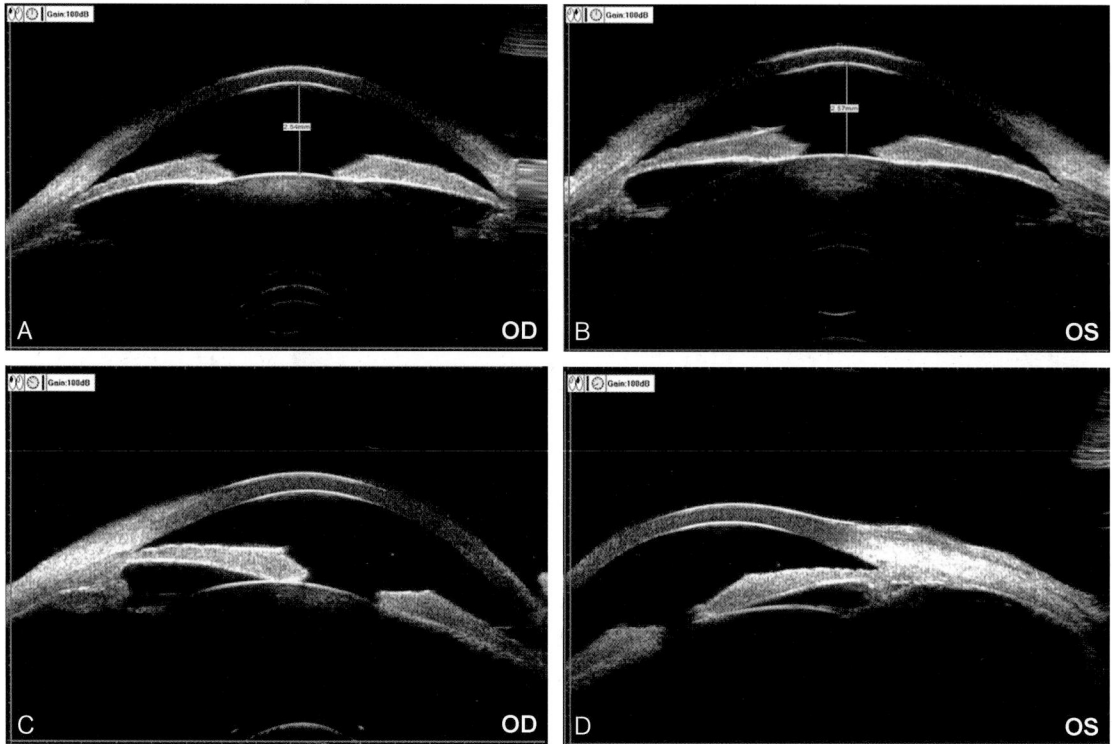

图 8-1-26　UBM 检查双眼前房深度及房角情况

A~D. 双眼前房深度对称，全周房角开放，全周晶状体悬韧带回声可见。

超声检查显示：双眼玻璃体混浊，双眼后巩膜葡萄肿（图 8-1-27），A 超测量右眼眼轴长约 37.21mm，左眼眼轴长约 35.82mm。

眼底检查显示：双眼高度近视视网膜改变，包括豹纹状眼底、视盘倾斜、视盘旁萎缩、视网膜弥漫性萎缩、后巩膜葡萄肿等（图 8-1-28）。

后节 OCT 检查显示：双眼后巩膜葡萄肿（图 8-1-29）。

患者的晶状体位置和混浊程度可进一步通过 AS-OCT 检查明确，从而对其诊疗提供更翔实的证据。AS-OCT 检查示患者双眼晶状体厚度增加，皮质及核中等程度混浊（图 8-1-30）。

根据患者的上述检查结果：验光提示双眼高度近视；眼前节照相及 AS-OCT 示患者晶状体混浊；UBM 检查示双眼前房深度对称，房角稍狭窄；B 超显示双眼后巩膜葡萄肿；眼底检查可见双眼高度近视视网膜病变；后节 OCT 显示双眼后巩膜葡萄肿及神经纤维层厚度显著变薄；因此我们对患者作出以下诊断。

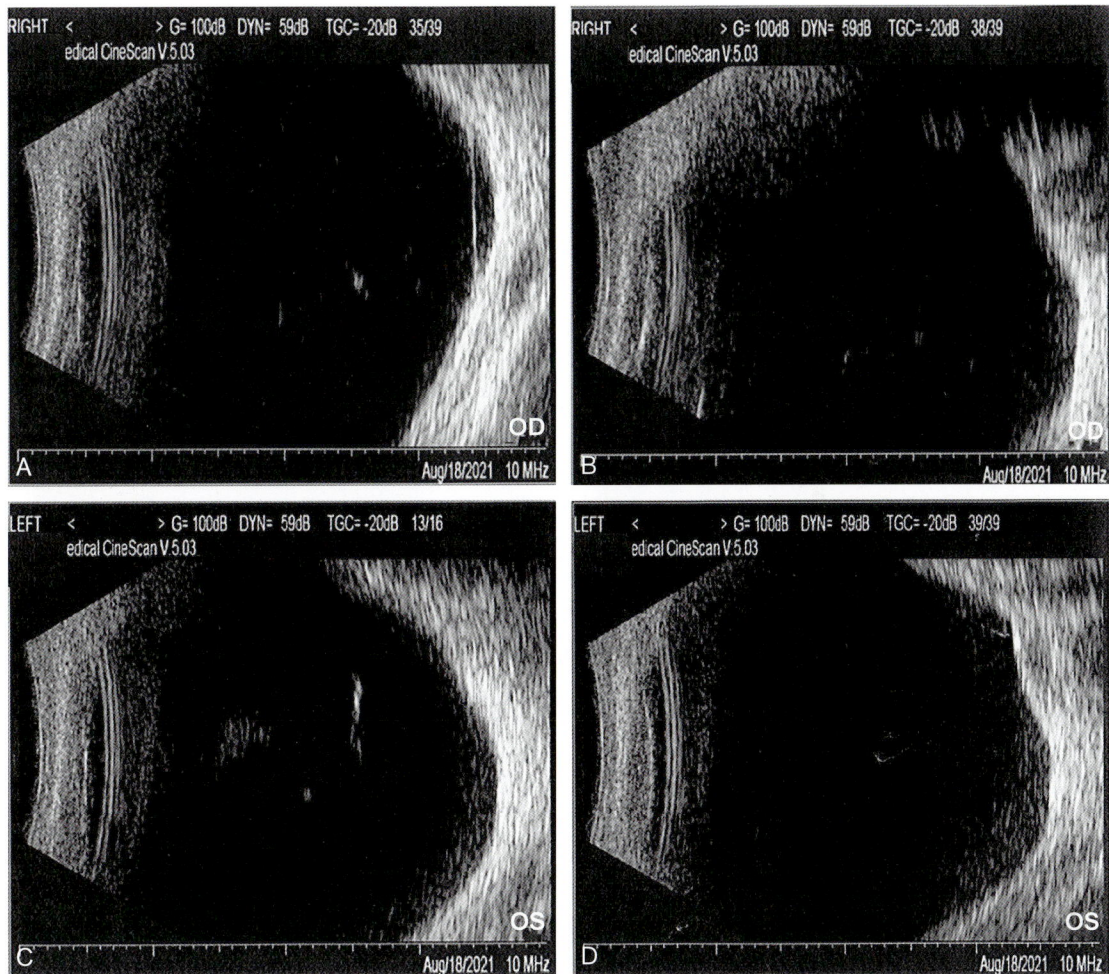

图 8-1-27　双眼 B 超检查

A~D. 双眼玻璃体混浊,双眼后巩膜葡萄肿。

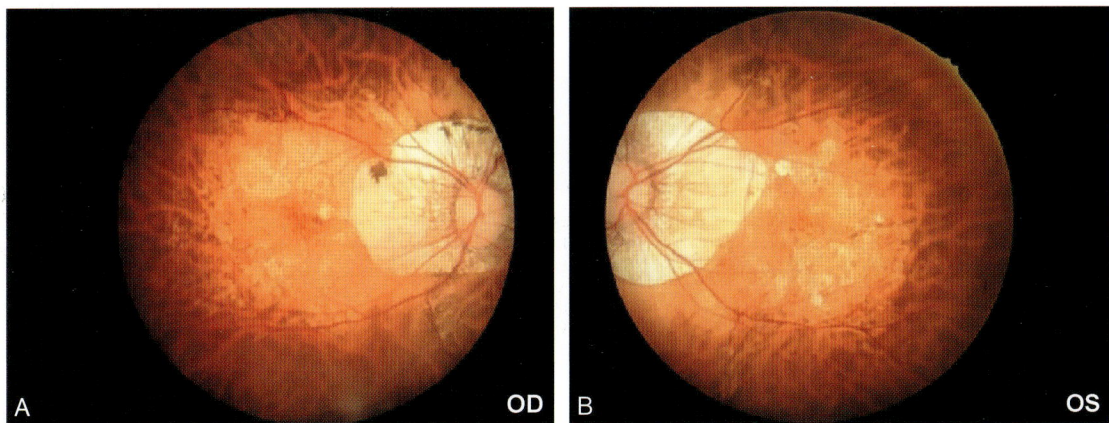

图 8-1-28　双眼眼底检查

A、B. 双眼高度近视视网膜改变:包括豹纹状眼底、视盘倾斜、视盘旁萎缩、视网膜弥漫性萎缩、后巩膜葡萄肿等。

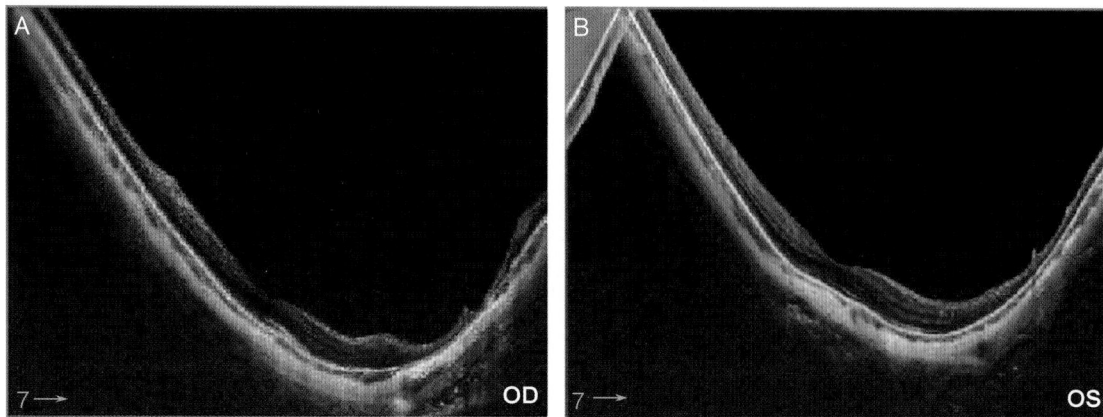

图 8-1-29　双眼后节 OCT 检查

A、B. 双眼视网膜牵拉变薄,双眼后巩膜葡萄肿。

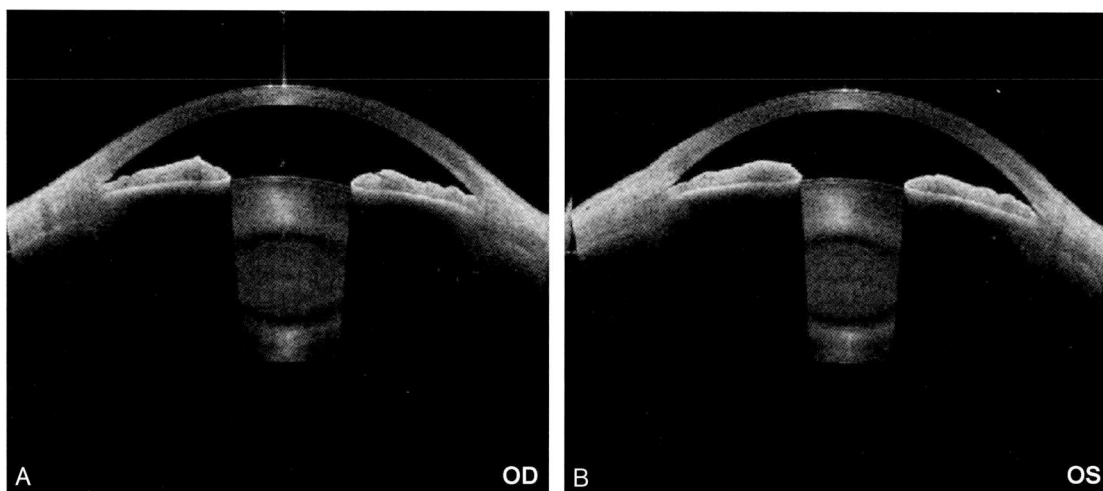

图 8-1-30　双眼 CASIA2 检查

A. 右眼晶状体厚度 5.29mm;B. 左眼晶状体厚度 5.31mm。双眼晶状体皮质及核中等程度混浊,左眼稍重。

【诊断】

①双眼高度近视;②双眼并发性白内障;③双眼后巩膜葡萄肿。

【处理意见】

双眼行"白内障超声乳化摘除+人工晶状体植入术"。

【病例启示】

1. 高度近视患者可能合并包括后巩膜葡萄肿、视网膜病变、青光眼在内的多种其他疾病,因此需要通过充分检查明确诊断。

2. 高度近视患者术后的视力应根据个体视网膜和合并症情况进行个体化评估,与患者充分沟通手术风险和视力预后。

3. 双眼高度近视并发性白内障患者往往两只眼的手术间隔时间尽量短,以避免单眼术后屈光参差难以耐受。

(韩晓彤　刘臻臻)

七、角膜移植术后并发性白内障

角膜移植术后并发性白内障,是透明角膜植片患者最常见的影响视力的原因,其中大部分患者需要行白内障抽吸术。过去白内障手术引起角膜植片失代偿的风险高,曾有学者建议对于角膜移植术后并发性白内障患者,行白内障手术同时可联合角膜移植手术。但随着现代白内障手术技术的发展以及新型黏弹剂的应用,白内障术后植片失代偿的风险明显降低。术前通过影像学检查对患者眼前节情况进行详细的评估,有助于预测患者手术预后。

【病例特点】

患者男性,44 岁。

【主诉】

右眼角膜移植术后视力下降 5 个月。

【现病史】

5 个月前因"右眼角膜溃疡穿孔"行穿透性角膜移植术,术后自觉视力逐渐下降,无眼红、眼痛等不适。

【既往病史】

5 个月前因"双眼电光性眼炎、右眼角膜溃疡穿孔、左眼角膜溃疡"先后行右眼穿透性角膜移植术、左眼羊膜移植术,术后常规复查。否认系统疾病史、家族史、过敏史。

【诊疗过程】

视力:OD HM/10cm,OS 0.4,双眼视力矫正无提高;NCT:OD 10mmHg,OS 7mmHg。

裂隙灯检查:

右眼:结膜无充血,角膜植片在位、透明,缝线在位,中央前房深度约 4CT,虹膜后粘连,瞳孔不规则,晶状体全白混浊(图 8-1-31)。

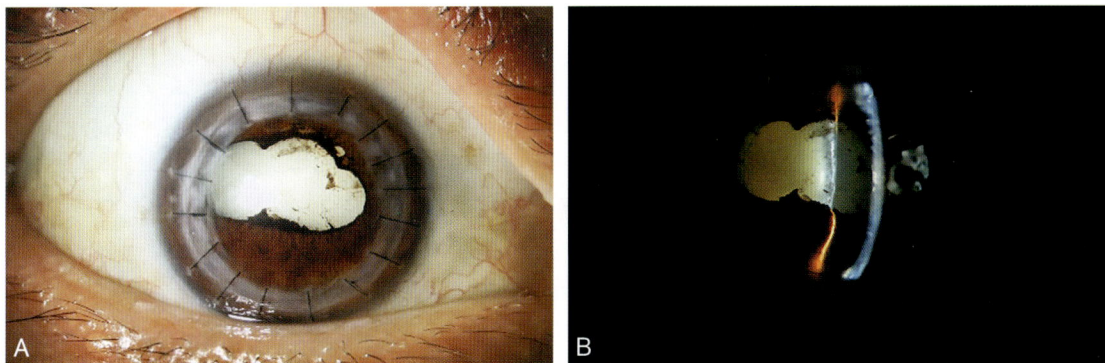

图 8-1-31　右眼裂隙灯前节照相

A、B.角膜植片在位、透明,缝线在位,中央前房深度约 4CT,虹膜后粘连,瞳孔不规则,晶状体全白混浊。

左眼：角膜中央偏下方见椭圆形白色斑翳，大小约 5mm×8mm，中央前房深度约 4CT，虹膜纹理清，瞳孔 3mm×3mm，小瞳下晶状体尚透明（图 8-1-32）。

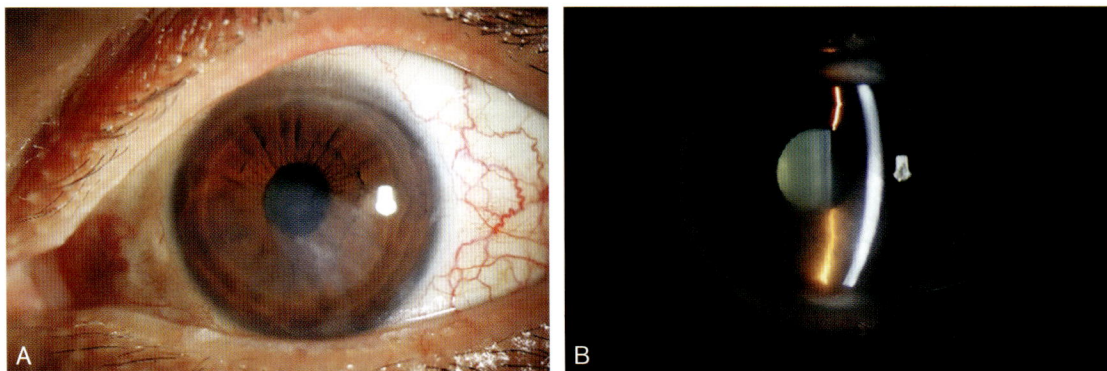

图 8-1-32　左眼裂隙灯前节照相

A、B. 左眼羊膜移植术后，角膜中央偏下方见椭圆形白色斑翳，大小约 5mm×8mm，中央前房深度约 4CT，虹膜纹理清，小瞳下晶状体尚透明。

双眼眼底窥欠清，B 超提示双眼后节未见异常。

既往研究表明，穿透性角膜移植手术会加速白内障的发生及进展，其可能与术中虹膜操作不当导致的虹膜粘连、术后眼内炎症、长期大量使用激素有关；而并发性白内障是角膜植片透明患者视力下降的主要原因。现患者右眼角膜植片透明，并发白内障，明显影响视力，有行右眼白内障手术指征。为了明确患者手术的预后及评估术中术后可能出现的并发症及风险，应进行影像学检查来评估右眼眼前节的情况。

右眼角膜内皮检查结果如图 8-1-33 所示，右眼角膜植片内皮细胞形态不规则，内皮细胞密度为 2 339 个/mm²，角膜厚度为 488μm。对于曾行穿透性角膜移植手术的患者，白内障手术会加快术后植片内皮细胞丢失速度。但得益于现代白内障手术技术的发展，以及术中黏弹剂的应用，白内障术后发生角膜植片功能失代偿的风险明显降低。曾有病例报道术前角膜植片内皮细胞密度低至 576 个/mm²，角膜厚度增厚至 684μm 的患者，术后亦无发生角膜植片失代偿。

右眼角膜地形图 Pentacam 如图 8-1-34 所示：瞳孔中心角膜植片厚度为 479μm，无明显水肿增厚，前房深度 2.32mm，偏浅，角膜不规则散光，前表面散光为 10.9D，后表面散光为 1.6D。因为患者曾行右眼穿透性角膜移植手术，现角膜有不规则散光且度数较大，术前应向患者解释，白内障手术不能完全矫正角膜散光度数，术后仍需通过框架镜矫正残余散光度数。

患者右眼虹膜后粘连，晶状体全白混浊，非接触的前节 OCT 可清晰成像，帮助评估右眼前节情况。图 8-1-35 为右眼前节 OCT CASIA2，可见右眼角膜植片无明显水肿增厚，瞳孔区虹膜后粘连，晶状体皮质及核呈高反射，提示晶状体混浊。另外，CASIA2 可自动测量晶状体相关生物参数及晶状体倾斜偏心情况，为白内障术前评估提供更多信息。

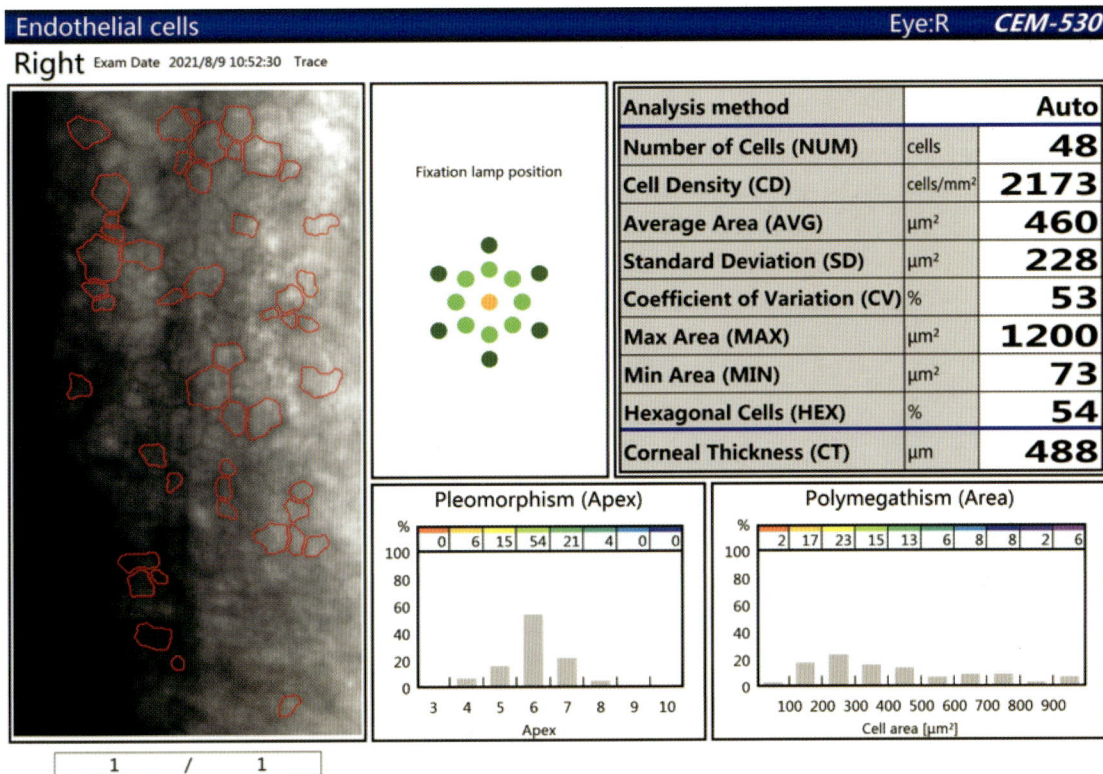

图 8-1-33　右眼角膜内皮镜检查结果

右眼角膜内皮细胞形态不规则,内皮细胞密度(CD)为 2 339 个/mm²,角膜厚度(CT)为 488μm。

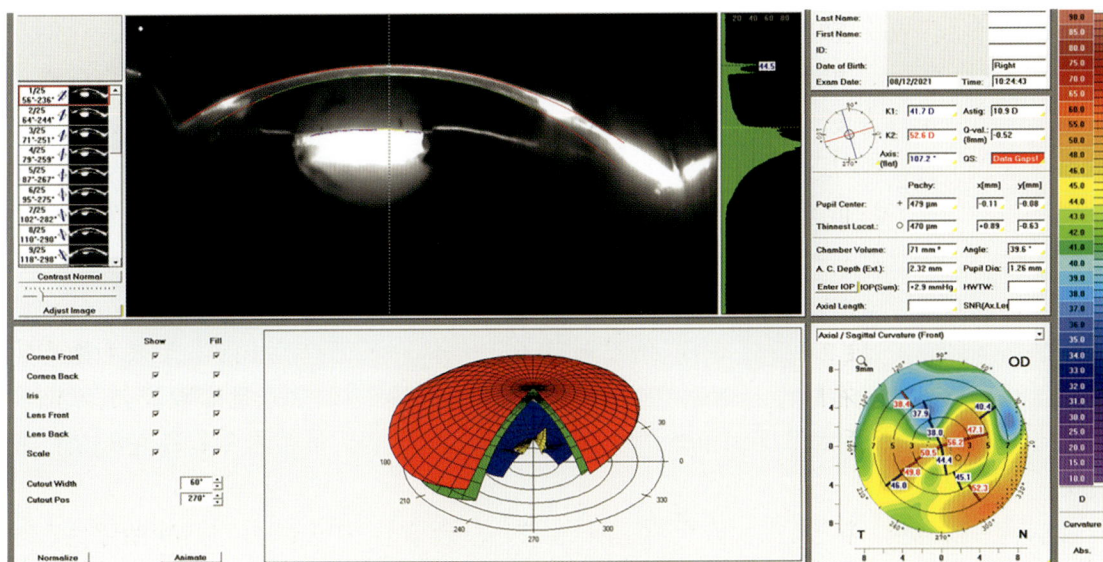

A

图 8-1-34　右眼 Pentacam 角膜地形图结果

A. 总览图;

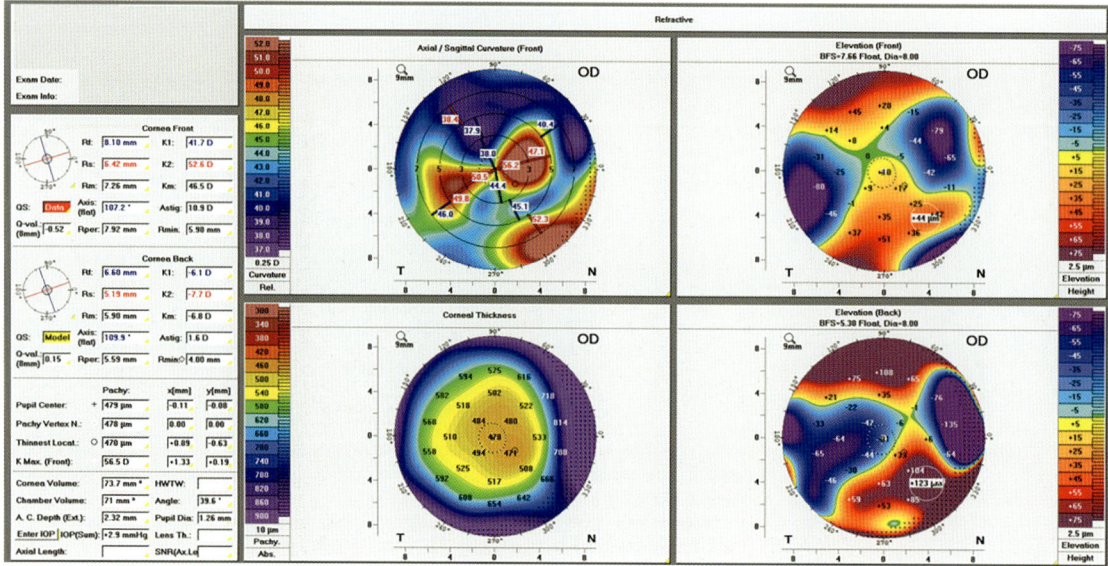

B

图 8-1-34（续）
B. 屈光四联图。

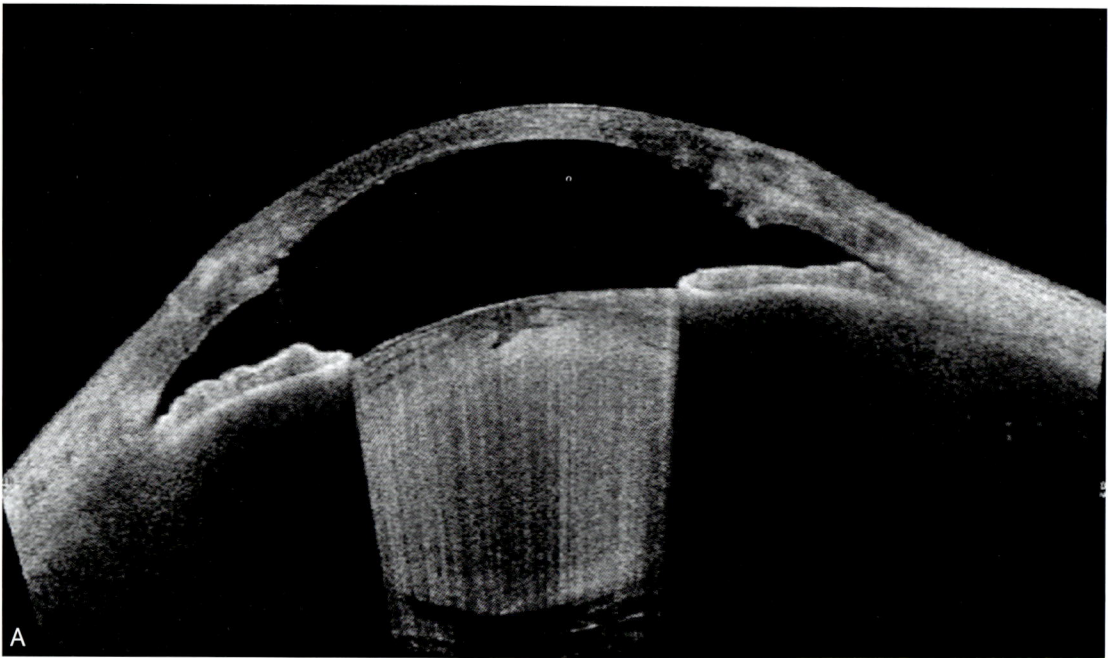

A

图 8-1-35　右眼角膜前节 OCT（CASIA2）图像
A. 角膜植片中央无明显水肿增厚，晶状体皮质及核呈高反射；

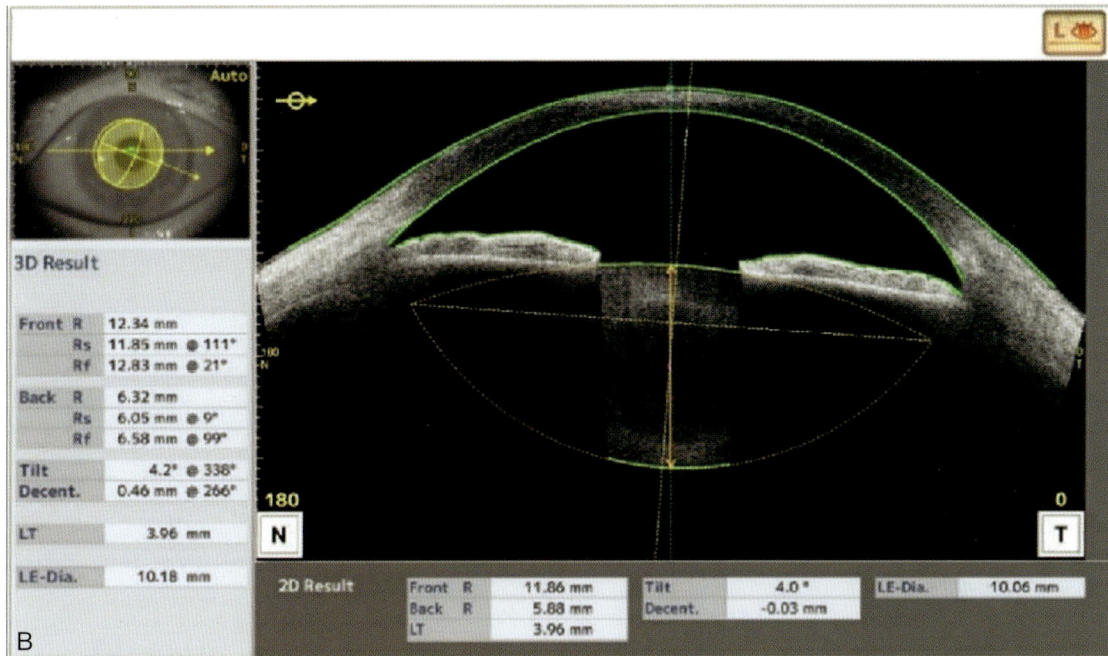

图 8-1-35（续）

B. 晶状体生物参数分析：晶状体前表面曲率半径 12.34mm，后表面曲率半径 6.32mm，晶状体厚度 3.96mm，晶状体直径 10.18mm。

UBM 检查与光学前节 OCT 相比，其穿透性更好，对于角膜移植术后植片混浊的患者，或在虹膜后结构的观察上，具有不可取代的优势。图 8-1-36 为患者右眼 UBM，结果提示，中央前房深度 2.12mm，上方 1/4 房角关闭，其余房角狭窄，晶状体混浊，全周晶状体悬韧带回声可见，未见睫状体及前段脉络膜脱离声像，未见周边视网膜脱离声像。

根据上述检查结果：角膜内皮镜检查提示右眼角膜内皮细胞形态不一，角膜地形图提示右眼角膜有不规则散光，前节 OCT 示右眼晶状体明显混浊，UBM 检查提示右眼上方房角关闭。结合患者病史及临床表现，对该患者我们作出以下诊断。

【诊断】

①右眼穿透性角膜移植术后；②右眼并发性白内障；③左眼羊膜移植术后；④左眼角膜斑翳。

【处理意见】

可考虑行右眼白内障手术，术中注意使用黏弹剂、降低能量、小心操作保护角膜植片，术后密切观察角膜植片情况。

【病例启示】

1. 并发性白内障是角膜移植术后植片透明患者影响视力的常见原因，可能与术中操作、术后炎症、长期大量激素的使用有关。

2. 术前影像学的检查可帮助评估角膜植片、前房、晶状体情况，有助于评估手术预后及

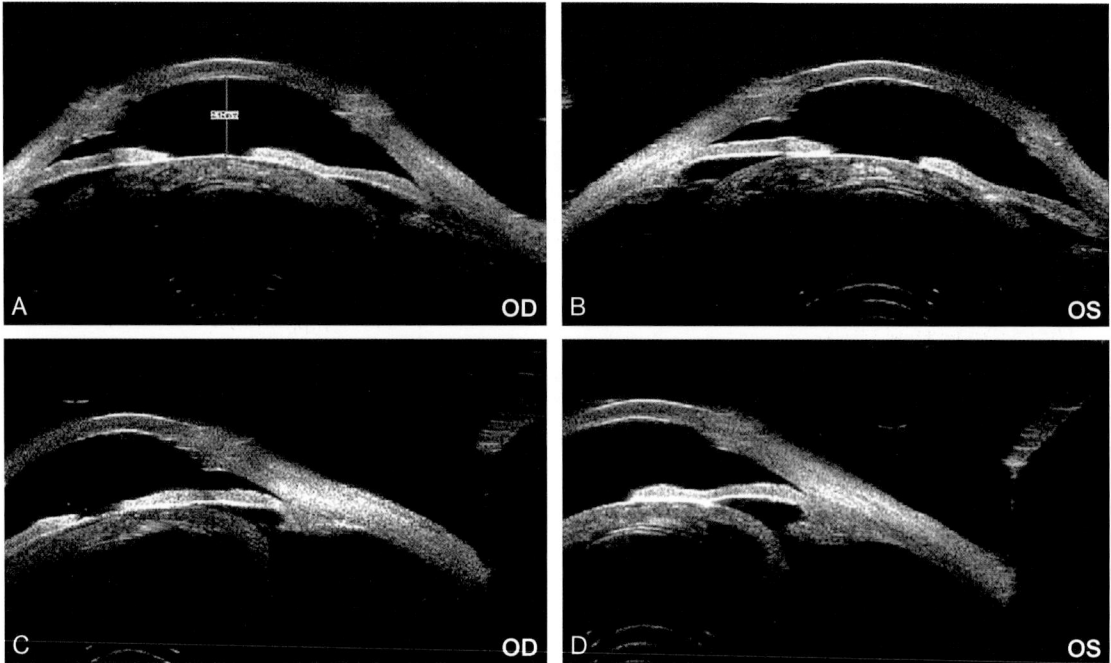

图 8-1-36 右眼 UBM 图像

A. 右眼 UBM 垂直轴位全景图,示角膜无明显水肿增厚,中央前房深度为 2.12mm,晶状体混浊;B~D. 为右眼 12:00、3:00、6:00 方位矢状切面放大图像,示上方房角关闭,其余房角开放。

向患者解释术后相关风险。

3. 现代白内障手术术后植片失代偿风险低,但术后仍应密切观察。

(靳光明　梁　晨　张　彧)

八、有晶状体眼人工晶状体植入术后并发性白内障

有晶状体眼人工晶状体(phakic intraocular lens,PIOL)植入术是将人工晶状体植入角膜与晶状体之间,从而实现屈光矫正。按植入部位,PIOL 可分为房角支撑型、虹膜固定型与后房型三类。随着 PIOL 材料与设计的不断改进,产品更新迭代,从不可折叠的 PIOL 发展为可折叠、通过小切口植入的 PIOL,患者术后视觉质量进一步提高,并发症也相对减少。

可植入胶原聚合透镜(implantable collamer lens,ICL)是目前最广泛使用的 PIOL,采用以多聚亲水性羟甲基丙烯酸酯水凝胶为主的 Collamer 材料,固定于睫状沟。目前临床上使用最多的是第四代产品(V4)与最新一代设计(V4c)。V4 更关注拱高的变化,植入 V4 后白内障的发生率比第三代产品显著降低,但术中需要进行周边虹膜切开术预防瞳孔阻滞。而 V4c 在光学区中央、光学区两侧以及两个襻脚各设计了 360μm 大小的孔,在无须虹膜切开的同时辅助房水循环,且不影响患者视觉质量。

随着该术式的开展,患者长期随访中常观察到白内障的发生与进展。研究报道,在 ICL 植入术后 5 年与 10 年,晶状体混浊的发生率分别为 40.9% 与 54.8%,而需要进行 ICL 取出

联合白内障摘除术的比例分别为 4.9% 与 18.3%。影像学检查可以辅助评估 PIOL 植入术后白内障患者 PIOL 的相对位置,测量拱高及判断 PIOL 是否存在位置异常;评估晶状体混浊部位与程度,对该类患者的诊疗具有重要的价值。

我们团队的最新研究发现,PIOL 的植入会影响生物测量仪 IOLMaster 700 对前房深度以及晶状体厚度的测量。机器会将 PIOL 的前表面错误地识别为晶状体前表面,从而使测量得到的前房深度数值偏小,而晶状体厚度数值偏大。我们发现,前房型 PIOL 测量正确率100%,而后房型 PIOL 测量正确率仅为 37.5%。虽然,对于后房型 PIOL,IOLMaster 700 测量前房深度与晶状体厚度的准确性并不高,但该测量误差对人工晶状体屈光力计算的影响很小。

本文拟通过眼前节照相、AS-OCT 等影像学检查对该类患者的特点进行剖析。

【病例特点】

患者女性,43 岁。

【主诉】

双眼无痛性渐进性视力下降 6 个月余。

【查体】

视力:VOD HM/10cm,VOS 0.02;NCT:OD 16mmHg,OS 17.6mmHg。

【既往史】

双眼高度近视(约−16D),2006 年于外院行双眼 ICL 植入术。

【诊疗过程】

裂隙灯下检查,双眼角膜透明,前房轴深,瞳孔、虹膜基本正常;晶状体呈前囊下混浊,ICL 在位;眼底窥不清。右眼眼前节裂隙灯照相结果见图 8-1-37。

患者并发性白内障诊断明确,但 ICL 植入术后并发性白内障有何特点? 借助前节 OCT 的检查,可以进一步明确患者晶状体前囊下密度的改变、晶状体生物学参数(厚度、直径、倾斜与偏心),以及 ICL 与晶状体前囊的关系。如图 8-1-38 所示,患者右眼晶状体前囊下密度增高,ICL 位于睫状沟,拱高为 0.567mm。

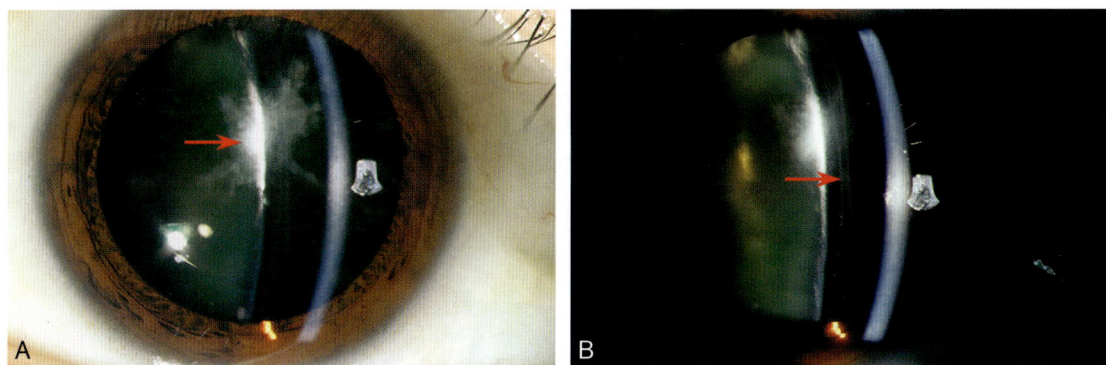

图 8-1-37　右眼眼前节裂隙灯照相

A. 红色箭头示意晶状体前囊下混浊;B. 红色箭头示意后房型 ICL。

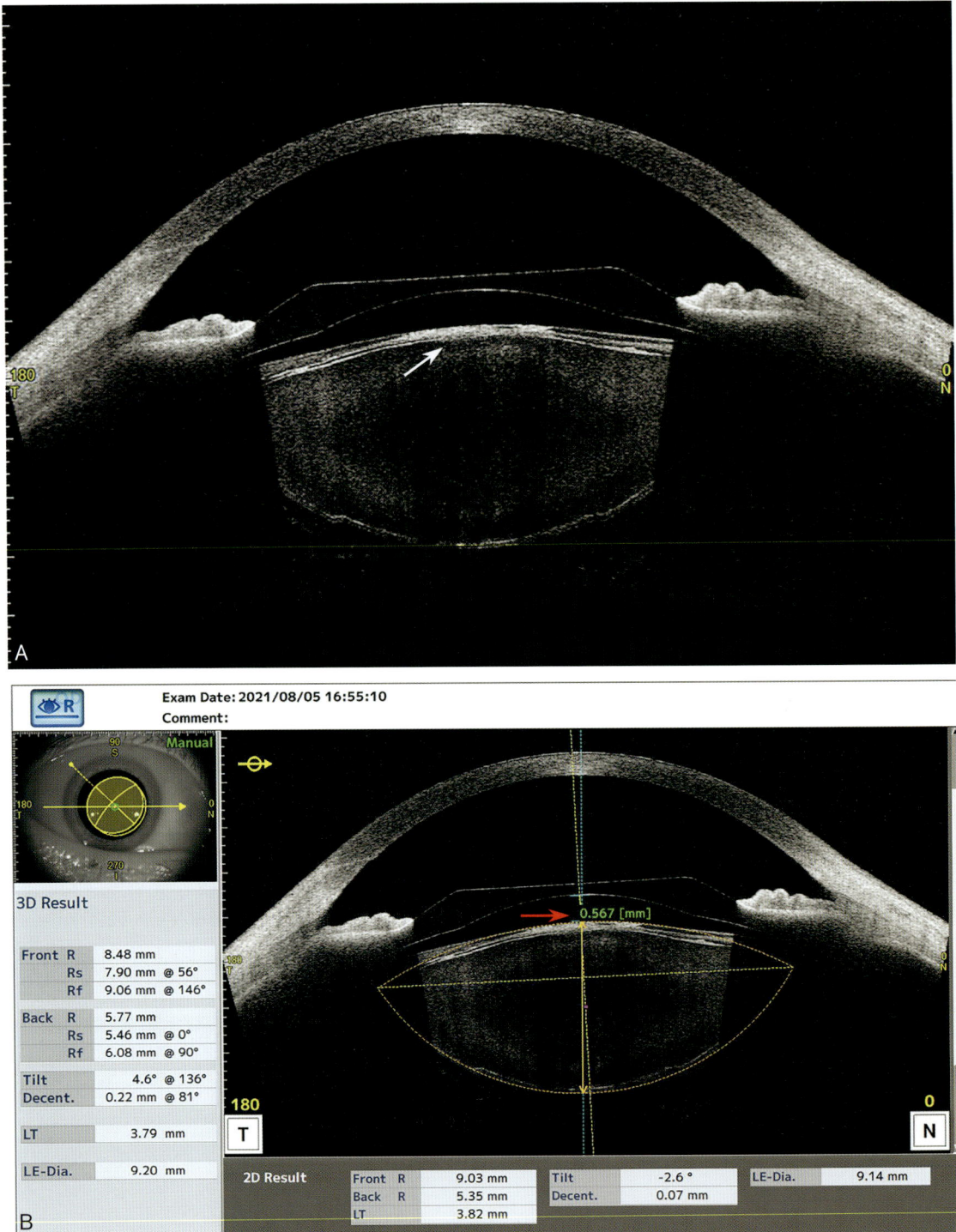

图 8-1-38 CAISA 2 检查及分析界面（右眼）

A. 白色箭头示意晶状体前囊下密度增高；B. 红色箭头示拱高为 0.567mm。

根据患者的眼前节裂隙灯照相及 AS-OCT 示患者晶状体混浊,ICL 在位,我们对患者作出以下诊断。

【诊断】

①双眼并发性白内障;②双眼有晶状体眼人工晶状体植入术后;③双眼屈光不正。

【处理意见】

双眼分别行"ICL 取出+白内障超声乳化摘除+人工晶状体植入"。

【病例启示】

1. ICL 植入术后并发性白内障发病率随植入时间延长逐渐升高,多表现为前囊下性晶状体混浊。

2. 借助 AS-OCT 等影像学检查可清晰观察晶状体局部密度改变,以及 ICL 与晶状体的位置关系,对制订患者的诊疗方案具有重要价值。

3. IOLMaster 700 测量后房型 PIOL 植入术后患者前房深度与晶状体厚度正确率低,但并不影响人工晶状体屈光力计算。

(罗莉霞　谈旭华　张佳晴)

第二节　先天性白内障

一、先天性后极性白内障

后极性白内障是先天性白内障的一种罕见类型,指位于晶状体后囊中央区的白色混浊。多为常染色体显性遗传,也可散发,大多为双眼发病。根据后囊混浊的形态和进展情况,分为静止型和进展型。前者较多见,约占 65%,表现为后囊中央、边界清楚的圆形洋葱样或牛眼样致密混浊斑块;进展型后极部皮质呈放射轮辐状混浊,不累及晶状体核。

因其常伴有晶状体后囊的变薄或缺损,术中易发生后囊破裂、晶状体核脱落玻璃体腔等并发症,故术前通过影像学检查对该类患者后囊的完整性进行评估尤为重要。下面将通过一个典型病例进行阐述。

【病例特点】

患者男性,33 岁。

【主诉】

双眼无痛性渐进性视力下降 6 年余。

【查体】

视力:VOD 0.16, VOS 0.4;NCT:OD 12mmHg, OS 13mmHg。

【既往史】

双眼因"近视"戴镜 30 年。否认其余眼病史、过敏史、外伤史、家族史、系统疾病史。

【诊疗过程】

裂隙灯下检查,双眼角膜、前房、瞳孔、虹膜基本正常;双眼晶状体呈洋葱样混浊,混浊区域位于瞳孔区后极部。中央前房 4CT,周边前房>1/4CT;眼底窥不清(图 8-2-1)。

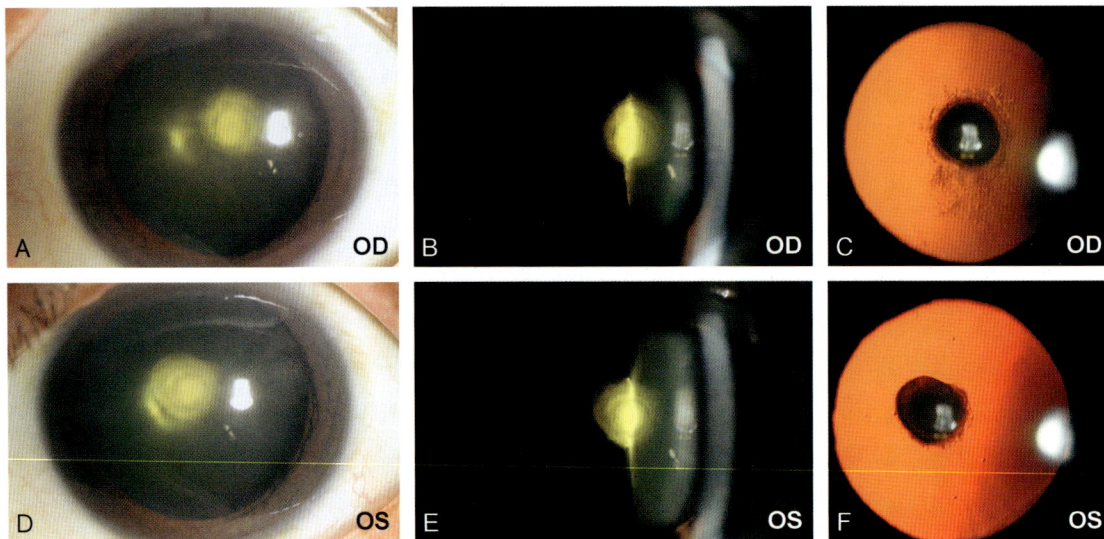

图 8-2-1　双眼裂隙灯照相

A、D. 弥散光照法可见晶状体中央直径约 2.5mm 的洋葱样混浊区域,周边皮质和核透明;B、E. 裂隙光侧照法可见混浊部位位于晶状体后极部;C、F. 裂隙光后照法可见晶状体中央类圆形混浊病灶。

双眼 IOLMaster 部分检查结果见表 8-2-1。

表 8-2-1　患者双眼 IOLMaster 部分检查结果

单位:mm

眼别	眼轴长度(AL)	前房深度(ACD)	晶状体厚度(LT)
OD	24.80	2.96	4.67
OS	25.55	2.97	4.64

目前已经基本明确患者为先天性后极性白内障,不伴有其他的先天异常,那患者的晶状体后囊情况如何?根据文献报道,目前术前主要使用 AS-OCT 观察后囊的形态,对术中后囊的破裂进行预测。当后囊膜连续性较好时,术中发生后囊破裂的概率通常很小;当后囊膜呈不连续性或轮廓不规则如呈 V 形时,术中吸除晶状体核或皮质后常会发现后囊已破裂,或后囊较脆易破裂。其中晶状体后囊轮廓不规则也是造成患者晶状体源性大度数散光的原因。

该患者双眼 CASIA2 检查提示:双眼晶状体后极部可见局限性高反射区,后囊轮廓欠规则,提示术中应格外注意后囊的情况(图 8-2-2)。

综合以上资料,我们对患者作出如下诊断。

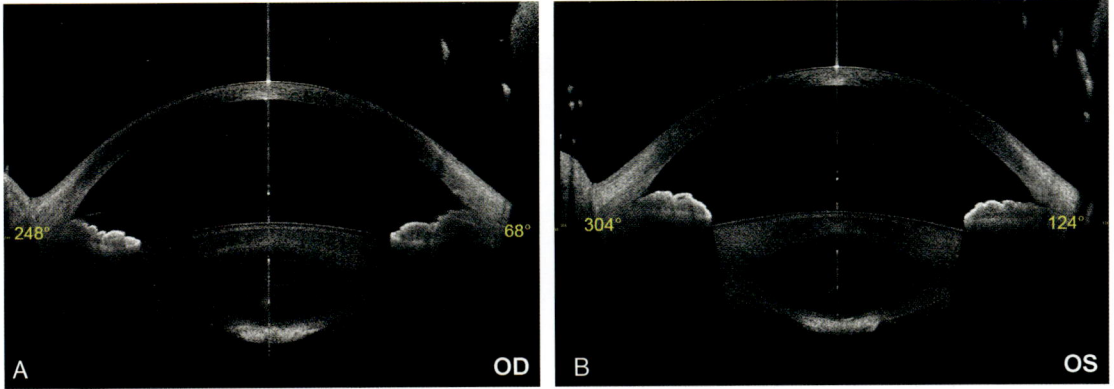

图 8-2-2 双眼 CASIA2 检查

A、B. 双眼晶状体后极部局限性高反射,后囊轮廓欠规则。

【诊断】

双眼先天性后极性白内障;双眼屈光不正。

【鉴别诊断】

后极性白内障易与先天性后囊下性白内障、后囊膜斑块和晶状体后圆锥相混淆,须注意通过发病特点和影像学检查进行鉴别。

1. 先天性后囊下性白内障 多为常染色体显性遗传,双眼多见。混浊发生在后囊浅皮质层,呈颗粒样,后囊膜通常是完整的(图 8-2-3)。

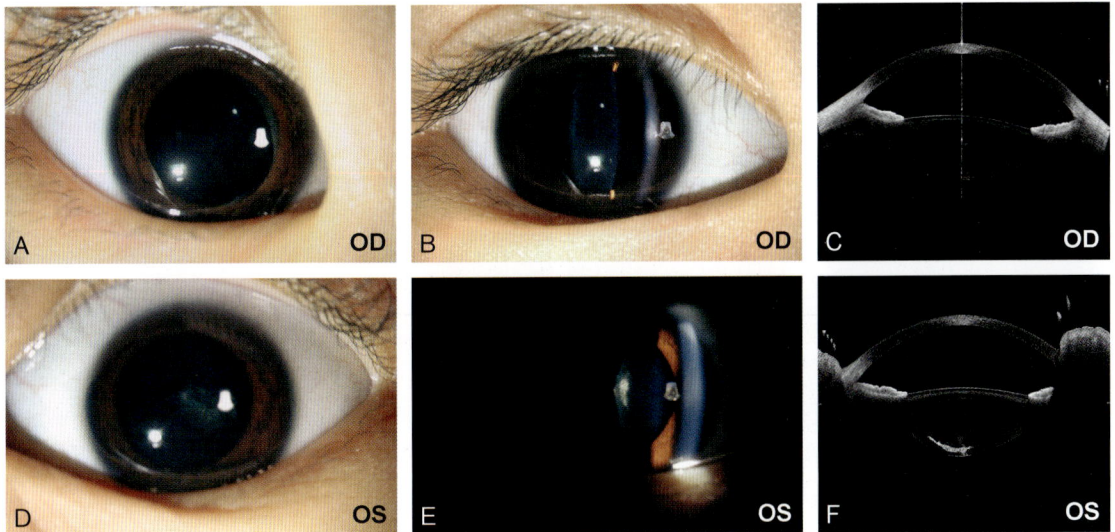

图 8-2-3 双眼眼前节照相和 CASIA2 检查

A~C. 右眼眼前节照相和 CASIA2 显示晶状体透明;D. 左眼裂隙灯弥散光照法可见晶状体后极部偏鼻侧的不规则形态混浊;E. 左眼裂隙光侧照法可见混浊部位位于晶状体后囊下;F. CASIA2 显示左眼晶状体形态欠规则,后囊前皮质致密的高反射区,累及后囊,中间有低反射间隙,后囊膜显示完整(C. 扫描方向 338°→135°;F. 扫描方向 315°→135°)。

该患儿托吡卡胺散瞳验光结果显示，右眼裸眼视力 0.9，屈光度为 0，左眼视力仅指数（FC）/30cm，高度近视 –8.00D，散光 –6.00D；IOLMaster 700 显示右眼眼轴 23.20mm，左眼眼轴 27.63mm，左眼眼轴明显延长，而左眼角膜曲率在正常范围内，角膜散光仅为 1.22D，提示患儿左眼的高度散光主要是由于形态不规则的晶状体造成的（表 8-2-2、表 8-2-3）。

表 8-2-2   患者双眼验光检查结果

眼别	裸眼视力	球镜/D	柱镜/D	轴位	最佳矫正视力
OD	0.9	0	0	0°	0.9
OS	FC/30cm	–8.00	–6.00	165°	FC/30cm

表 8-2-3   患者双眼 IOLMaster 部分检查结果

眼别	AL/mm	ACD/mm	LT/mm	K1/D	K2/D
OD	23.20	3.86	3.33	43.59	44.08
OS	27.63	3.88	3.44	43.14	44.36

2. 后囊膜斑块   发生机制尚不清楚，有学者认为是胎儿脉管系统退化不足的局部异常表现。表现为晶状体后囊膜的混浊，混浊部位多位于 Berger 间隙，可见于全白内障或后囊下性白内障（图 8-2-4）。

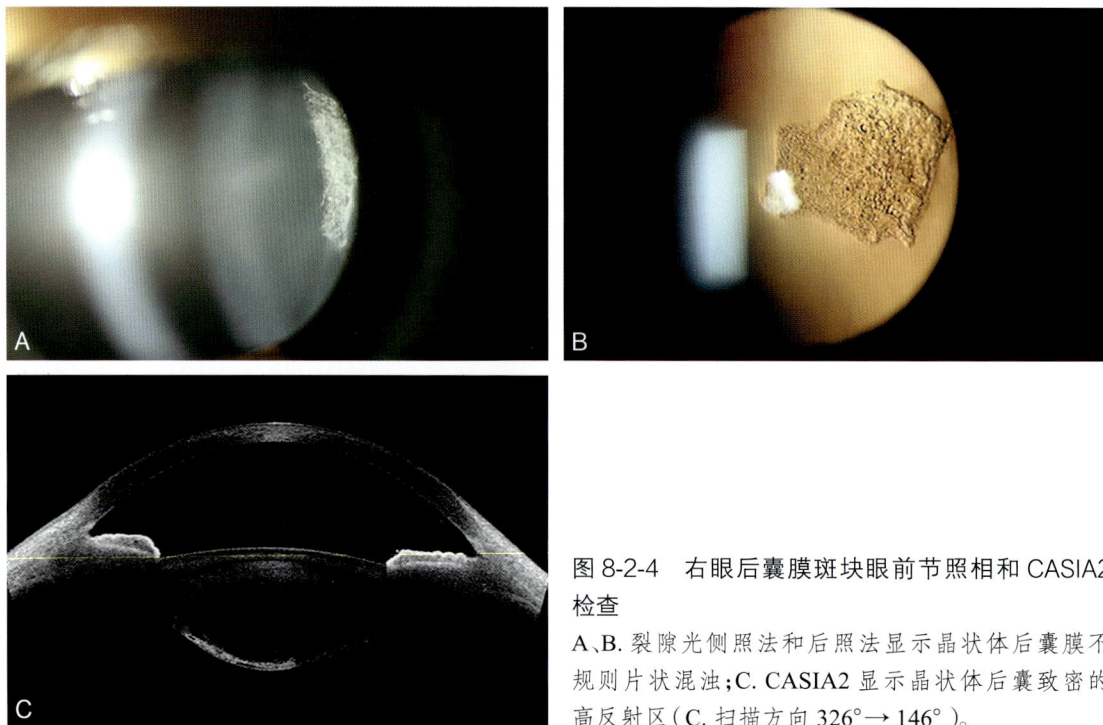

图 8-2-4   右眼后囊膜斑块眼前节照相和 CASIA2 检查

A、B. 裂隙光侧照法和后照法显示晶状体后囊膜不规则片状混浊；C. CASIA2 显示晶状体后囊致密的高反射区（C. 扫描方向 326°→146°）。

3. 晶状体后圆锥　多单眼发病,散发,也可为 X 连锁遗传。晶状体的后囊膜变薄并进行性向后突出呈圆锥状,裂隙灯后照法检查时,早期圆锥部未发生混浊时表现为晶状体中央的油滴样改变(图 8-2-5)。

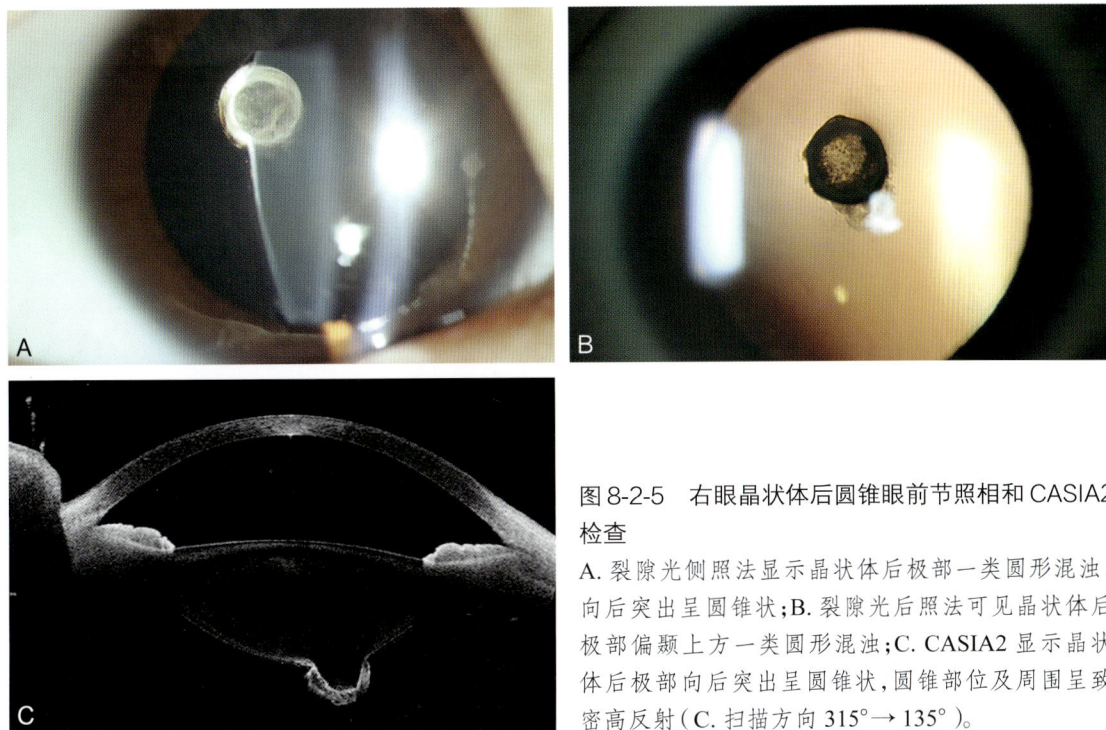

图 8-2-5　右眼晶状体后圆锥眼前节照相和 CASIA2 检查

A. 裂隙光侧照法显示晶状体后极部一类圆形混浊,向后突出呈圆锥状;B. 裂隙光后照法可见晶状体后极部偏颞上方一类圆形混浊;C. CASIA2 显示晶状体后极部向后突出呈圆锥状,圆锥部位及周围呈致密高反射(C. 扫描方向 315°→135°)。

这几种疾病的鉴别要点见表 8-2-4。

表 8-2-4　不同类型先天性白内障的鉴别诊断要点

疾病类型	后极性白内障	后囊下性白内障	后囊膜斑块	晶状体后圆锥
起病特点	多为常染色体显性遗传,双眼多见	多为常染色体显性遗传,双眼多见	机制尚不清楚	多单眼发病,散发
混浊部位和形态	后囊中央,边界清楚,洋葱样或牛眼样致密混浊斑	后囊浅皮质层,呈颗粒样	后囊膜混浊,多位于 Berger 间隙	后囊膜变薄并向后突出呈圆锥状
后囊情况	变薄或缺损	多完整	完整或与斑块紧密黏附	后囊膜变薄并向后突出
典型影像学表现				

【处理意见】

因后极性白内障的晶状体后囊膜常变薄、缺损,或与后部皮质紧密粘连,术中容易发生后囊破裂、晶状体核脱落于玻璃体腔等并发症。因此,该类患者超声乳化术中需要特殊的手术技巧,主要目的是减少后囊的应力(包括扭转力和牵引力)。具体如下:

①水分离:从多个方位缓慢注水,过程中注意观察晶状体物质的位置,当有向下移动的趋势时应立即停止操作。②水分层:应尽量在靠近晶状体核的位置进行,以在核下方形成厚的皮质垫,利于晶状体物质的安全吸除。③抽吸皮质:降低瓶高并调低流量,将周围皮质吸除后,再抽吸后极部中央皮质。④后极部混浊的处理:当后极部混浊不容易去除时,可用截囊针、撕囊镊或电撕囊仪进行后囊的连续环形撕囊。⑤后囊破裂的处理:后囊破裂后应注意不要立刻将超乳头撤出前房,否则会引起前房变浅、后囊的破口扩大及玻璃体前界膜的破裂,继而导致玻璃体的脱出。此时应在前房内尤其是破口处注射较多黏弹剂,维持前房的深度和压力,接着适当降低灌注瓶的高度并且减少超乳头的灌注,等后囊稳定之后再退出超乳头。若此时残留有晶状体核,应谨慎处理防止核块掉入玻璃体腔。当破口较小、核块也较小时,可以避开破口处将核吸引至前囊前继续乳核;当破口较大时,如核较软且无下沉的趋势时,可以在破口处注射黏弹剂后继续乳核;如核较硬且核块有下沉趋势时,应立即停止乳核,可使用注水囊圈将核块娩出。处理残留皮质时,先使用黏弹剂封闭破口,再使用弯头I/A尽量避开破口抽吸,过程中注意减少灌注;也可使用手法灌注吸出残余皮质,更为安全。⑥玻璃体的处理:后囊破裂后很容易发生玻璃体前界膜的破裂导致玻璃体脱出,当玻璃体脱出不多且未从切口溢出眼外时,可以使用黏弹剂压回;当有少量玻璃体从切口溢出时,可以用棉签辅助显微剪剪除;脱出量大导致瞳孔变形较难回复时,需要进行前节玻璃体的切除。⑦IOL植入:根据后囊缺陷的位置和大小选择IOL植入的位置,应尽可能地将IOL植入囊袋内;当后囊缺损过大但前囊撕囊口尚完整时可选择将IOL植入睫状沟内固定,植入前须在前囊与虹膜之间注入黏弹剂,以确保囊外植入IOL的空间;若晶状体的囊袋破裂严重,前后囊无法为IOL提供有效支撑时,可选择后房型IOL悬吊或植入前房型IOL。植入IOL以后,如果瞳孔不圆,囊膜剪剪切不圆处牵引的玻璃体,使用冲洗针头或虹膜复位器回复瞳孔,必要时也可使用缩瞳剂。

该患者先行右眼白内障超声乳化摘除+一期人工晶状体植入术;择期行左眼白内障超声乳化摘除+一期人工晶状体植入术。右眼术中后囊与后部皮质粘连紧密,抽吸残留皮质时发生了后囊破裂。由于此时只有少许皮质残留,选择在前房内注射较多黏弹剂封闭破口后,使用弯头I/A在皮质周边将其抽吸干净。术中有少量玻璃体从切口溢出,使用棉签辅助显微剪剪除。由于该患者前囊的撕囊口尚完整,最后选择在睫状沟植入后房型IOL。术后第1天右眼裸眼视力0.4;术后1周右眼裸眼视力0.5,矫正视力0.8(图8-2-6)。

【病例启示】

1. 后极性白内障因累及晶状体后囊,术前通过裂隙灯和CASIA2等影像学检查对后囊的形态和完整性进行评估,可以进行手术风险的预判,对术者具有重要的指导意义。

2. 因后极性白内障患者的晶状体后囊本已薄弱或破裂,术中应格外注意后囊的保护,

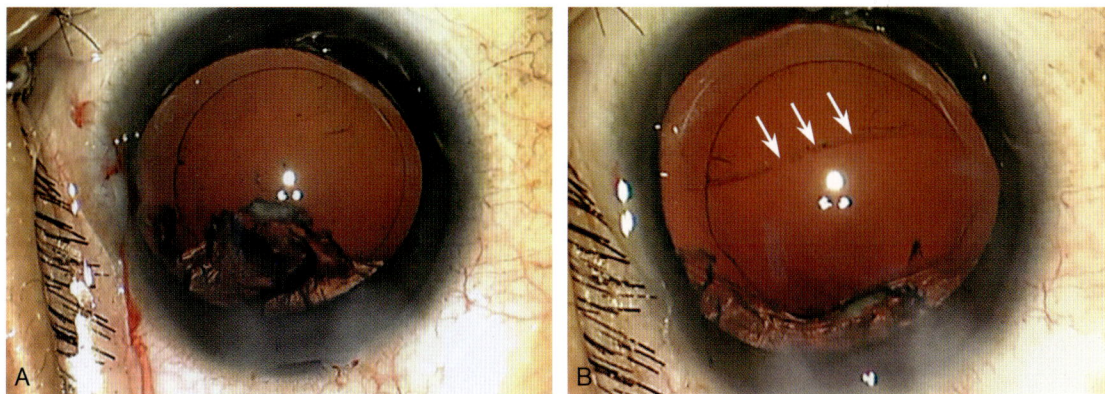

图 8-2-6　右眼术中情况

A. 右眼后囊膜与后部皮质粘连紧密;B. 右眼后囊严重破裂,可见破口一侧边缘(白色箭头),另一侧边缘不可见。

预防核块掉落。

(晋爱霞　刘臻臻　罗莉霞)

二、永存性胚胎血管

约 20% 的单侧先天性白内障合并永存性胚胎血管(persistent fetal vasculature,PFV)。PFV 是一种由于胚胎期原始玻璃体血管系统退化不全所导致的先天性眼部发育异常。该疾病是在 1818 年由 Jules Cloquet 首先描述的,在 1908 年,Collins 将其命名为晶状体后纤维血管膜持续增生症(persistent hyperplastic tunica vasculosa lentis,PHTVL),胎儿晶状体后纤维膜鞘持续增生(persistent posterior fetal fibrovascular sheath of the lens)。1955 年,Reese 将其命名为永存原始玻璃体增生症(persistent hyperplastic primary vitreous,PHPV),包括前部和后部玻璃体的病变。Goldberg 在 1997 年 Jackson 纪念演讲中提出将这些疾病归为一类,更名为永存性胚胎血管(persistent fetal vasculature,PFV)。这一说法更准确地反映了该类疾病的原因和解剖特征,近年来已逐渐取代 PHPV,故本节中统一采用 PFV 这一名称。

PFV 95% 为单眼发病,大部分为散发,少数为常染色体显性或隐性遗传。在胚胎发育过程中,位于原始玻璃体内的玻璃体动脉向前包裹晶状体和虹膜形成晶状体前、后血管膜和瞳孔血管膜,为眼前节胚胎发育提供营养,这些血管在胚胎中期和晚期通过细胞凋亡而退化消失。当原始玻璃体血管系统未发生退化或退化不完全时,就会引起 PFV。

根据血管异常的部位可分为三种类型:前部 PFV、后部 PFV 和混合型 PFV。前部 PFV 较常见,约占病例的 25%,表现为白内障、晶状体后纤维血管膜永存等,部分小儿病例会出现浅前房和睫状突的拉长。后部 PFV 主要累及玻璃体和视网膜,占 PFV 患儿的 12%,表现为永存玻璃体动脉、Bergmeister 视盘、视网膜皱襞、视网膜增殖膜和视网膜脱离等。混合型 PFV 是最常见的类型,累及前后节,约占所有病例的 60%,混合型 PFV 可发展为角膜混浊、继发性青光眼或自发性眼内出血。

该疾病的临床表现复杂多样,对患儿的视功能可造成严重影响,因此早期通过详细的影像学检查进行综合评估对于制订该病的诊疗决策具有重要意义,下面将通过一个典型病例进行阐述。

【病例特点】

患儿男性,1 岁 3 个月。

【主诉】

出生后家长发现左眼发白。

【查体】

视力:检查不配合;眼压(iCare):OD 11.6mmHg,OS 18.8mmHg。

【既往史】

足月、顺产,无吸氧史,否认其他眼病史、外伤史、过敏史、家族史、系统疾病史等。

【诊疗过程】

裂隙灯下检查,右眼眼前节无明显异常,玻璃体和眼底检查不配合;左眼角膜透明,前房深,瞳孔欠圆,直径约 3mm,对光反射迟钝,瞳孔领外翻。虹膜表面覆盖灰白色血管膜,可见放射状分布的萎缩血管,鼻上方可见一条粗大血管横跨虹膜和晶状体并向虹膜后反折,形成发卡样结构。晶状体全白混浊,表面可见血管膜,玻璃体和眼底窥不入(图 8-2-7)。

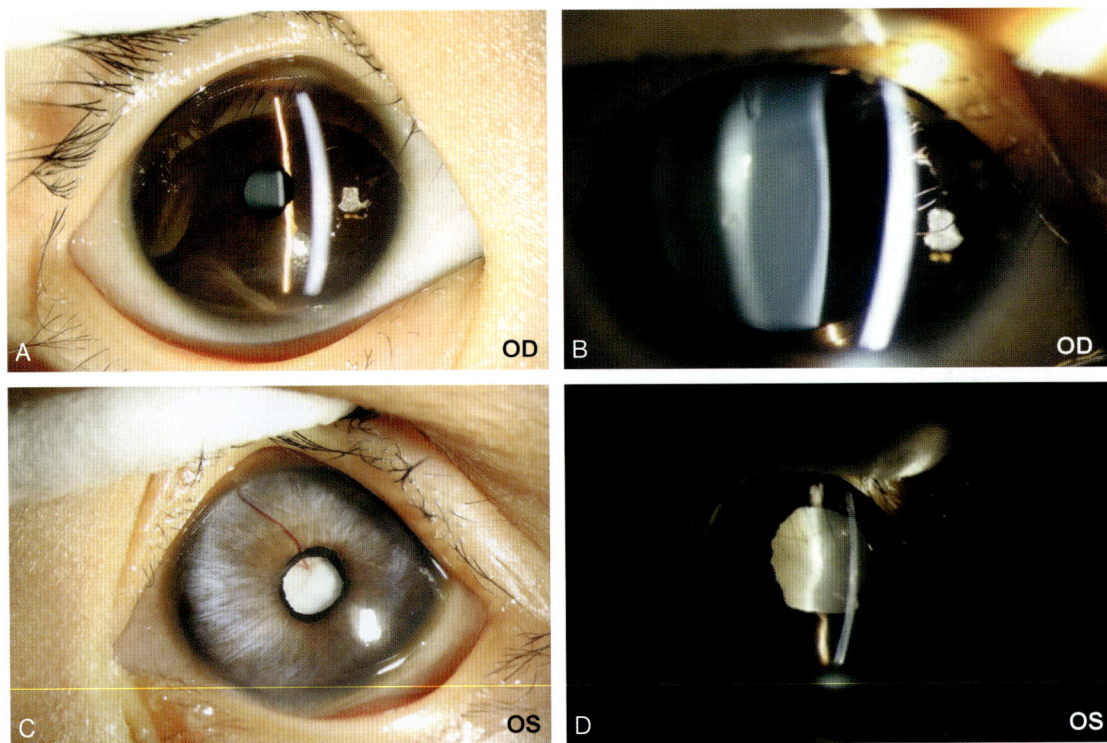

图 8-2-7   双眼裂隙灯照相

A、B. 右眼未见异常;C、D. 左眼瞳孔欠圆,瞳孔领外翻,虹膜表面覆盖灰白色萎缩血管膜,鼻上方可见粗大血管横跨虹膜和晶状体,晶状体全白混浊,表面可见血管膜。

　　由于左眼瞳孔难以散大,借助 UBM 和 CASIA2 检查可以更全面地评估晶状体和房角的情况。该患儿双眼 UBM 检查提示:右眼未见异常,左眼虹膜表面可见膜状物,延伸至瞳孔区,覆盖晶状体前表面(图 8-2-8)。双眼 CASIA2 检查提示:右眼未见异常;左眼虹膜表面可见膜状物,延伸至瞳孔区,与晶状体相连,晶状体前表面可见膜状物,晶状体前后部呈高密度影(图 8-2-9)。

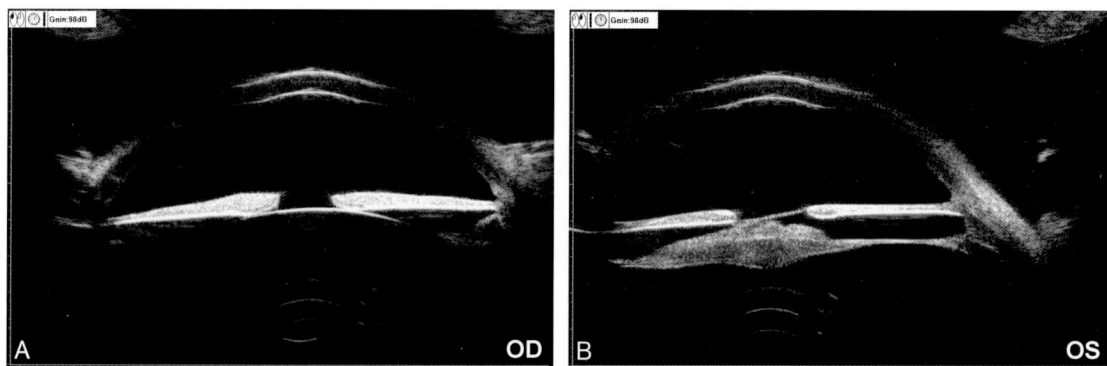

图 8-2-8　双眼 UBM 检查
A. 右眼未见异常;B. 左眼虹膜表面可见膜状物,延伸至瞳孔区,覆盖晶状体前表面,房角关闭。

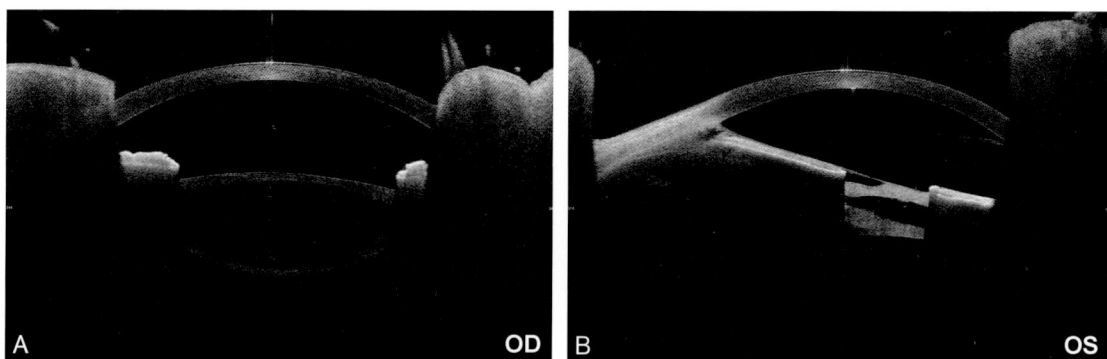

图 8-2-9　双眼 CASIA2 检查
A. 右眼未见异常;B. 左眼虹膜表面可见膜状物,延伸至瞳孔区,覆盖晶状体前表面,晶状体前后部呈高密度影。

　　PFV 患儿借助 A、B 超检查可以了解眼轴长度、玻璃体以及视网膜病变情况;通过彩色多普勒超声还可以评估眼内异常组织血流情况。该患儿 A 超检查显示:双眼眼轴长 OD 21.98mm,OS 20.54mm,左眼眼轴较短。该患儿 B 超检查表现为双眼玻璃体混浊声像,左眼玻璃体腔可见细长形光带连接视盘及晶状体后部(图 8-2-10)。

　　根据患儿上述检查结果:眼前节照相及 AS-OCT 示患儿左眼虹膜和晶状体前表面覆盖萎缩血管膜,房角关闭,晶状体前后部皮质混浊,眼部 B 超提示左眼玻璃体腔光带连接视盘和晶状体后表面,因此我们对该患儿作出以下诊断。

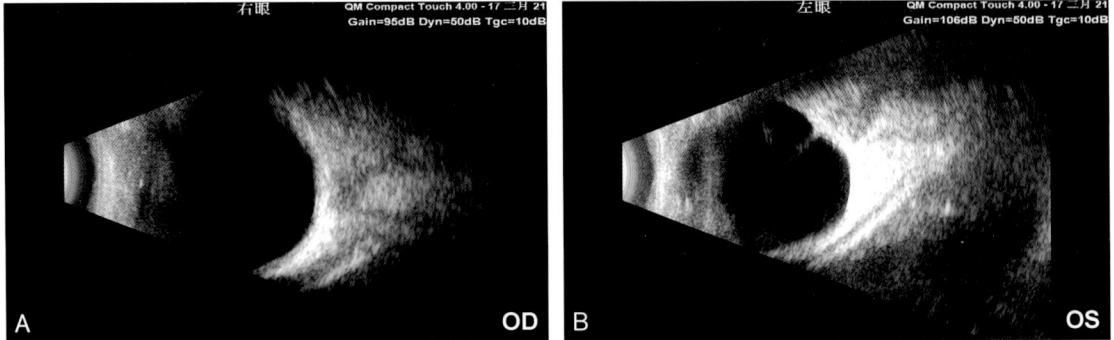

图 8-2-10　双眼 B 超检查

A.右眼玻璃体混浊声像;B.左眼玻璃体腔可见细长形光带连接视盘及晶状体后部。

【诊断】

①左眼永存性胚胎血管(混合型);②左眼先天性白内障;③左眼继发性房角关闭。

【鉴别诊断】

PFV 表现为白瞳征,应与先天性白内障、早产儿视网膜病变和视网膜母细胞瘤等相鉴别。

1. 先天性白内障　通常表现为晶状体不同形态和程度的混浊,不伴有玻璃体和视网膜的异常,通过 B 超在晶状体后部发现纤维血管膜可帮助鉴别。

2. 早产儿视网膜病变　患儿通常为早产的低体重儿,常有吸氧史,双眼发病,视网膜周边部因缺血缺氧发生不同程度的增生性病变,严重者可牵拉视网膜引起脱离。

3. 视网膜母细胞瘤　眼底可见实性占位性病变,在 B 超表现为玻璃体腔内低或中强回声光团,与眼底光带相连,多有钙化斑的形成。彩色多普勒超声成像可见瘤体内红蓝相伴的血流信号。

【处理意见】

PFV 患者的临床表现多样,目前尚没有统一的手术治疗方案。根据我国吕林和丁小燕教授团队的研究,将 PFV 按照彩色多普勒超声分为 I 型、Y 型、倒 Y 型和 X 型四型,手术方式根据分型来选择。I 型患儿瞳孔区晶状体有明显混浊时可采用角巩膜缘切口进行手术,若瞳孔区无明显混浊可先观察;Y 型患儿也采用角巩膜入路,避免经睫状体平坦部入路,以减少对玻璃体基底部和周边视网膜的扰动,避免造成医源性视网膜裂孔或脱离;倒 Y 型患儿,推荐后入路法;X 型患儿由于病变复杂,预后较差,手术意义不大。

该患儿经评估和讨论后,在全麻下行左眼瞳孔区血管膜撕除+白内障摘除+晶状体后血管膜切开+前节玻璃体切除术。术中发现晶状体后致密血管膜,予行电撕囊切开,术后视轴区清亮。

【病例启示】

1. CASIA2、UBM 和超声等影像学检查的应用为 PFV 的诊断提供了重要的价值,对治疗方案的选择具有重要的指导意义。

2. PFV 患儿的临床表现多样,病情较复杂,需权衡利弊选择对患儿最为有益的手术方式。

(晋爱霞　谈旭华　罗莉霞)

第三节　晶状体脱位

一、先天性晶状体脱位

先天性晶状体脱位(congenital ectopia lentis,CEL)通常与遗传性结缔组织疾病相关,大多数为悬韧带异常导致的晶状体从自然位置偏离,它通常发生在双侧,并与系统性疾病相关,如马方综合征、Weill-Marchesani 综合征、高胱氨酸尿症和 Ehlers Danlos 综合征。其中马方综合征合并先天性晶状体脱位的病例最多见。CEL 会导致严重的屈光不正、不规则散光、最佳矫正视力(BCVA)下降和单眼复视等异常。CEL 的其他并发症包括高度近视、青光眼、视网膜脱离和许多其他眼部并发症。目前,业界尚缺乏 CEL 的诊疗指南,这使得 CEL 的诊疗非常具有挑战性。对于此类患者,应采取适当和及时的干预策略,防止斜视、弱视等引起严重的视力损伤。CEL 作为疑难晶状体病的一种,影像学检查对该类患者的诊疗具有重要的价值,本文拟通过眼前节照相、UBM、眼前节光学相干断层扫描(AS-OCT)等影像学检查对先天性晶状体脱位患者的特点进行剖析。

【病例特点】

患者男性,7 岁。

【主诉】

双眼自幼视力不佳。

【查体】

视力:OD 0.63,OS 0.32;NCT:OD 9.3mmHg,OS 10mmHg。

【既往史】

基因检测明确马方综合征诊断,超声心动图显示主动脉窦部及升主动脉近端轻度增宽,未予特殊处理。

【家族史】

无。

【诊疗过程】

裂隙灯检查发现双眼角膜、前房、瞳孔、虹膜未见显著异常;晶状体向鼻上方偏位;前房深浅不一;眼底视网膜平伏(图 8-3-1)。

患者明确诊断为马方综合征合并晶状体脱位,但脱位程度如何? 是否合并眼部其他异常? 是否合并房角关闭? 以及如何选取手术方式? 除了裂隙灯检查,我们仍需要进一步检查来明确上述问题。

UBM 检查结果如下:双眼房角开放,晶状体不全脱位(图 8-3-2)。

眼前节光学相干断层扫描(AS-OCT)可见:双眼晶状体倾斜,房角开放(图 8-3-3)。

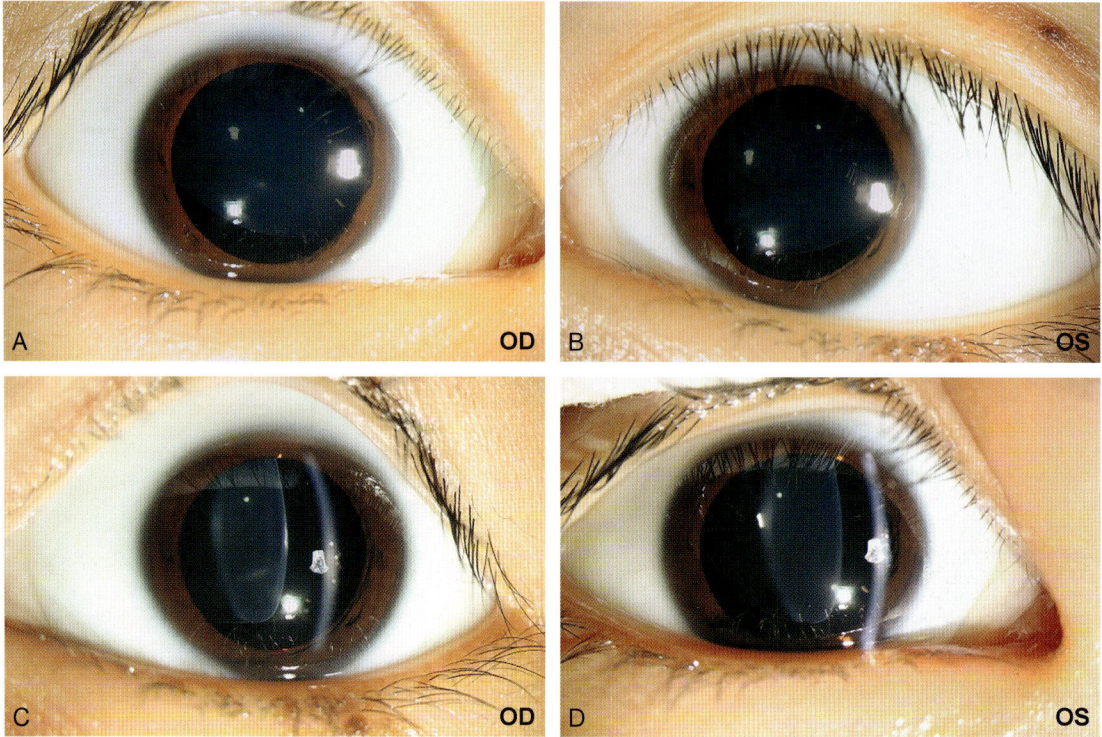

图 8-3-1　双眼裂隙灯照相

A、B. 双眼外观无异常，散瞳下可见双眼晶状体向鼻上方移位；C、D. 晶状体混浊，前房深浅不一。

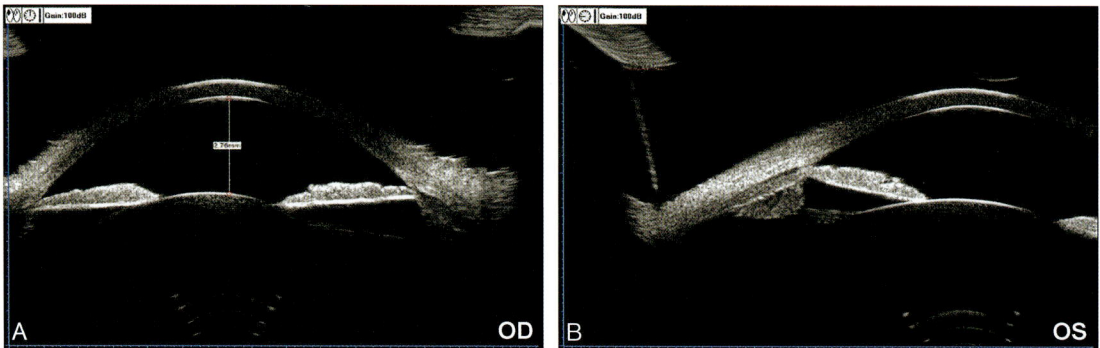

图 8-3-2　UBM 检查双眼前房深度及房角情况

双眼房角开放，晶状体不全脱位。右眼中央前房深度 2.76mm；全周房角开放；全周悬韧带回声可见（其中 5:00 至 8:00 位晶状体悬韧带回声稀疏拉长）（A，B）；左眼中央前房深度 2.82mm；全周房角开放；全周悬韧带回声可见（其中 4:00 至 7:00 位晶状体悬韧带回声稀疏拉长）（C，D）。

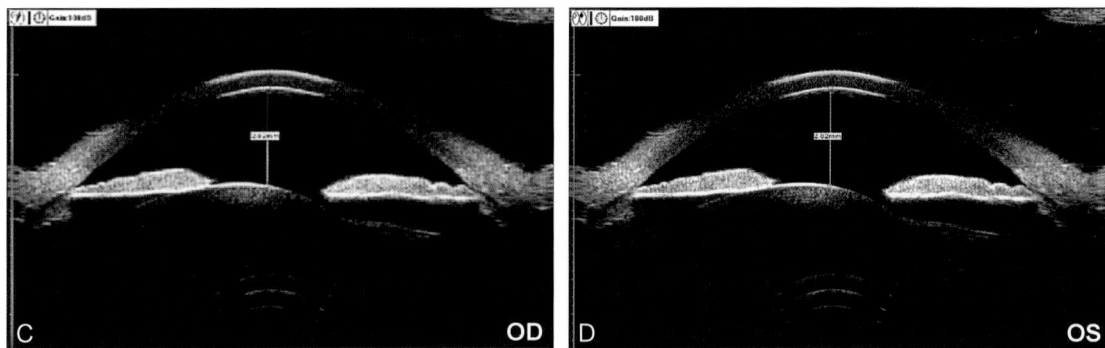

图 8-3-2(续)

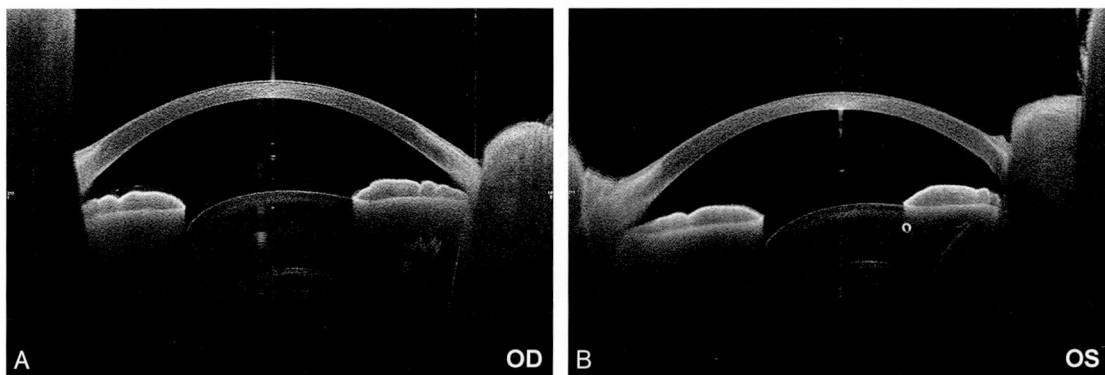

图 8-3-3 双眼前节 OCT 检查
A、B. 双眼晶状体不全脱位,悬韧带稀疏拉长,双眼晶状体透明。

患者的先天性晶状体脱位诊断及脱位程度借助上述检查已经基本明确,但除了晶状体脱位,马方综合征还可能合并其他眼部病变,因此,我们需要借助眼后节进一步检查,排除其他眼部并发症,从而对其诊疗提供更稳妥的依据。眼底照相检查及前置镜检查均显示患者双眼视网膜平伏,无视网膜脱离。

根据患者的上述检查结果:眼前节照相、UBM 以及 AS-OCT 检查均显示患者晶状体脱位;UBM 检查示双眼房角开放,并提供了悬韧带异常的细节;前节 OCT 显示了晶状体透明度、倾斜以及偏心情况;眼底相关检查示患者并未有视网膜脱离等眼后节并发症,除了影像学,我们还对该名患者进行了验光及 A 超等眼部检查,基于患者的病史、体征及检查资料,我们对患者作出以下诊断。

【诊断】
①双眼先天性晶状体脱位;②双眼屈光不正;③双眼弱视;④马方综合征。

【处理意见】
双眼拟行"晶状体摘除+人工晶状体缝襻固定术"。

【病例启示】
1. 晶状体脱位主要分为三类,其中儿童晶状体脱位多为先天性晶状体脱位,先天性晶状体脱位以马方综合征为主要致病原因,而马方综合征的眼部特征除了晶状体脱位(40%~56%),还包括近视(28%)和视网膜脱离(0.78%);因此,除排除全身病变外,还应对患者进行全面的眼科检查。

2. 目前先天性晶状体脱位患者的手术时机和手术方式仍存在争议,一般说来,未显著影响视力的轻度晶状体脱位患者,可保守治疗。对中度晶状体脱位患者,可根据临床医生的经验及晶状体脱位程度选取改良张力环或人工晶状体缝襻固定术治疗。

3. 除手术治疗晶状体脱位外,患者视觉康复训练治疗也应同步进行,对于晶状体脱位患者,尤其是先天性晶状体脱位患者,其视觉发育多受到一定的影响,仅靠手术治疗往往不能完全恢复正常视力,应配合后续的视觉康复训练。

4. 由于先天性晶状体脱位患者大多伴系统性疾病,且眼部病变可进展性发展,因此,对于此类患者,后续跟踪随访尤为重要。

(靳光明　伍洁仪)

二、外伤性晶状体脱位

任何先天性或后天性的原因导致晶状体悬韧带稳定性下降,如悬韧带断裂,均有可能造成晶状体的不全脱位或全脱位,其中外伤约占 22%。眼钝挫伤引起的晶状体脱位是外伤性晶状体脱位最常见的类型,其发病机制与眼穿通伤或贯通伤直接损伤晶状体悬韧带的发病机制不同,眼钝挫伤通过外力作用挤压眼球,使得眼球前后径缩短而赤道部直径扩张,晶状体的赤道直径也突然加大,导致晶状体悬韧带断裂,最终引起晶状体脱位。不同的眼外伤机制及受伤程度,外伤性晶状体脱位的临床表现存在大同小异,影像学检查的辅助诊疗尤为关键。本文拟通过眼前节照相、UBM、AS-OCT 等影像学检查对外伤性晶状体脱位患者的特点进行剖析。

【病例特点】
患者男性,58 岁。

【主诉】
左眼被羽毛球击伤后视力下降 3 周。

【现病史】
3 周前,患者左眼被羽毛球击伤后立即出现视力下降,伴眼红眼痛,伴畏光流泪,无头痛恶心呕吐,随即到当地医院就诊,诊断为"左眼外伤性晶状体脱位,左眼玻璃体积血",给予降眼压等局部用药(具体不详),视力无明显改善。患者为求进一步治疗前来就诊。门诊以"左眼外伤性晶状体不全脱位,左眼外伤性白内障"收入院治疗,患者起病以来,精神状态一般,饮食睡眠可,大小便通畅。

【查体】
视力:OD 1.0,OS 0.2;NCT:OD 16mmHg,OS 14mmHg。

【既往史】
否认全身及眼科疾病史,否认手术史,无戴镜史。

【诊疗过程】

裂隙灯下检查,右眼无充血水肿,角膜透明,前房深,虹膜纹理清,瞳孔圆,药物性散大,直径约 8mm×8mm,对光反射灵敏,晶状体透明,前 1/3 玻璃体透明;左眼结膜无充血水肿,角膜透明,前房深,鼻侧前房可见玻璃体疝,虹膜震颤,瞳孔欠圆、散大,直径约 6mm×6mm,对光反射消失,晶状体皮质混浊,鼻侧可见晶状体赤道部边缘,前 1/3 玻璃体色素性混浊(图8-3-4)。

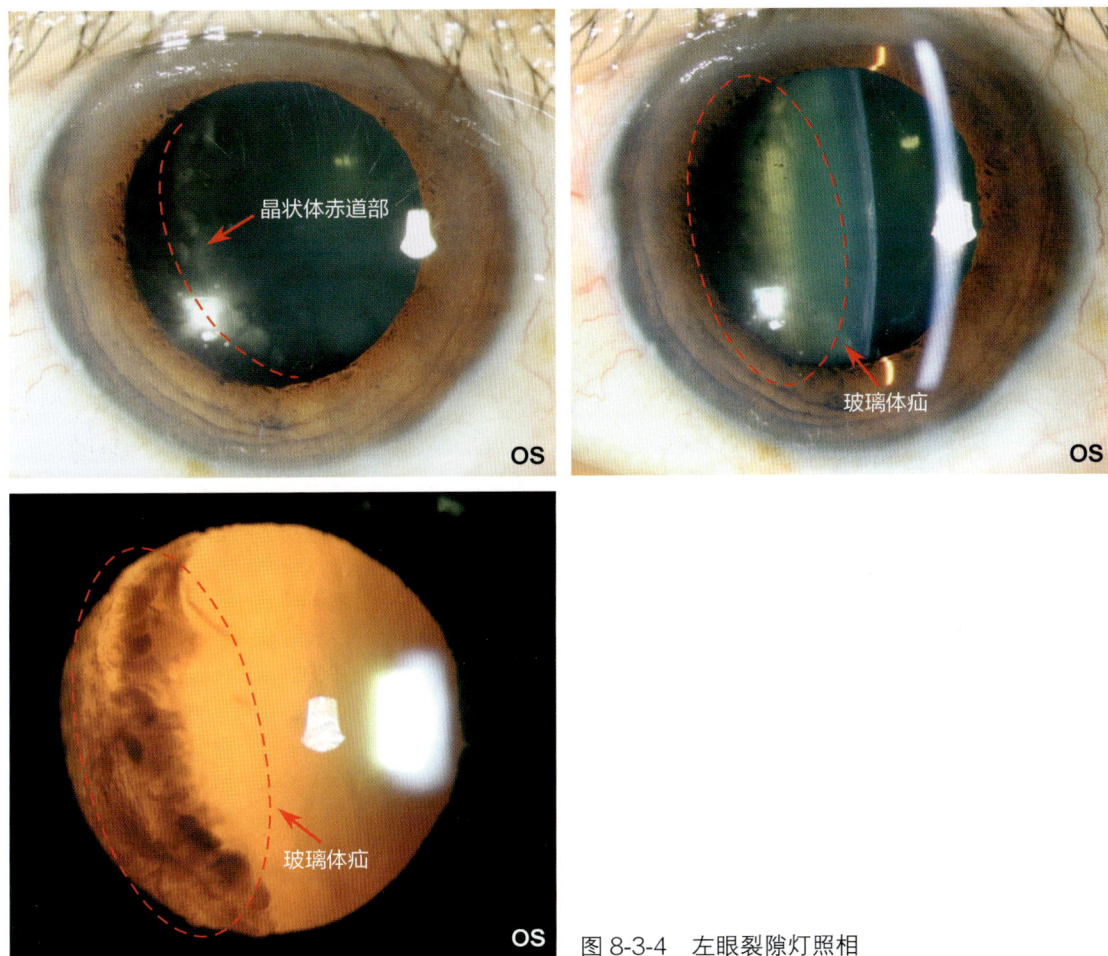

图 8-3-4　左眼裂隙灯照相

患者左眼外伤性晶状体不全脱位、左眼外伤性白内障的诊断明确,但该患者晶状体悬韧带断裂范围,也就是不全脱位的范围是多少? 晶状体后囊是否完整? 引起继发性眼压升高的原因是什么? 眼底视网膜情况如何? 需要采取何种干预? 上述问题应通过进一步影像学检查来评估。

UBM 检查示:左眼前房中央深度 4.49mm,深度不均,全周房角劈裂,未见睫状体及前节脉络膜脱离声,5:00 至 12:00 位晶状体悬韧带离断,前房可见虹膜与晶状体赤道部间囊样高回声(图 8-3-5)。

晶状体前囊

玻璃体疝

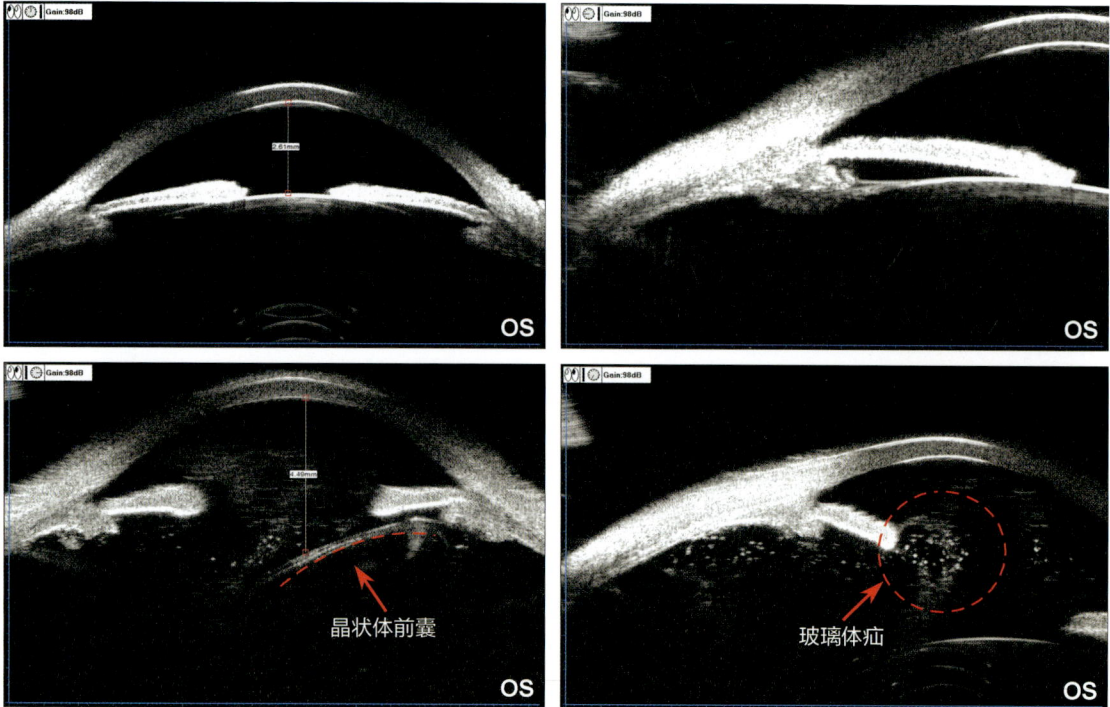

图 8-3-5　左眼 UBM 检查

　　CASIA2 检查示：左眼晶状体厚度 3.92mm；左眼晶状体偏心 0.71mm，左眼前房深度不均，晶状体鼻侧赤道部后移，睫状突-晶状体赤道部距离不等，前房虹膜与晶状体赤道部间囊样高反射，晶状体鼻侧皮质不规则高反射（图 8-3-6）。

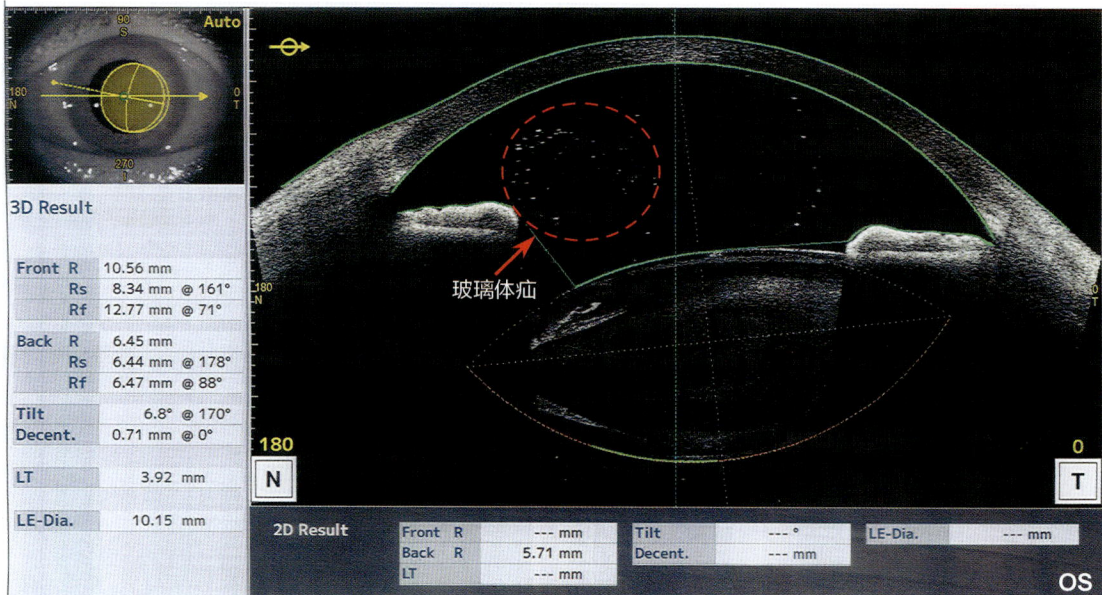

玻璃体疝

图 8-3-6　左眼 CASIA2 检查

眼底照相示:双眼眼底视网膜平伏,视盘边界清,C/D 约为 0.5,黄斑中心凹反光存在,左眼因晶状体透明度下降及位置异常,成像欠清(图 8-3-7)。

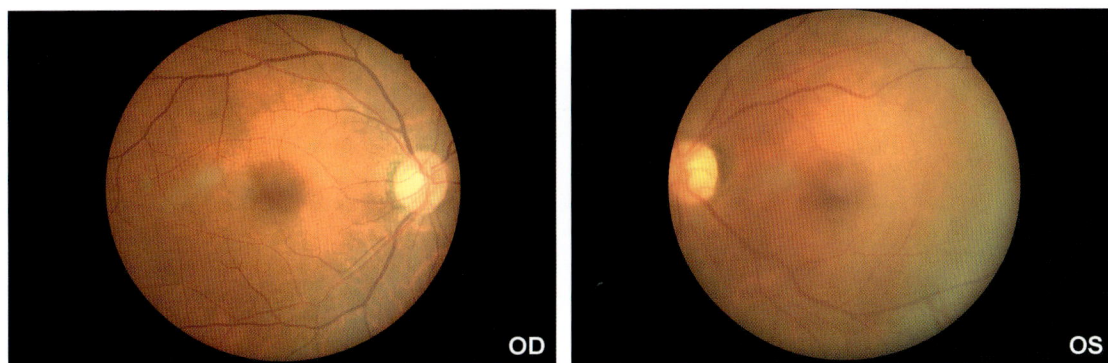

图 8-3-7　双眼眼底照相

眼后节 OCT 检查示:右眼盘周神经纤维层厚度正常,左眼盘周颞上方神经纤维层稍变薄,黄斑区未见异常(图 8-3-8)。

根据患者的上述检查结果:眼前节照相及 AS-OCT 示患者左眼晶状体鼻侧半脱位,玻璃体疝;UBM 检查示左眼全周房角劈裂后退,晶状体不全脱位,玻璃体疝;眼底照相显示眼底视网膜平伏,视盘色红、边界清楚,黄斑中心凹发光存在;眼后节 OCT 显示双眼神经纤维层厚度正常。因此我们结合患者体征及病史,对该患者作出以下诊断。

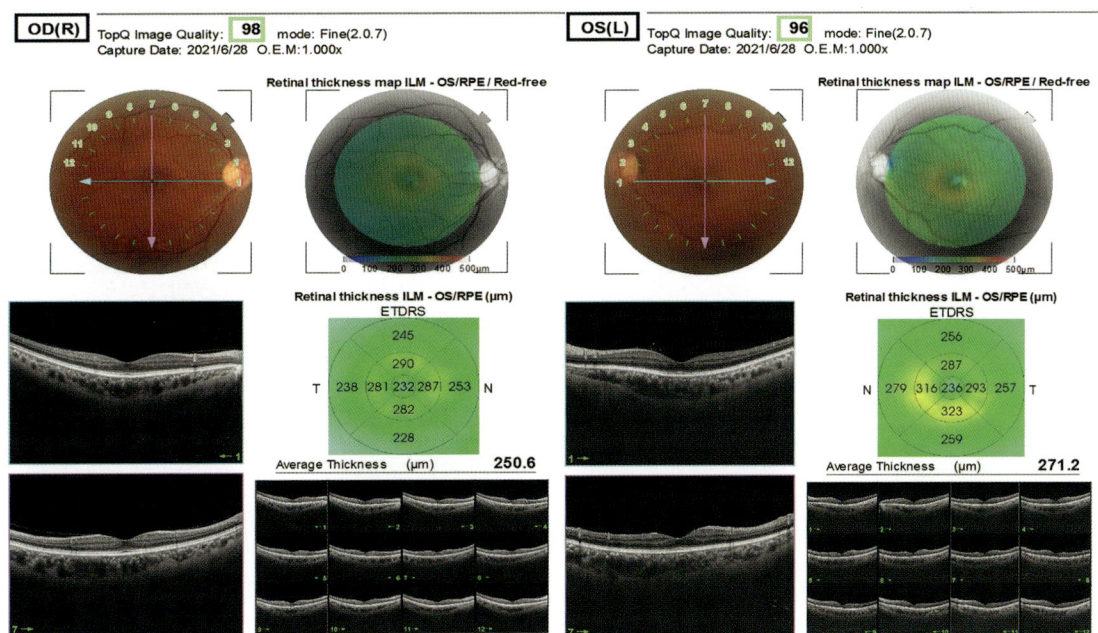

图 8-3-8　双眼眼后节 OCT 检查

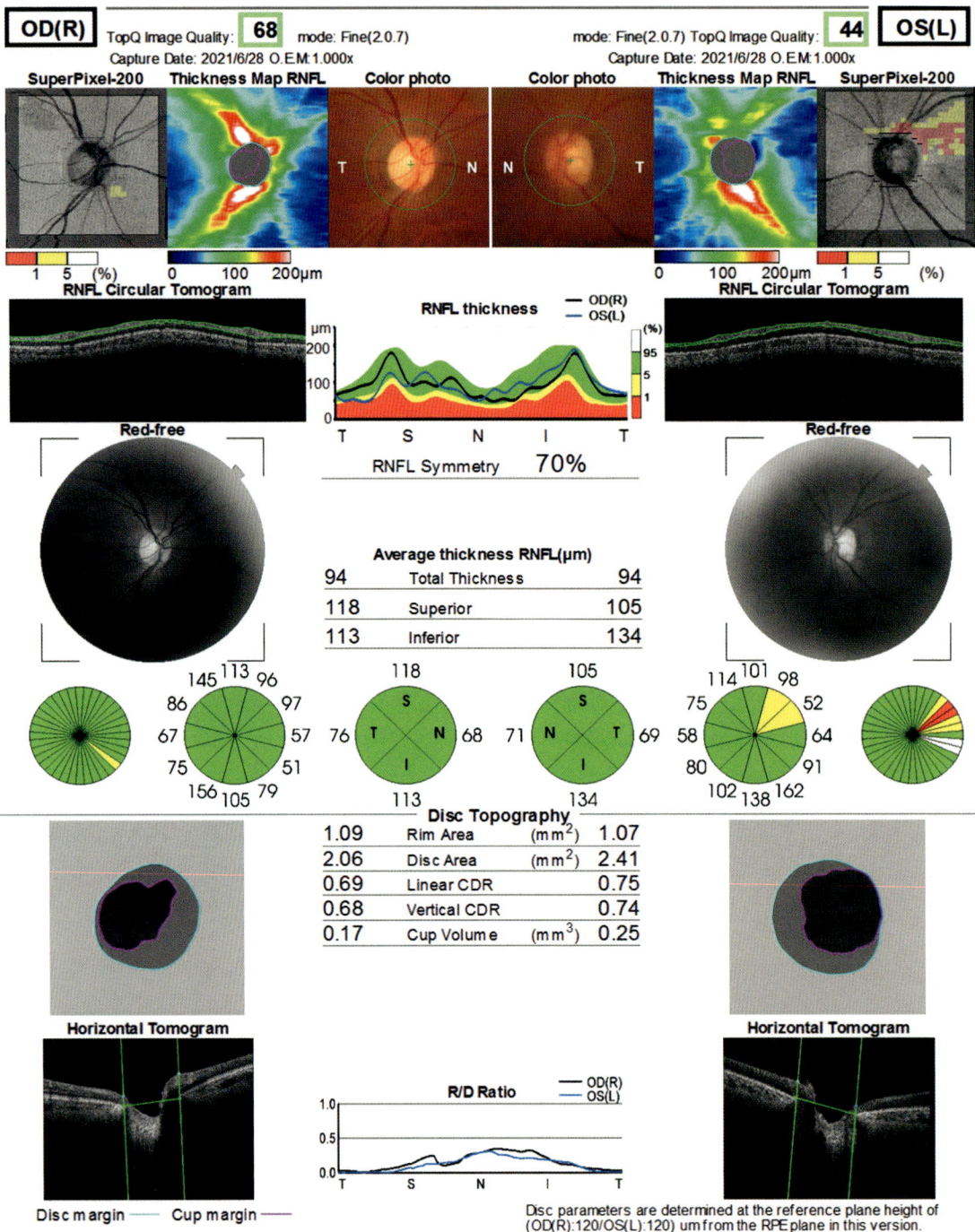

图 8-3-8(续)

【诊断】

①左眼眼球钝挫伤;②左眼外伤性晶状体不全脱位;③左眼外伤性白内障;④左眼外伤性玻璃体疝;⑤左眼继发性青光眼。

【处理意见】

左眼行"白内障超声乳化摘除术+人工晶状体悬吊术+瞳孔成形术+前段玻璃体切除术"。

【病例启示】

1. 外伤性晶状体脱位的预后和处理方法与其致病原因、损伤程度和并发症有密切联系,充分利用 UBM、AS-OCT 等影像学手段来评估病情严重程度,对制订眼外伤患者的诊疗方案具有重要价值。

2. 眼钝挫伤所致外伤性晶状体脱位合并继发性青光眼的患者,其发病机制往往是有多种因素共同作用。对于本例患者,既有晶状体和玻璃体解剖位置异常的因素,也有房角后退小梁组织水肿、炎症介质释放的因素。因此,临床上对外伤性晶状体脱位合并继发性青光眼的患者,应充分检查,注意分析观察青光眼病情的进展,早期应用抗炎药物和降眼压药物治疗。

3. 外伤性晶状体脱位的患者术中可能出现许多无法预测的可变因素,如前段玻璃体大量进入前房,牵引视网膜引起裂孔甚至脱离。因此,应注意完善术前检查,术中注意避免晶状体悬韧带、晶状体囊膜受到进一步损害,减少大量前段玻璃体进入前房的风险,保护视网膜免受牵引。

(娄秉盛　邹颖诗)

三、自发性晶状体脱位

相对于外伤性晶状体脱位和先天性晶状体脱位,自发性晶状体脱位在临床上较少见,应与先天性晶状体脱位鉴别诊断。自发性晶状体脱位虽然在临床少见,但因为其常合并眼部其他并发症,如葡萄膜炎、高度近视及青光眼等,常易被漏诊,因此对于合并上述眼病的患者,其悬韧带的情况应引起充分的重视。基于影像学检查在自发性晶状体脱位诊疗中的重要价值,本文拟通过眼前节照相、UBM、AS-OCT 等影像学检查对自发性晶状体脱位患者的特点进行剖析。

【病例特点】

患者女性,44 岁。

【主诉】

双眼无痛性渐进性视力下降 3 个月余。

【查体】

视力:OD 0.03,OS 0.05;NCT:OD 16mmHg,OD 17mmHg。

【既往史】

自幼高度近视,日常配戴眼镜。

【外伤史】

否认。

【家族史】

父亲有近视眼病史,具体不详。

【诊疗过程】

裂隙灯下检查，双眼角膜、前房、瞳孔、虹膜基本正常；晶状体呈核性混浊，晶状体向鼻上方脱位；前房深浅不一，眼底窥不清（图 8-3-9）。

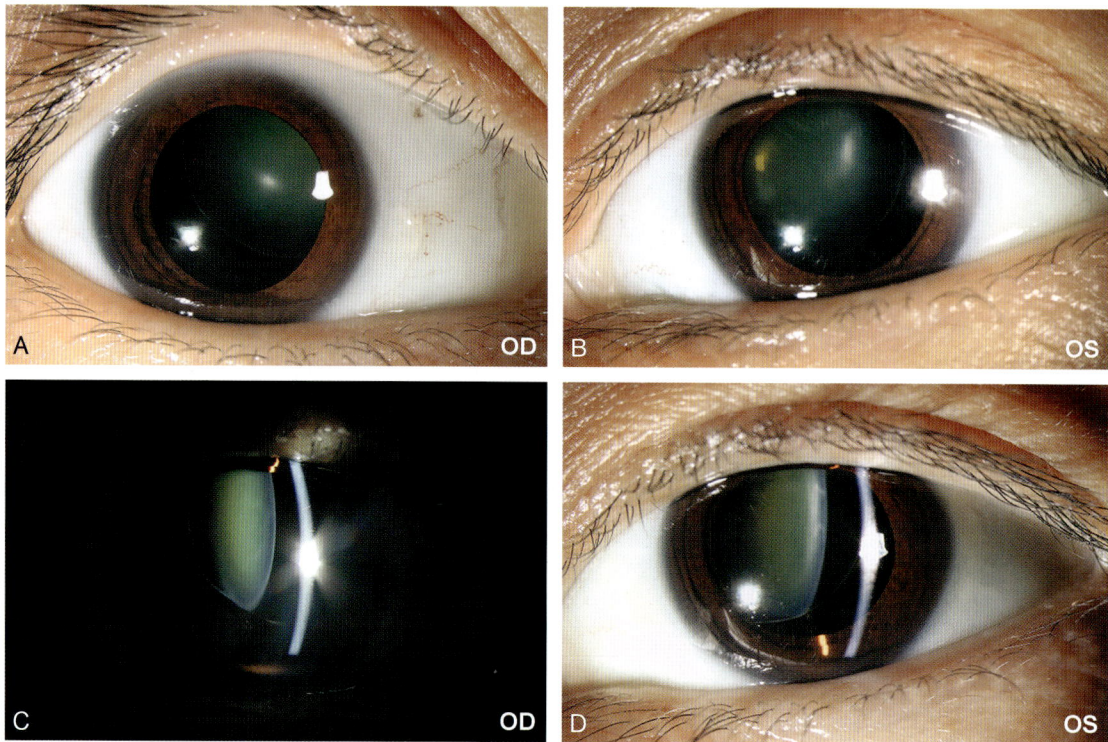

图 8-3-9　双眼裂隙灯照相

A、C. 患者右眼；B、D. 患者左眼。A、B. 双眼外观无异常，散瞳下可见双眼晶状体向鼻上方脱位；C、D. 晶状体呈核性混浊，前房深浅不一。

裂隙灯下可见患者晶状体赤道部，以往病史提示患者高度近视，因此我们对患者进行了验光及眼轴测量，结果支持患者高度近视的诊断，通过询问患者家族史及外伤史，发现患者有近视家族史，并诉以往配戴眼镜能看清，患者否认外伤史。患者心脏彩超未见明显异常，结合上述病史和体征，考虑患者为自发性晶状体脱位。需要进一步明确的是：本例患者眼部有无其他异常？需要采取何种治疗方式？基于以上疑问我们对患者进行了进一步的检查。

UBM 检查结果如下：双眼房角开放，晶状体不全脱位（图 8-3-10）。

Pentacam 检查显示：双眼呈晶状体脱位（图 8-3-11）。

根据上述检查，患者的晶状体脱位诊断及脱位程度基本明确，但患者高度近视同时合并白内障，因此我们借助 AS-OCT 检查对患者晶状体核密度以及悬韧带进行了更为客观的测量和评估。AS-OCT 检查示患者双眼晶状体皮质及核中等程度混浊，悬韧带可见稀疏拉长（图 8-3-12）。

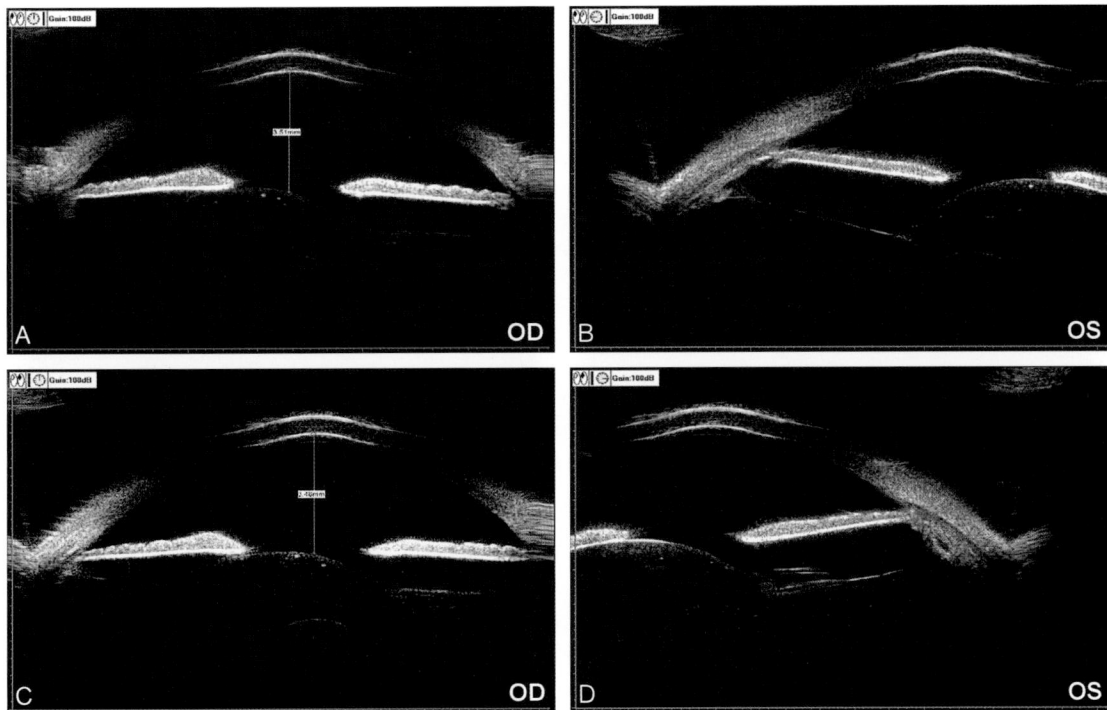

图 8-3-10　UBM 检查双眼前房深度及房角情况

A~D. 双眼房角开放,右眼中央前房深度 3.51mm,上方、下方及颞侧晶状体悬韧带不同程度稀疏拉长;左眼中央前房深度 3.48mm,上方、下方及颞侧晶状体悬韧带不同程度稀疏拉长。

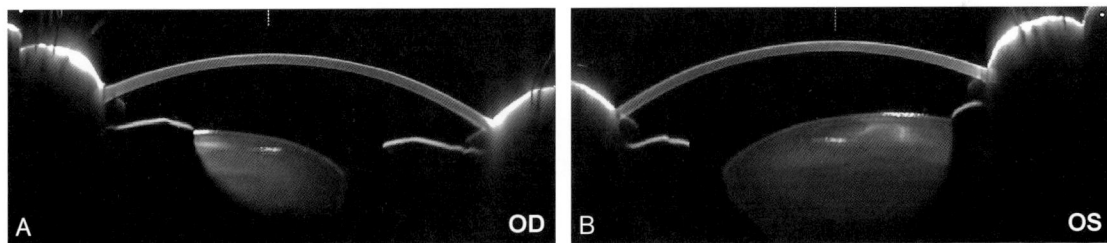

图 8-3-11　双眼 Pentacam 眼前节分析

A、B. 双眼晶状体倾斜,晶状体混浊。

　　通过以上检查,患者双眼晶状体脱位及并发性白内障的诊断明确,考虑到患者为高度近视,我们进一步对患者的眼底情况进行了评估,结果显示患者眼底存在高度近视眼底改变(图 8-3-13)。

　　根据患者的上述检查结果:眼前节照相及 AS-OCT 示患者晶状体不全脱位合并晶状体混浊;UBM 检查示双眼房角开放;眼底照相显示患者双眼眼底高度近视视网膜脉络膜病变;因此,我们对患者作出以下诊断。

【诊断】

　　①双眼自发性晶状体不全脱位;②双眼高度近视;③双眼高度近视眼底病变。

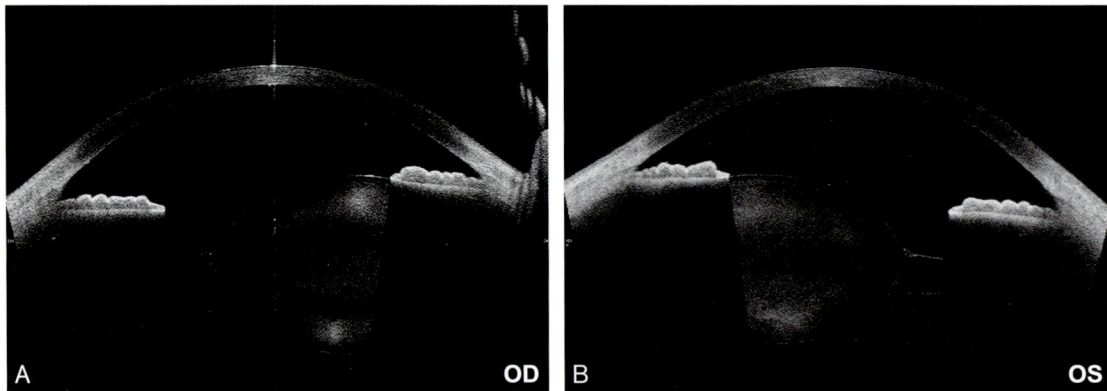

图 8-3-12 双眼 CASIA2 前节 OCT 检查

A、B. 双眼晶状体不全脱位,悬韧带稀疏拉长,双眼晶状体皮质及核中等程度混浊,右眼稍重。

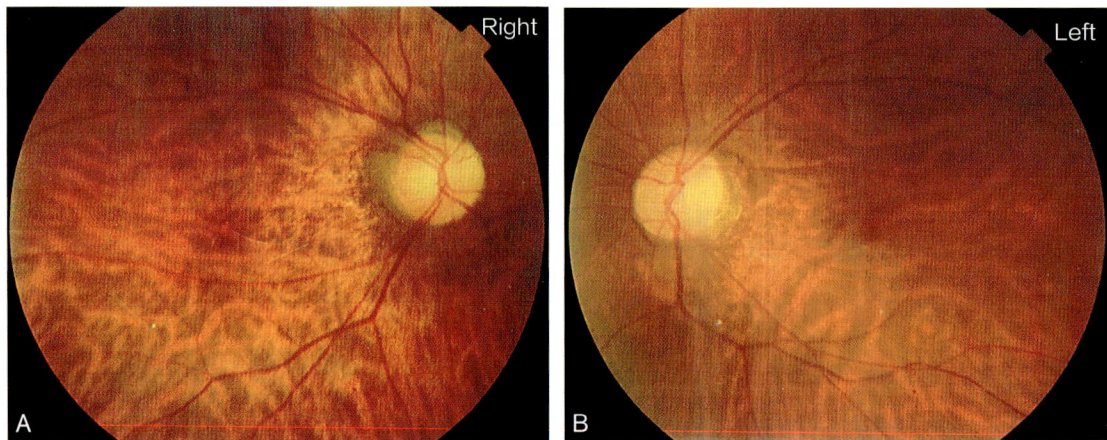

图 8-3-13 双眼眼底照相检查

双眼视盘色淡黄,血管纤细,视网膜平伏,眼底呈高度近视豹纹样改变。A. 右眼;B. 左眼。

【处理意见】

双眼行"白内障超声乳化摘除+人工晶状体缝襻固定术"。

【病例启示】

非外伤性晶状体脱位可发生在前房、瞳孔区及后房,自发性晶状体脱位的临床表型可与外伤性和先天性晶状体脱位相似,因此,应询问患者家族史以及外伤史,并注意检查患者是否合并其他眼部症状,两者结合才能诊断自发性晶状体脱位。本例患者为高度近视患者,长期高度近视的病史可使悬韧带变性拉长,因此,当患者矫正视力不佳时,应注意其悬韧带情况。

(伍洁仪 靳光明)

第四节　其他类型复杂晶状体病

一、激素性白内障

糖皮质激素类药物用于治疗全身或局部的炎症和免疫性疾病。长期全身或局部应用可导致晶状体后囊膜混浊。疾病早期,后囊膜下可见散在的点状或条状混浊,进而可形成盘状混浊,且逐渐向皮质发展。有效合理的运用影像学手段,可以更好地辅助诊断和鉴别激素性白内障。

【病例特点】

患者男性,43 岁。

【主诉】

双眼视物模糊伴眼干 1 年。

【现病史】

1 年前患者无明显诱因出现双眼视物模糊,伴眼干,伴畏光流泪,无伴眼红眼痛,无头痛恶心呕吐,自行不规律使用妥布霉素地塞米松滴眼液,现为求进一步治疗前来就诊,门诊检查发现双眼晶状体后囊下混浊,以"双眼激素性白内障"收入院治疗,患者起病以来,精神状态一般,饮食睡眠可,大小便通畅。

【查体】

视力:OD 0.5,OS 0.5;NCT:OD 15.3mmHg,OS 15.7mmHg。

【既往史】

否认全身及眼科疾病史,否认手术史,无戴镜史。

【诊疗过程】

裂隙灯下检查,双眼无充血水肿,角膜透明,前房轴深 3CT,虹膜纹理清,瞳孔圆,药物性散大,直径约 8mm×8mm,对光反射灵敏,瞳孔区后囊淡棕色盘状混浊,形状不规则,前 1/3 玻璃体透明(图 8-4-1)。

眼底照相示:双眼视盘边界清,盘沿正常,视盘血管走行正常,C/D=0.4,黄斑中心凹反光存在,视网膜平伏。

患者双眼激素性白内障的诊断明确,但该患者后囊混浊的形态和范围如何? 晶状体悬韧带情况如何? 房角功能情况如何? 需要采取何种干预? 上述问题可以通过进一步影像学检查来评估。

UBM 检查示:右眼前房中央深度 2.93mm,左眼前房中央深度 2.98mm,双眼全周房角开放,睫状体少许水肿、渗出物附着,晶状体悬韧带回声可见,未见睫状体及前段脉络膜脱离声像,未见周边视网膜脱离声像(图 8-4-2)。

CASIA2 检查示:右眼晶状体厚度 4.73mm,左眼晶状体厚度 4.69mm,双眼瞳孔区晶状体后囊增厚,晶状体皮质团块状高密度反射影(图 8-4-3)。

Pentacam 检查示:双眼瞳孔区晶状体后囊高反射,晶状体皮质团块状高密度反射影(图 8-4-4)。

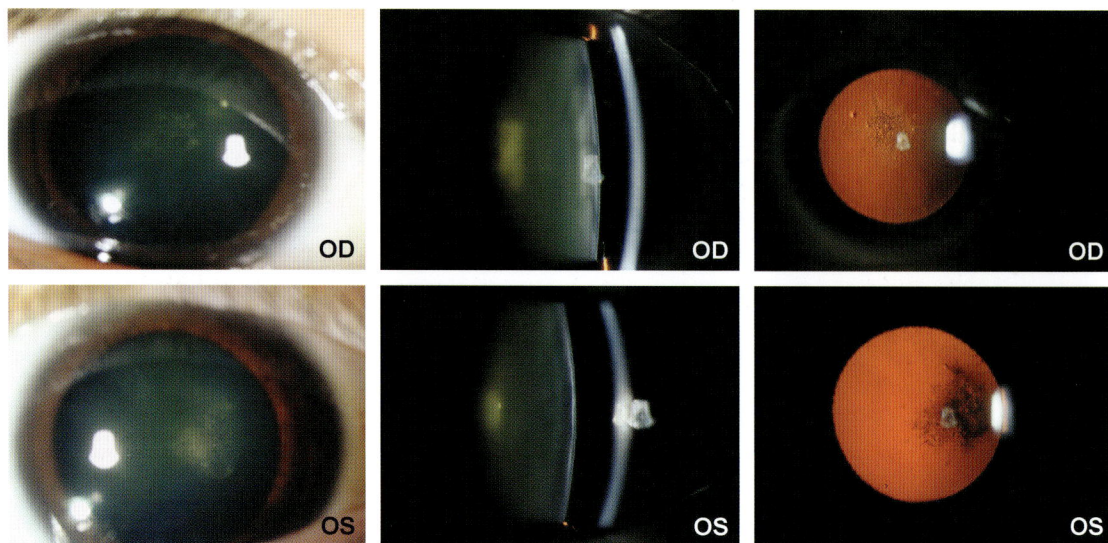

图 8-4-1   双眼裂隙灯照相

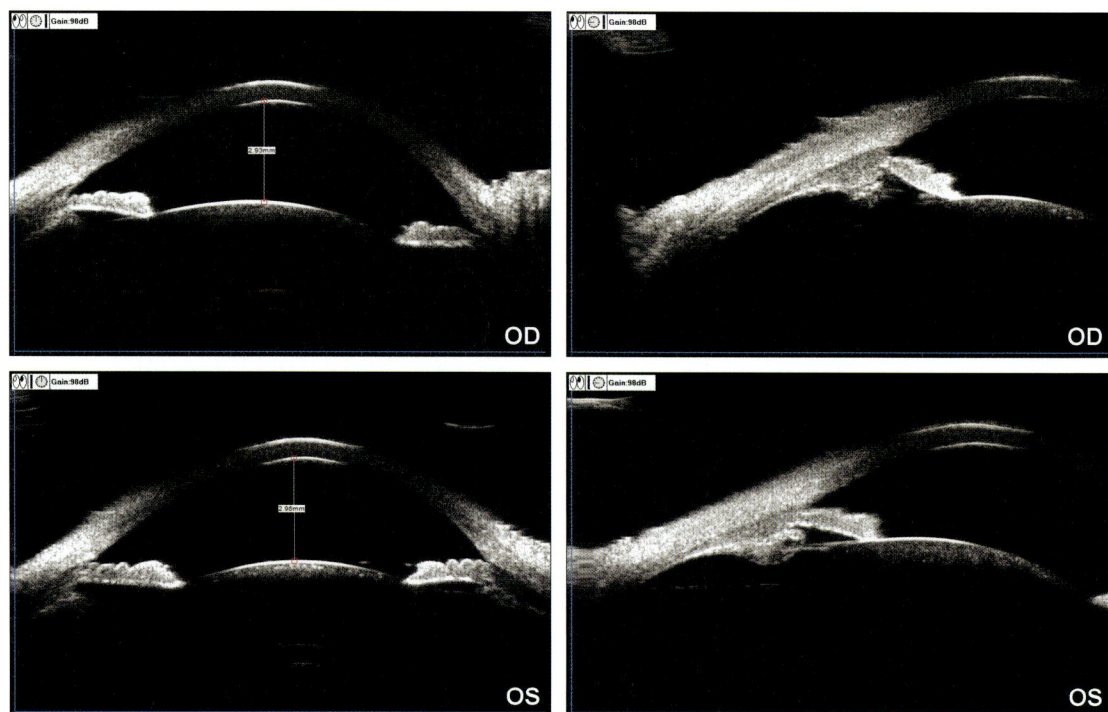

图 8-4-2   双眼 UBM 检查

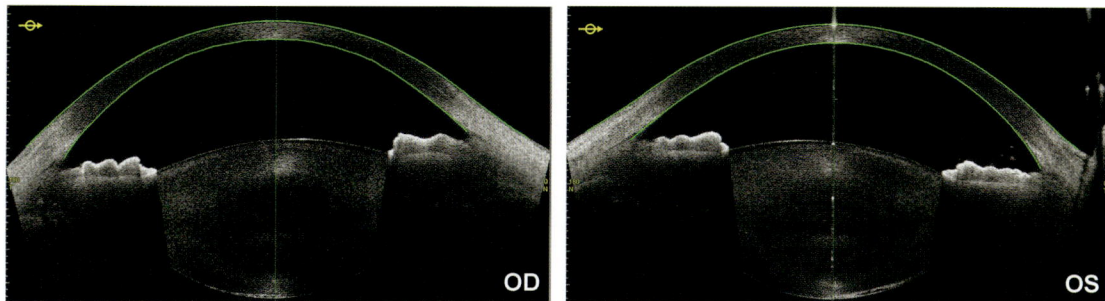

图 8-4-3　双眼 CASIA2 检查

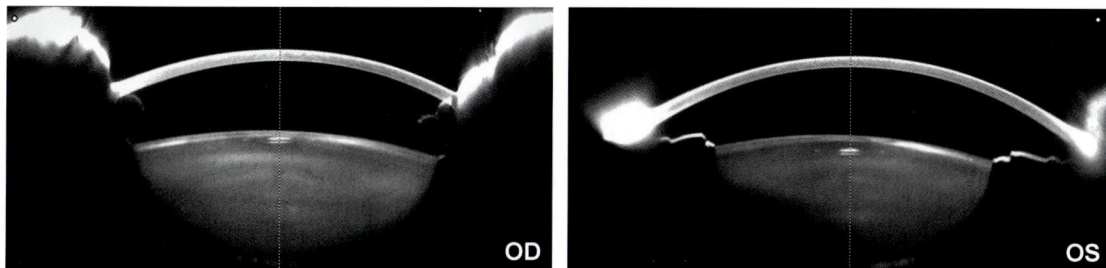

图 8-4-4　双眼 Pentacam 检查

眼后节 OCT 检查示：右眼视网膜神经纤维层厚度正常，左眼鼻下方神经纤维层厚度接近临界值，余厚度正常（图 8-4-5）。

根据患者的上述检查结果：眼前节照相、CAISA 2 和 Pentacam 均提示患者双眼晶状体后囊下混浊；UBM 检查示双眼房角开放，少许中间葡萄膜炎表现；眼后节 OCT 提示右眼视网膜神经纤维层厚度正常，左眼鼻下方神经纤维层厚度接近临界值，余厚度正常。因此，结合患者体征及病史，我们对该患者作出以下诊断。

【诊断】

双眼激素性白内障。

【处理意见】

停止使用妥布霉素地塞米松滴眼液，拟择期行双眼"白内障超声乳化摘除术+人工晶状体植入术"。

【病例启示】

1. 后囊下性白内障的鉴别诊断包括视网膜色素变性并发性白内障、糖皮质激素性白内障、糖尿病性白内障、眼后节炎症并发性白内障等，应详细全面地了解患者用药史和全身病史，同时应充分利用裂隙灯检查、UBM、AS-OCT 等检查手段来评估晶状体混浊形态。

2. 糖皮质激素性白内障是激素使用在眼部的主要并发症，白内障的发生与用药剂量和持续时间密切相关。用药剂量越大、持续时间越长，白内障的发生率越高。多数病例在停用糖皮质激素后，晶状体的混浊几乎不可逆转。

3. 长期全身或局部使用糖皮质激素，可引起眼压升高，导致激素性青光眼，其临床表现

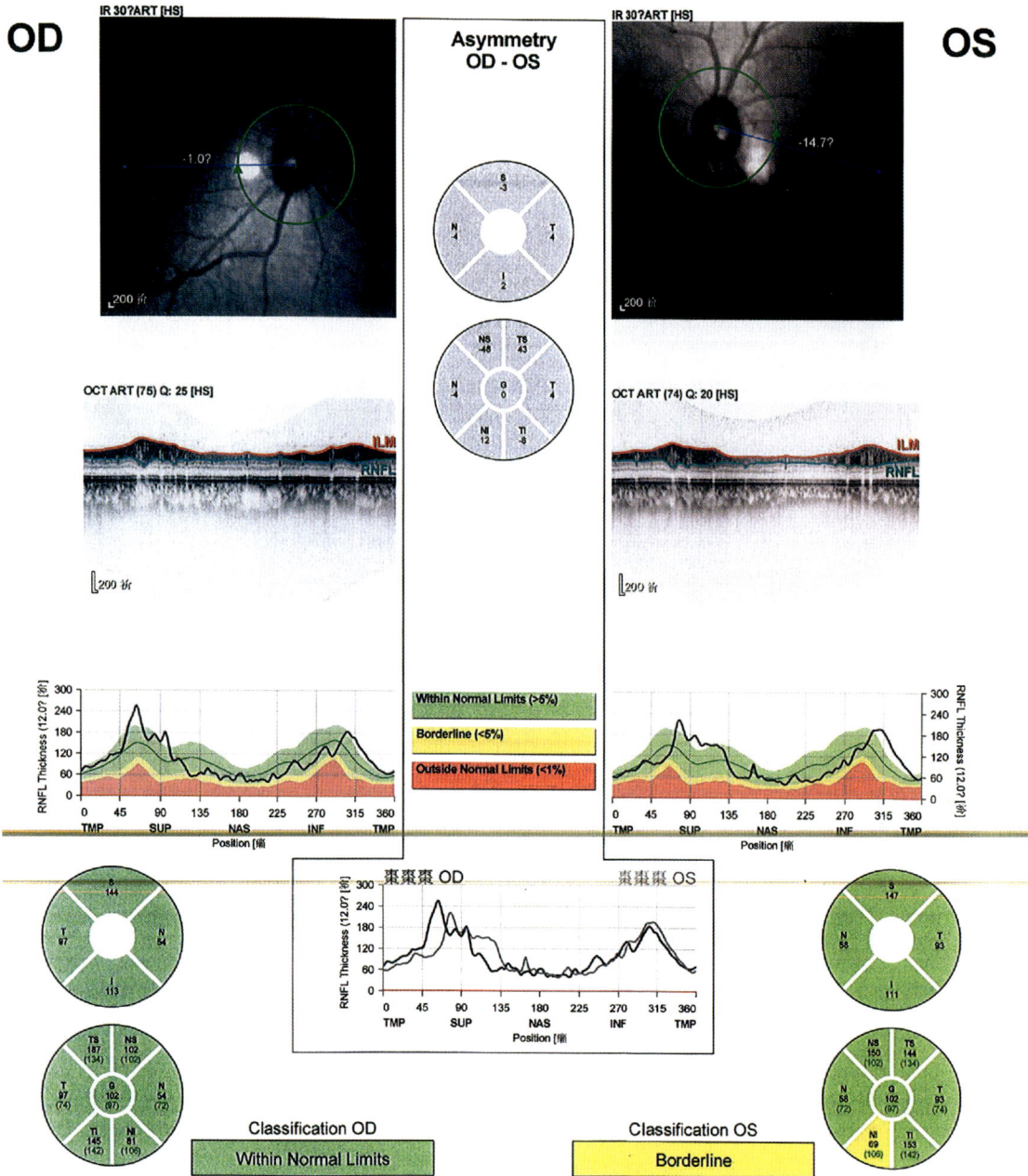

图 8-4-5　双眼眼后节 OCT 检查

与开角型青光眼相似。多数病例停用糖皮质激素后,眼压可逐渐恢复正常。对于停药后眼压仍持续升高的患者,可按开角型青光眼治疗原则处理。因此临床上,对于长期使用糖皮质激素的患者,除了关注白内障发生发展,同时应密切监测患者的眼压变化情况。

(刘臻臻　邹颖诗)

二、真性小眼球合并白内障

真性小眼球是一种眼部发育异常导致眼球体积明显小于健康人的先天性疾病,既往研究一般以成人眼轴≤20mm,同时不伴有全身系统异常作为诊断标准。真性小眼球可合并高度远视、闭角型青光眼、葡萄膜渗漏综合征等眼部并发症。而眼球体积小,手术空间受限,也导致真性小眼球患者内眼手术后出现并发症的风险更高,包括恶性青光眼、囊样黄斑水肿等。所以,真性小眼球合并白内障患者在行白内障手术前,应结合影像学检查,详细全面地评估眼部情况,以帮助选择不同的手术方式,以及预测术中、术后并发症的风险。

【病例特点】

患者女性,71 岁。

【主诉】

双眼自幼视力差,左眼视力下降 1 年。

【现病史】

患者自幼双眼视力差,于 2008 年就诊,诊断为"双眼小眼球,右眼葡萄膜渗漏综合征",行"双眼激光虹膜周边切除术、右眼视网膜光凝术"。术后视力稳定。1 年前自觉左眼视力逐渐下降,无眼红、眼痛、恶心、呕吐等不适。

【既往病史】

有高血压病史,否认其他系统疾病。父亲、两个妹妹、小女儿视力差。否认外伤史、过敏史。

【诊疗过程】

视力:OD 手动/眼前,OS 0.01,矫正无提高;NCT:OD 16mmHg,OS 20mmHg。

裂隙灯检查见图 8-4-6。

右眼:结膜无充血,角膜鼻侧周边见带状变性,中央前房深度约 2CT,周边前房裂隙状,虹膜纹理清,瞳孔大小 2mm×2mm,欠圆,瞳孔缘颞下方虹膜后粘连,颞上方虹膜周切口通畅,晶状体混浊,小瞳下眼底窥不清。

左眼:结膜无充血,角膜颞侧鼻侧周边带状变性,中央前房深度约 2CT,周边前房裂隙状,虹膜纹理清,瞳孔大小 3mm×3mm,颞上方虹膜周切口通畅,晶状体混浊,小瞳下眼底窥不清。

该患者有"双眼小眼球"病史,为评估眼轴及眼部其他结构情况,进行了眼球生物参数的测量。A 超生物测量检查测得右眼眼轴为 16.59mm,前房深度为 1.72mm,晶状体厚度为5.25mm,玻璃体腔长度为 9.61mm;左眼眼轴为 15.98mm,前房深度为 1.88mm,晶状体厚度为5.37mm,玻璃体腔长度为 8.73mm。

该患者双眼眼轴非常短,中央及周边前房浅,为进一步评估患者眼前节情况,我们进行了眼前节 OCT、UBM 的检查,来评估患者前房和前房角,以及晶状体情况。如图 8-4-7 所示,患者右眼中央角膜厚度为 519μm,前房深度为 1.678mm,颞侧及鼻侧的 AOD750 分别为 0.380mm、0.278mm;右眼瞳孔小,光线透过有限,所以 CASIA2 无法评估晶状体情况。左

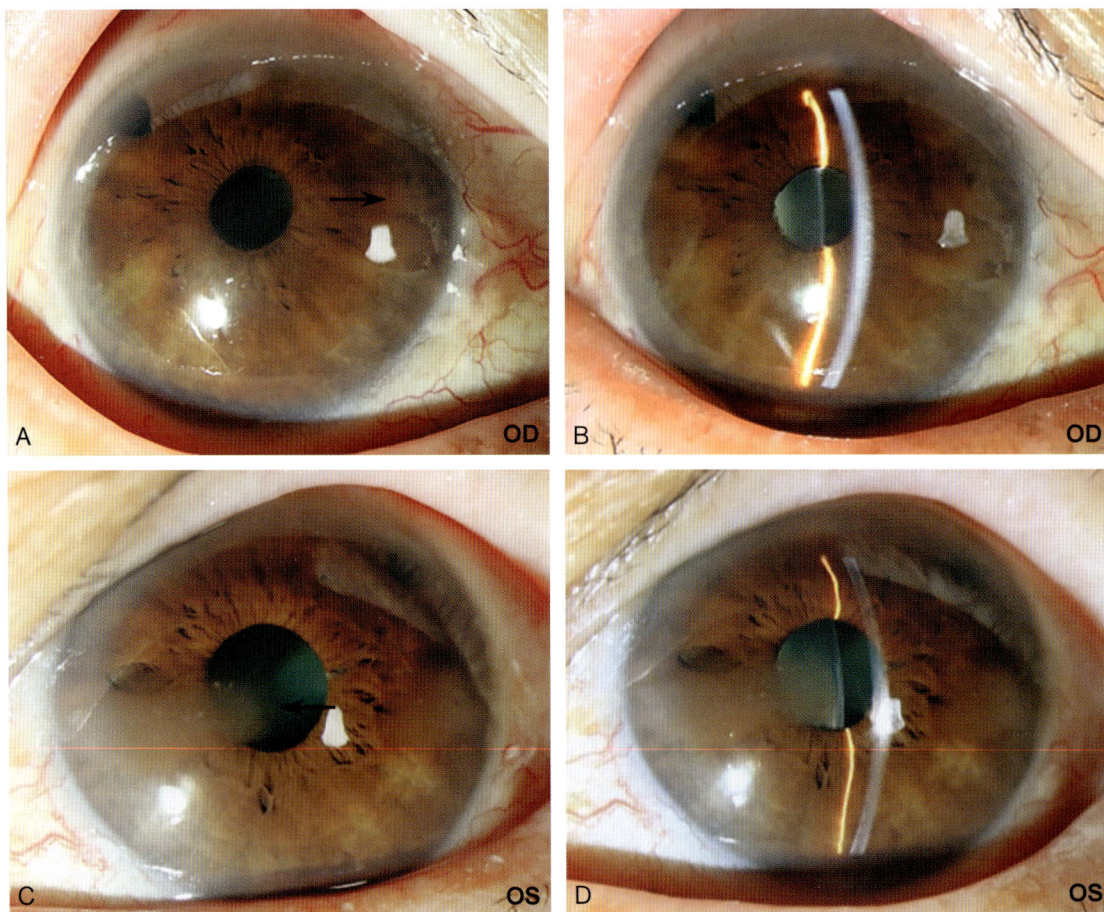

图 8-4-6　双眼裂隙灯前节照相

A、B. 右眼角膜鼻侧带状变性,中央前房深度约 2CT,瞳孔大小 2mm×2mm,欠圆,瞳孔缘颞下方虹膜后粘连,颞上方虹膜周切口通畅,晶状体混浊;C、D. 左眼角膜鼻侧、颞侧带状变性,中央前房深度约 2CT,瞳孔大小 3mm×3mm,颞上方虹膜周切口通常,晶状体混浊。

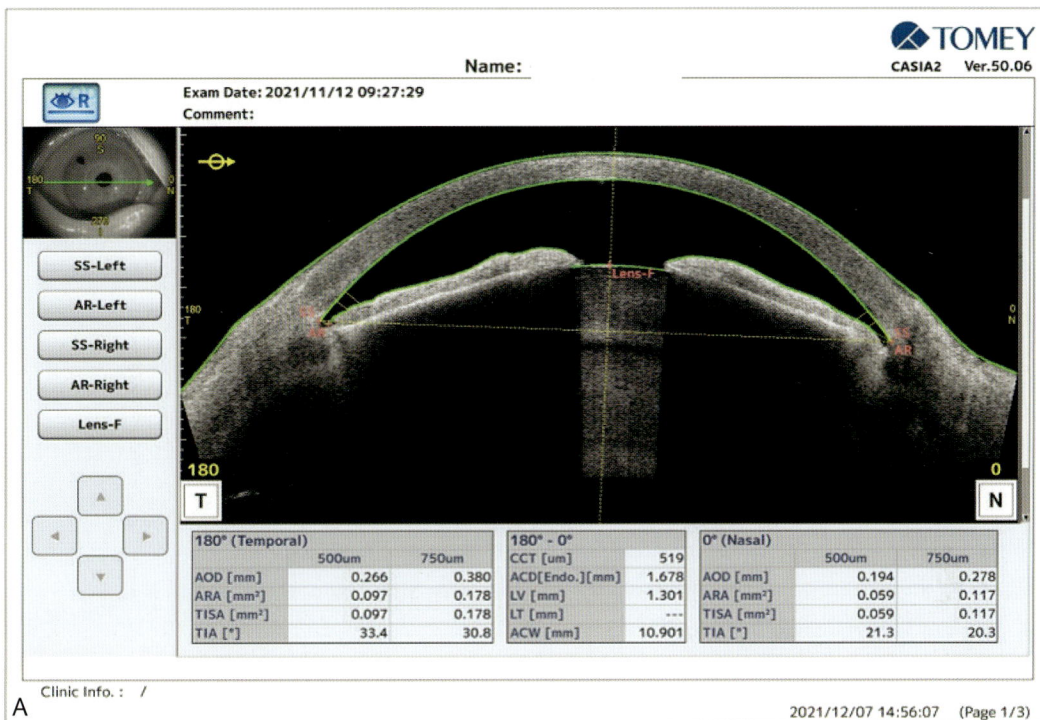

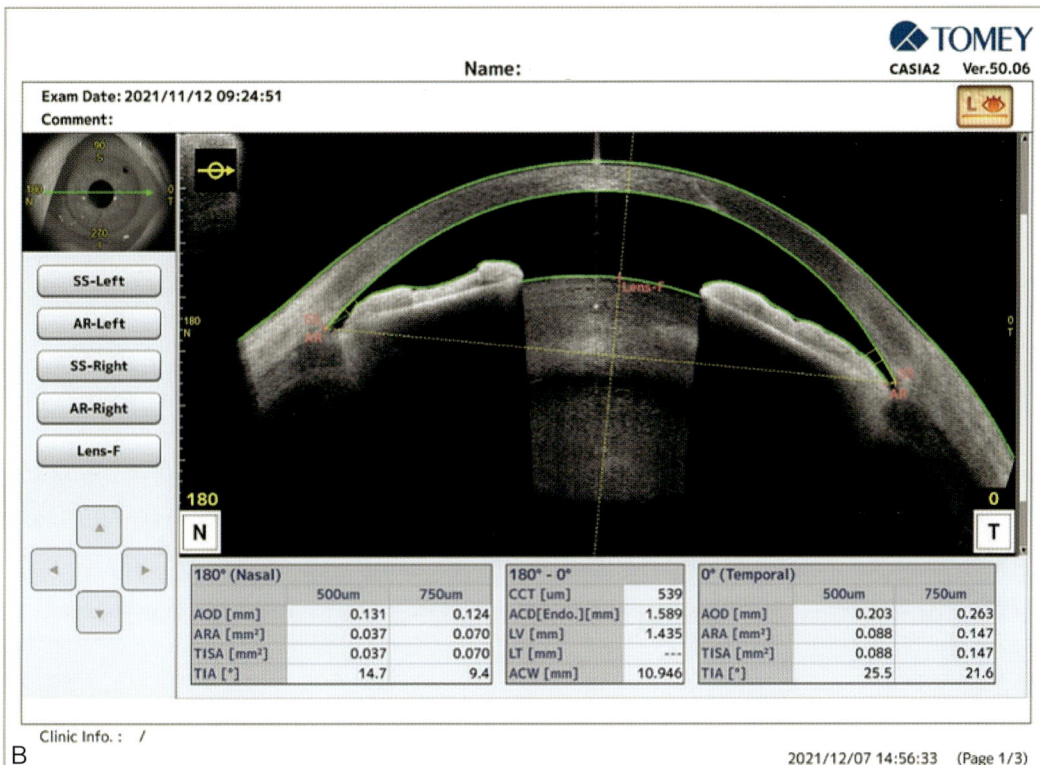

图 8-4-7 双眼眼前节 OCT 图像

A. 右眼前房深度为 1.678mm，颞侧及鼻侧的 AOD750 分别为 0.380mm、0.278mm；B. 左眼前房深度为 1.589mm，颞侧及鼻侧的 AOD750 分别为 0.263mm、0.124mm；

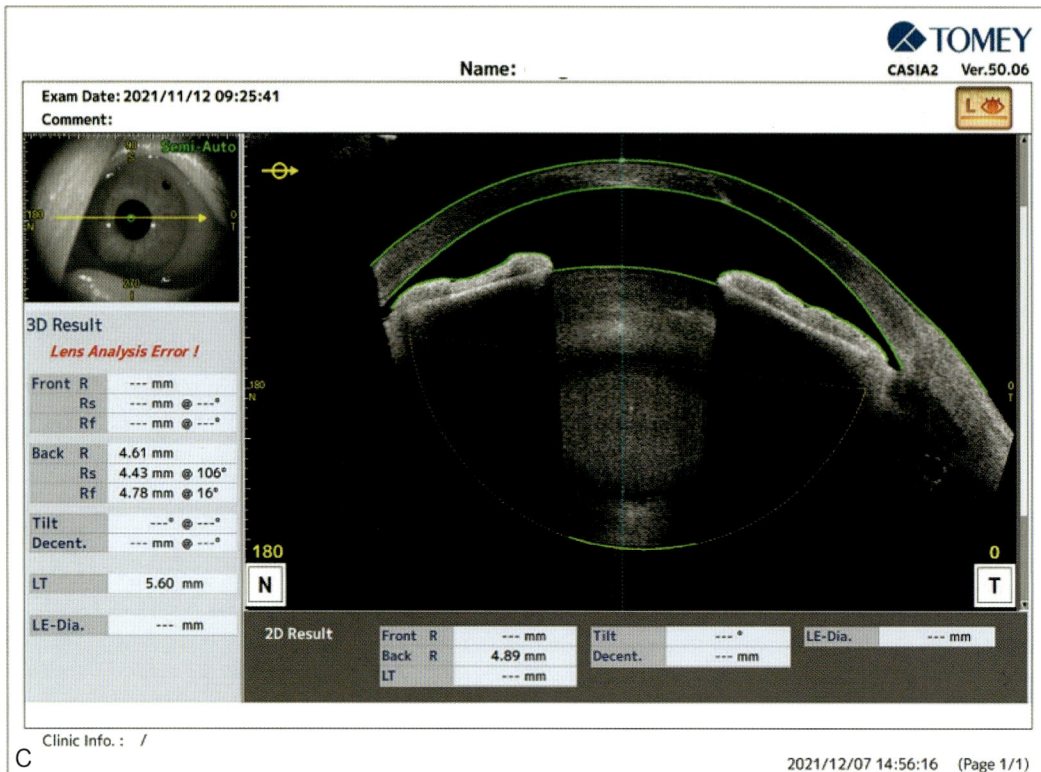

图 8-4-7（续）
C. 左眼晶状体皮质及核呈中反射。

眼中央角膜厚度为 539μm，前房深度为 1.589mm，颞侧及鼻侧的 AOD750 分别为 0.263mm、0.124mm；房角开放距离 750（AOD750）可用于判断房角开放程度及虹膜周边切除术后效果。左眼晶状体皮质及核呈中反射，提示晶状体混浊改变。对于白内障同时合并前房浅，或曾行虹膜周边切除术的患者，新型眼前节 OCT、CASIA2 可同时测量前房与晶状体的相关参数，其非接触式的检查也更安全方便。

　　UBM 检查如图 8-4-8 提示，右眼中央前房深度 1.71mm，全周房角狭窄，虹膜周切口可见；未见睫状体及前段脉络膜脱离声像。左眼中央前房深度 1.61mm，全周房角狭窄；虹膜周切口可见；鼻侧睫状体及全段脉络膜浅脱离声像。既往研究报道，真性小眼球并发葡萄膜渗漏，可能与巩膜增厚压迫涡静脉有关。可表现为浆液性脉络膜脱离或视网膜脱离。光学仪器检查不能探测到虹膜后区域，而 UBM 在检测真性小眼球中的前段脉络膜脱离中有着不可取代的地位。

　　为了进一步评估患者眼后节情况，我们予双眼眼底照相、OCT、B 超检查。由于患者右眼瞳孔小，晶状体混浊，眼底照相机 OCT 成像质量较差。

　　左眼超广角扫描激光眼底照相（SLO）提示，左眼杯盘比约 0.4，后极部及中周部视网膜平伏，未见明显视网膜脱离、脉络膜脱离（图 8-4-9）。

　　左眼 OCT 图像（图 8-4-10）可见黄斑区视网膜内低反射小囊形成，外丛状层、外核层

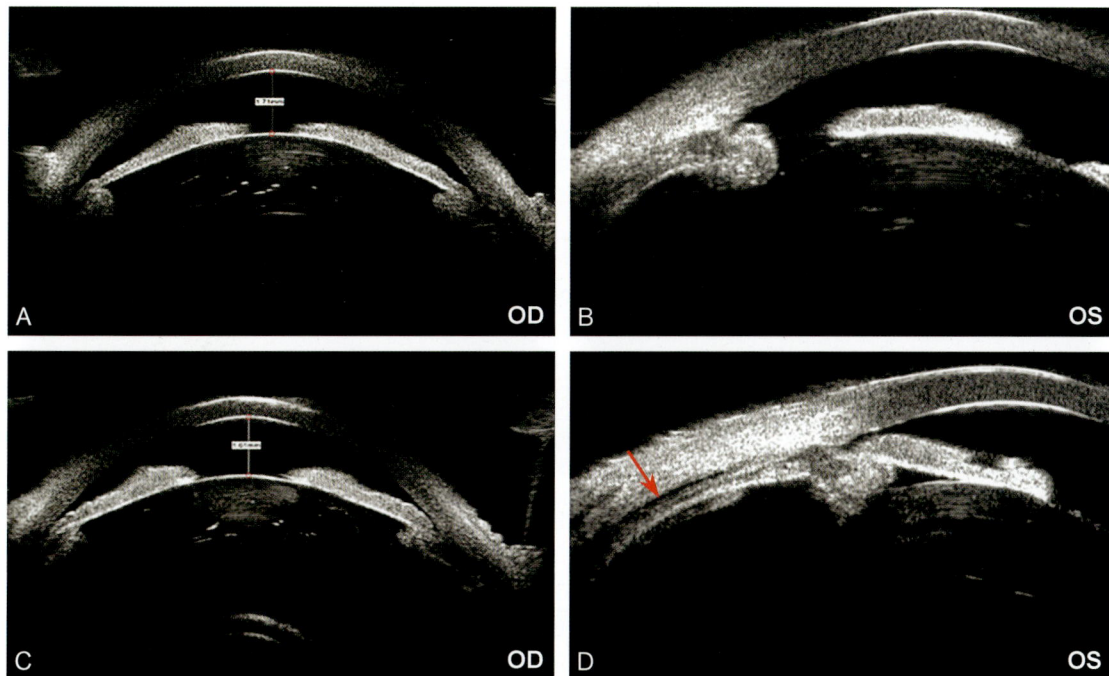

图 8-4-8　双眼 UBM 图像

A.右眼全景图示中央前房深度 1.71mm,全周房角狭窄;B.右眼 9:00 位矢状半景图示虹膜周切口;C.左眼全景图示中央前房深度 1.61mm,全周房角狭窄;D.左眼 9:00 位矢状半景图示睫状体及前段脉络膜浅脱离(红色箭头示)。

增厚,脉络膜凹凸不平,脉络膜厚度约为 410μm。左眼盘周视网膜神经纤维层(RNFL)厚度正常。既往研究报道了真性小眼球的 OCT 图像特征,包括黄斑中心凹凹陷变浅或消失、全层视网膜增厚、视网膜皱褶形成、视网膜内囊腔形成,以及视盘拥挤。

B 超检查(图 8-4-11)示,双眼球壁弥漫性增厚,右眼球壁厚度约 1.5mm,左眼球壁厚度约 1.6mm,双眼均未见视网膜脱离。

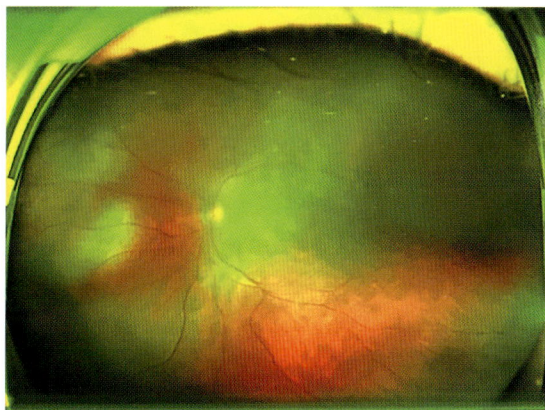

图 8-4-9　左眼超广角扫描激光眼底照相(SLO)

左眼杯盘比约 0.4,后极部及中周部视网膜平伏。

根据上述检查结果:患者双眼眼轴短,前房浅,虹膜周切口通畅,晶状体混浊,右眼后节条件较差,左眼有前段脉络膜脱离,后节未有明显视网膜、脉络膜脱离。结合患者病史及临床表现,对该患者我们作出以下诊断。

【诊断】

①双眼老年性白内障;②双眼真性小眼球;③双眼抗青光眼术后眼压控制;④左眼前段

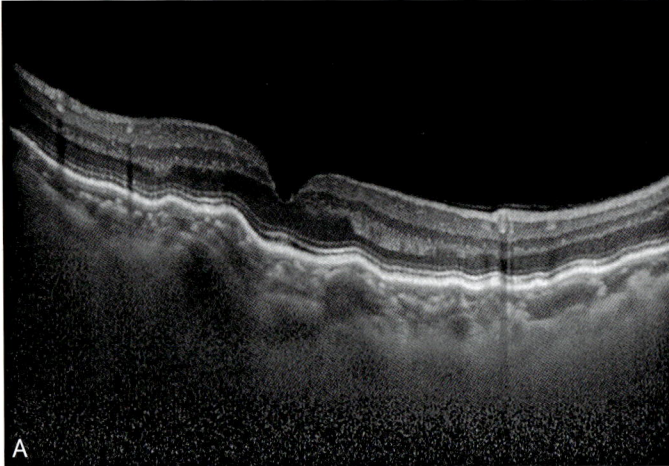

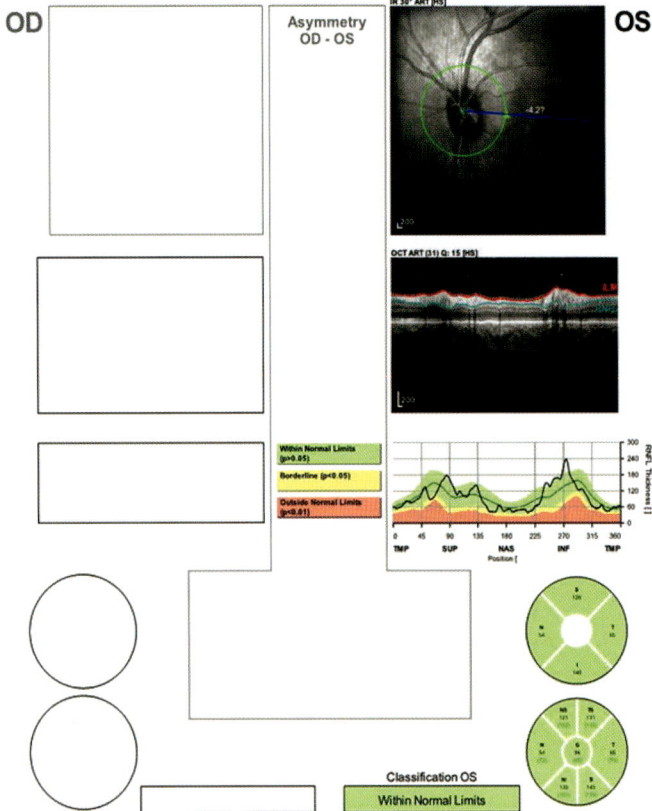

图 8-4-10　左眼黄斑区及视盘 OCT 图像

A. 左眼黄斑 OCT 图像示黄斑区视网膜内低反射小囊形成,外丛状层、外核层增厚,脉络膜凹凸不平;B. 左眼视盘 OCT 图像示盘周 RNFL 厚度各象限正常。

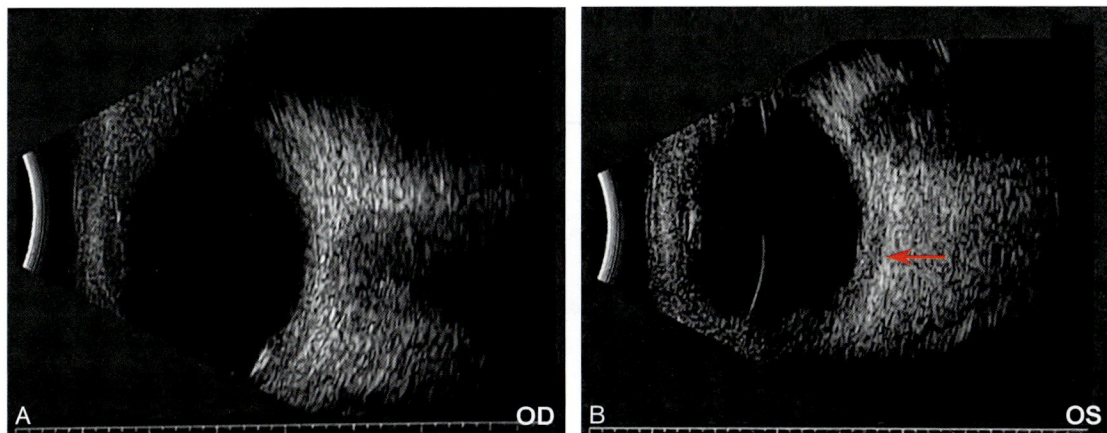

图 8-4-11　双眼 B 超图像

A、B. 双眼球壁弥漫性增厚(红色箭头示),未见视网膜脱离。

脉络膜脱离。

【处理意见】

考虑患者右眼既往有葡萄膜渗漏病史,曾行视网膜光凝,眼底条件差,手术风险大预后差,不建议手术。左眼有行白内障手术指征,因左眼合并前段脉络膜浅脱离,先予口服激素治疗,白内障术前及术后予甘露醇降眼压。建议在全麻下行手术,术中需多亚专科合作,拟行左眼白内障超声乳化摘除术+人工晶状体植入术联合前段玻璃体切除术,注意术中控制眼压波动。

【病例启示】

1. 真性小眼球患者须进行眼球生物测量、前节及后节检查,以全面评估眼部情况、预测手术风险。

2. 真性小眼球容易合并闭角型青光眼、葡萄膜渗漏综合征,影像学检查可帮助明确是否有并发症的发生。

3. 真性小眼球患者行白内障手术等内眼手术,术中术后出现葡萄膜渗漏、恶性青光眼、黄斑囊样水肿的风险大,应结合患者具体情况选择合适的手术方式,减少并发症的发生。

(谈旭华　梁　晨　张　彧)

第五节　人工晶状体植入术后并发症

一、人工晶状体夹持

人工晶状体植入术后早期发生人工晶状体夹持通常被认为与撕囊口大小有关,部分患者人工晶状体夹持也可发生于人工晶状体植入术后晚期,通常认为与眼内炎症、外伤或YAG 激光治疗有关。据文献报道,人工晶状体夹持的发生率为 3.1%~8.95%。人工晶状体夹持作为白内障术后并发症的一种,影像学检查对该类患者的诊疗具有重要的价值,下文将通过具体病例,分析人工晶状体夹持的常见影像学表现。

【病例特点】

患者男性,19 岁。

【主诉】

右眼逐渐视力下降 3 年余。

【查体】

视力:OD HM/10cm,OS 0.16;NCT:OD 16mmHg,OS 17mmHg。

【既往史】

6 年前因右眼先天性白内障行右眼白内障摘除术+人工晶状体植入术。

【诊疗过程】

裂隙灯下检查,双眼角膜未见显著异常,双眼前房深、房水清,右眼瞳孔区上方可见人工晶状体嵌顿于虹膜前,可见囊膜机化,眼底窥不清。左眼虹膜、瞳孔正常,晶状体透明,眼底视网膜平伏(图 8-5-1)。

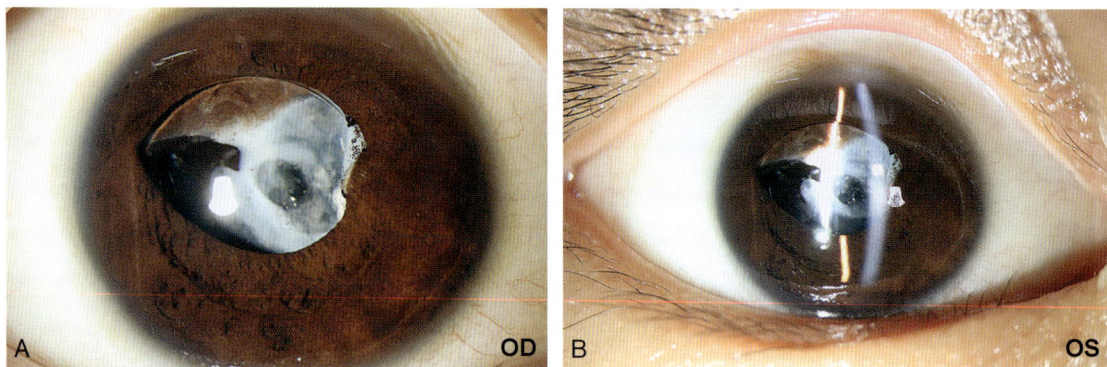

图 8-5-1　双眼裂隙灯照相

A、B.右眼可见上方人工晶状体嵌顿于虹膜前方,可见机化囊膜,眼底窥不清。

UBM 检查结果如下:右眼人工晶状体眼,右眼房角开放(图 8-5-2)。

Pentacam 检查显示:右眼人工晶状体倾斜,后囊反光增强(图 8-5-3)。

患者人工晶状体夹持诊断明确,但是以上检查都未显示机化的囊膜与虹膜的关系,我们需要再进一步检查评估两者关系,从而明确诊治方案。前节 OCT 检查可见:右眼虹膜与机化囊膜相连,人工晶状体倾斜(图 8-5-4)。

由于机化囊膜遮挡了眼后节的情况,因此,我们进一步对患者进行了 B 超检查,以明确眼底状况(图 8-5-5)。

为进一步排查右眼球壁的强回声光团,我们对患者进行了眼眶 CT 检查,检查结果显示右眼眼球萎缩,球内侧壁少许钙化。

根据患者的上述检查结果,明确了患者人工晶状体夹持;UBM 检查示右眼人工晶状体

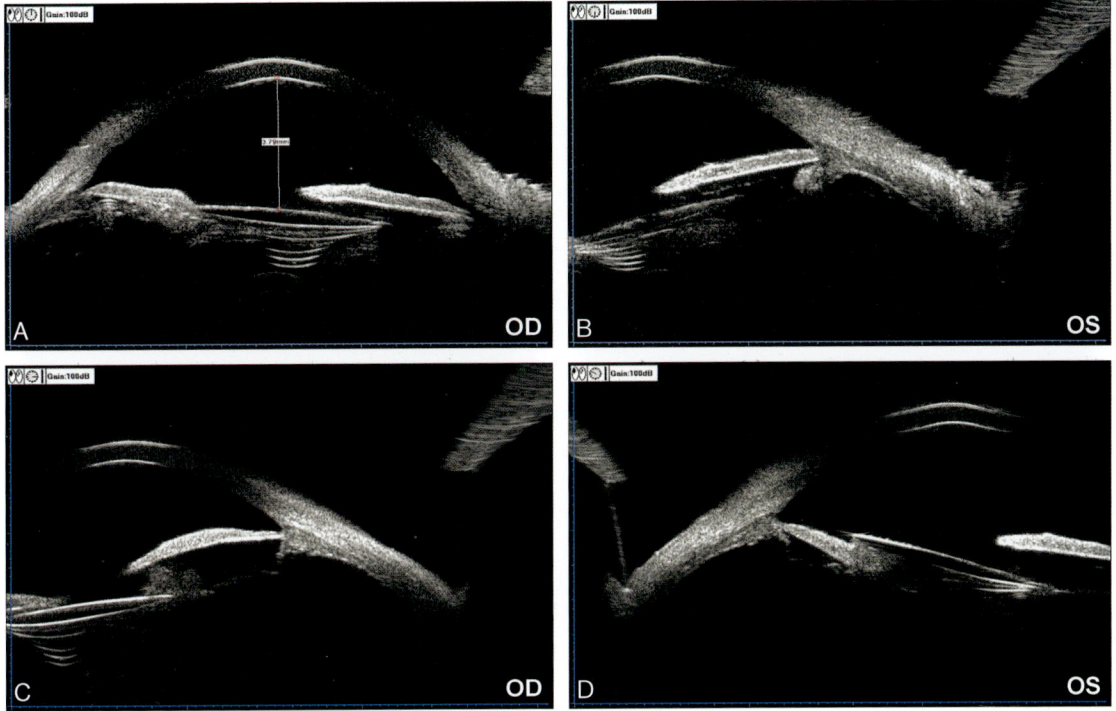

图 8-5-2　UBM 检查右眼前房深度及房角情况

前房中央深度为 3.79mm,全周房角开放,人工晶状体回声可见,人工晶状体夹持,未见周边视网膜脱离声像。

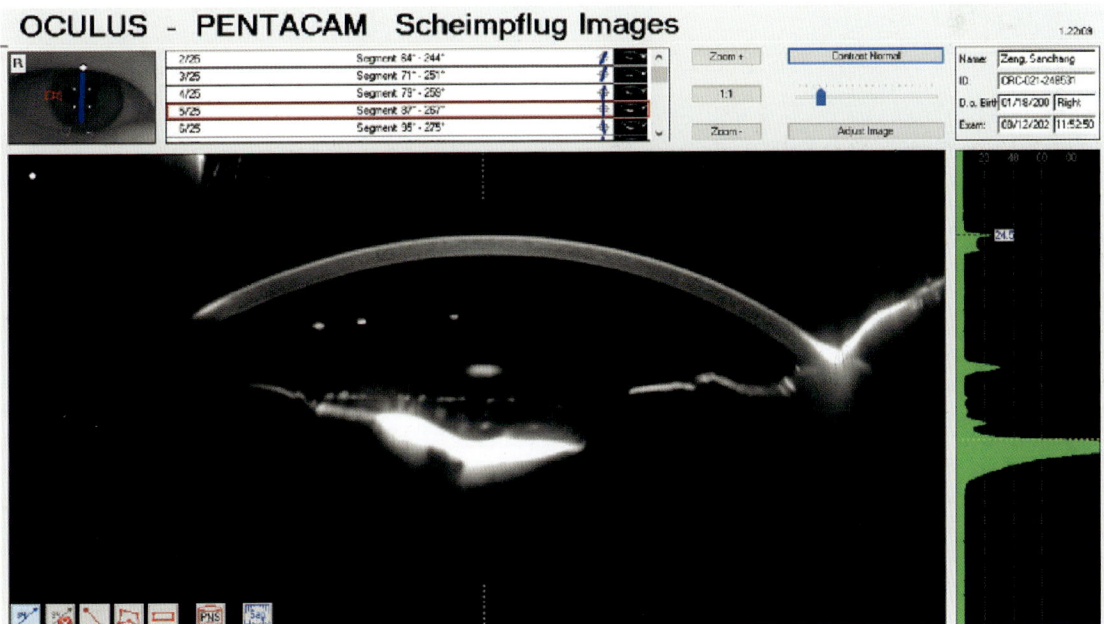

图 8-5-3　右眼 Pentacam 检查

右眼机化囊膜呈高反射回声,可见人工晶状体倾斜。

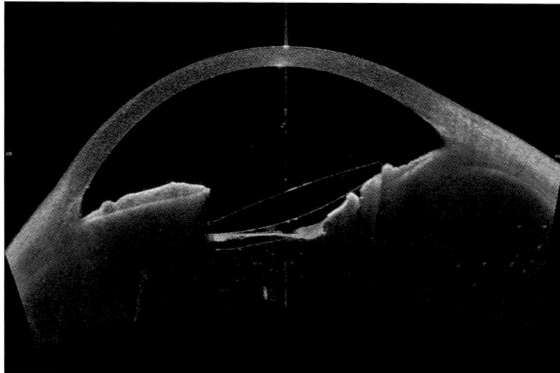

图 8-5-4　右眼 CASIA2 检查
OCT 可见虹膜与机化囊膜相连，人工晶状体倾斜。

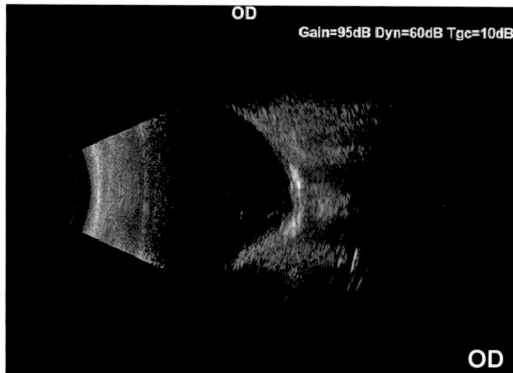

图 8-5-5　右眼 B 超检查
右眼玻璃体混浊声像，右眼球壁强回声光团声像（可疑占位性病变）。

眼，房角开放；Pentacam 及 CASIA2 检查均显示人工晶状体倾斜；眼部 B 超检查，可见右眼玻璃体混浊，右眼球壁强回声光团；眼眶 CT 检查，结果提示右眼眼球萎缩；因此，我们对患者作出以下诊断。

【诊断】
①右眼人工晶状体夹持；②右眼眼球萎缩。

【处理意见】
考虑患者右眼后囊混浊，但右眼眼球萎缩，故本次拟对患者右眼行"YAG 激光后囊切开术"。

【病例启示】
1. 白内障摘除术后炎性反应、外伤和晶状体皮质再生等均是引起人工晶状体瞳孔夹持的主要原因；对于儿童患者，应告知患者家属术后人工晶状体夹持的可能，并强调术后随诊的重要性以避免严重并发症的发生。

2. 合并人工晶状体夹持患者的治疗方式取决于患者的病情，应结合患者病情并与患者充分沟通选择合适的治疗手段。

（靳光明　伍洁仪）

二、人工晶状体脱位

文献报道后房型人工晶状体脱位的发生率为 0.2%~3%，时间分布上，白内障摘除后人工晶状体脱位的风险 10 年后约为 0.1%，15 年后约为 0.2%，20 年后约为 0.7%，25 年后约为 1.7%，术后人工晶状体脱位涉及多种机制：术前眼部创伤或悬韧带无力、囊袋收缩综合征以及手术或术后悬韧带创伤。上述因素均可削弱悬韧带的张力导致术后人工晶状体脱位，另外，有多种诱发因素导致悬韧带力量下降，包括衰老、高度近视、葡萄膜炎、外伤，既往病史有玻璃体视网膜手术、视网膜色素变性、糖尿病和结缔组织疾病等，所有这些因素似乎都会增加悬韧带损伤的风险。影像学检查对该类患者的诊疗具有重要的价值，本文拟通过眼前节照相、UBM、AS-OCT 等影像学检查对该类患者的特点进行剖析。

【病例特点】

患者,男,44 岁。

【主诉】

左眼突发视力下降伴重影 7 天。

【查体】

视力:OD FC/50cm,OS 0.025;NCT:OD 8mmHg,OS 8mmHg。

【既往史】

6 年前曾行双眼白内障超声乳化摘除+人工晶状体植入术,双眼视网膜色素变性病史,2 年前右眼突然视力下降,未予特殊处理。否认糖尿病、高血压病史。

【诊疗过程】

裂隙灯下检查,双眼角膜、前房未见明显异常;前房深清,房水细胞(−);双眼虹膜震颤,瞳孔区未见晶状体,散瞳下可见人工晶状体位于玻璃体腔下方,视网膜平伏,周边部可见骨细胞样沉着(图 8-5-6)。

根据患者的病史以及眼前节照相,基本可确定患者人工晶状体脱位,但人工晶状体脱位的原因是什么呢? 我们需要更进一步检查来排除。

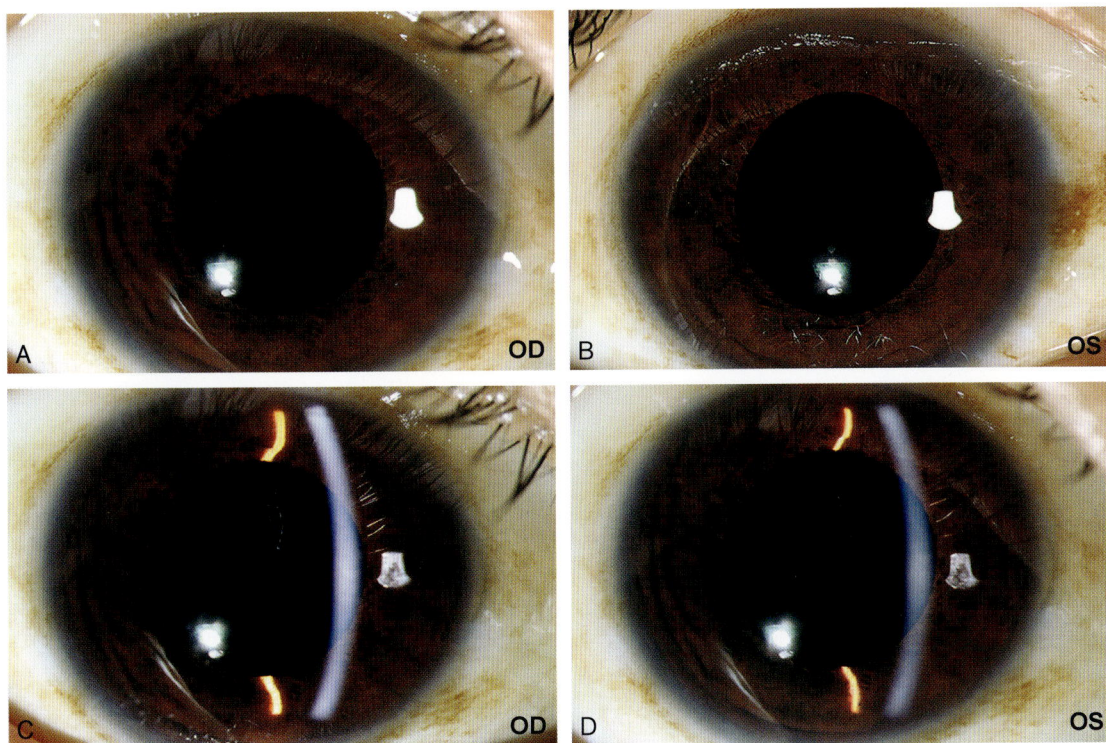

图 8-5-6　双眼裂隙灯照相

A、B. 弥散光眼前节照相示双眼外观无异常,散瞳下未见人工晶状体,C、D. 裂隙光眼前节照相示双眼均为无晶状体眼。

UBM 检查结果如下：可见双眼眼前节未见人工晶状体回声，双眼房角开放（图 8-5-7）。
AS-OCT 检查亦未显示人工晶状体（图 8-5-8）。

眼底照相检查显示：眼底视网膜平伏，视盘颜色蜡黄，中周部可见色素沉着（图 8-5-9）。

后节 OCT 检查可见：双眼神经纤维层厚度显著变薄（图 8-5-10）。

结合患者的病史和眼部影像学检查，患者的视网膜色素变性诊断已经明确，因此我们对患者作出以下诊断。

【诊断】

①双眼人工晶状体脱位；②双眼视网膜色素变性。

【处理意见】

双眼择期行"玻璃体切除术+人工晶状体取出术+人工晶状体缝襻固定术"。

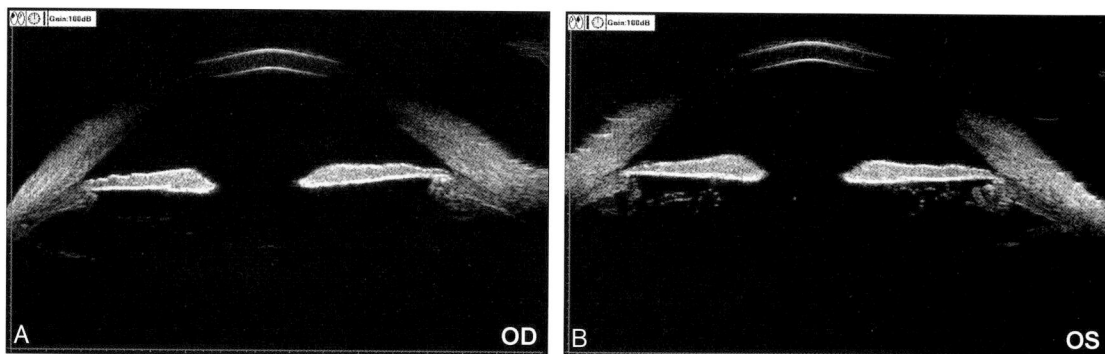

图 8-5-7　UBM 检查双眼前房深度及房角情况
A、B. 眼前节未见人工晶状体回声，双眼全周房角。

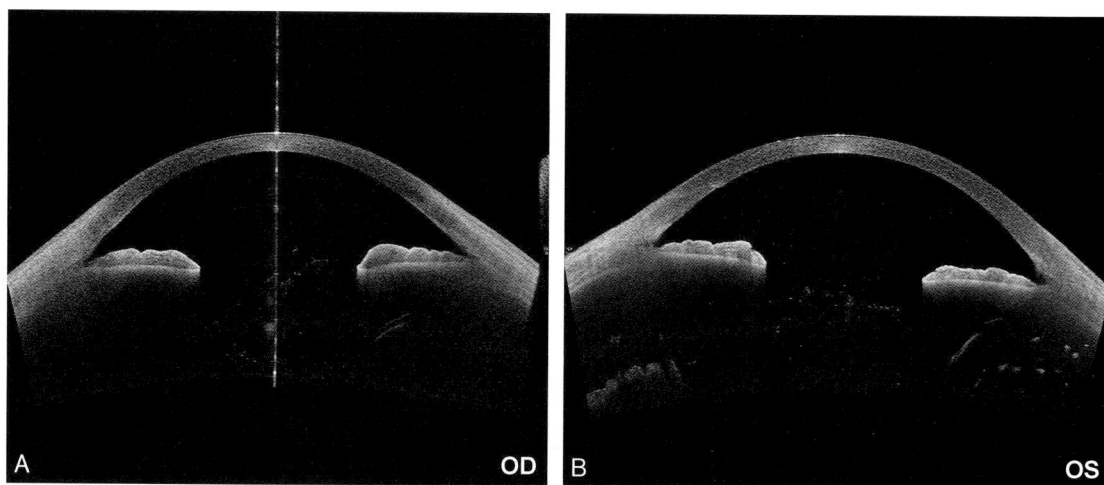

图 8-5-8　双眼前节 OCT 检查
A、B. 双眼前节未见人工晶状体回声。

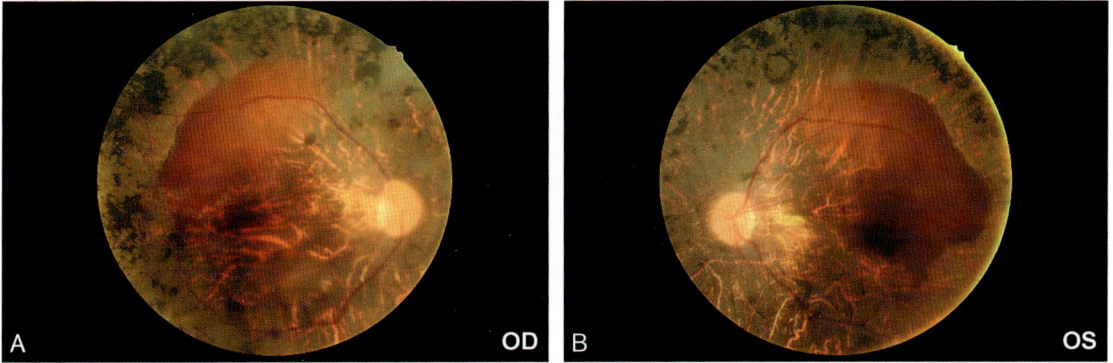

图 8-5-9 双眼眼底照相检查

A、B. 双眼眼底视网膜平伏,视盘颜色蜡黄,中周部可见色素沉着。

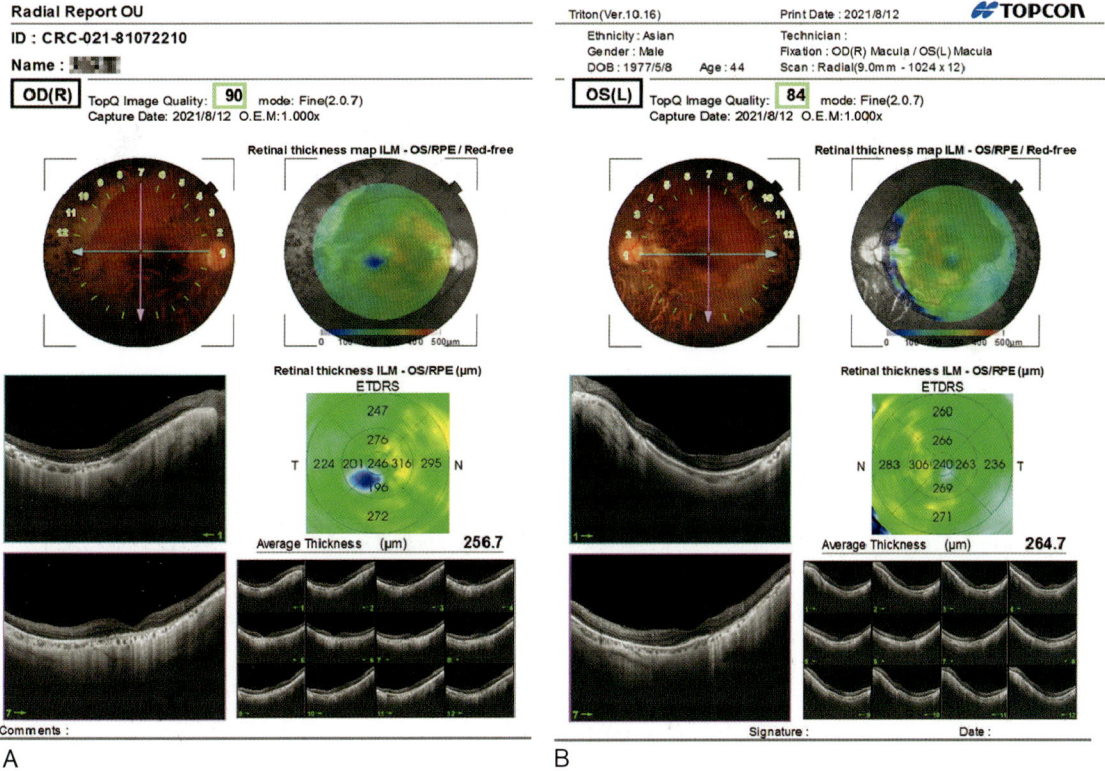

图 8-5-10 双眼后节 OCT 检查

A. 右眼眼后节 OCT;B. 左眼眼后节 OCT;双眼视网膜未见脱离,脉络膜变薄;

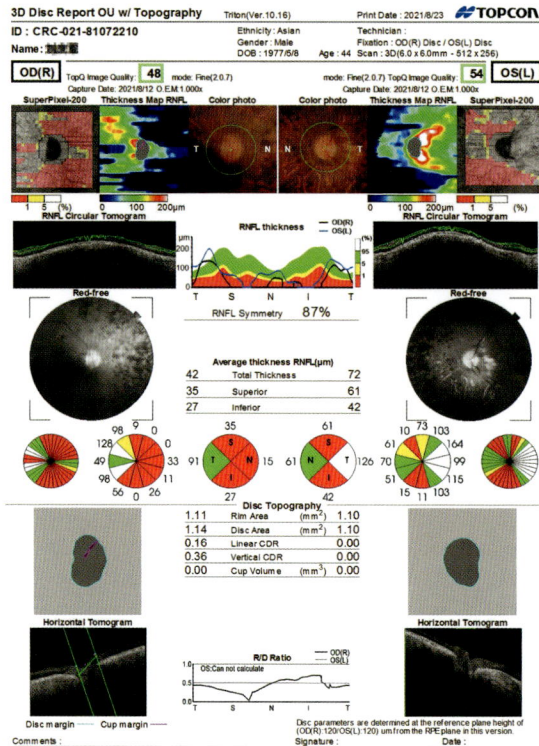

图 8-5-10（续）

C. 双眼神经纤维层厚度图，双眼视网膜神经纤维层变薄。

【病例启示】

1. 人工晶状体脱位对于术者来说具有一定的难度，术前、术后均需要对患者的眼部情况进行评估，借助 UBM、AS-OCT 等影像学检查对寻找人工晶状体脱位的病因及制订相应的诊疗方案具有一定价值。

2. 对于视网膜色素变性的患者，部分患者会因为悬韧带变性而导致白内障术后人工晶状体脱位。应注意完善术前检查，术中可进一步评估悬韧带的情况，根据实际情况决定是否联合张力环植入等。

（靳光明　伍洁仪）

三、人工晶状体变性

人工晶状体变性是人工晶状体（IOL）植入术后的一种相对少见的并发症，与其相关的因素包括眼内炎症，眼内灌注液、黏弹剂等的污染。有文献报道，IOL 混浊是钙化的结果。由磷酸钙盐组成的钙化沉积物的形成可能与房水中钙化沉积物过饱和有关。一般情况下，无论什么原因导致的人工晶状体变性，都会对患者视力产生较为严重的影响，术前影像学检查对该类患者的诊疗决策具有重要的价值，笔者拟通过眼前节照相、UBM、AS-OCT 等影像学检查认识人工晶状体变性。

【病例特点】

患者,女,53 岁。

【主诉】

左眼无痛性视力渐下降 2 年余。

【查体】

视力:OD 0.05,OS FC/20cm;NCT:OD 37mmHg,OS 14mmHg。

【既往史】

患者 18 年前行双眼白内障摘除术+人工晶状体植入术,18 年前因青光眼行双眼小梁切除术。

【诊疗过程】

裂隙灯下检查,双眼角膜未见显著异常;右眼中央前房 2CT,周边前房<1/4CT;虹膜周切口通畅,人工晶状体在位、透明,眼底视网膜平伏;左眼中央前房 2CT,周边前房<1/4CT,上方周切口通畅,滤过泡扁平,瞳孔稍大不规则,约 4mm×5mm,人工晶状体在位,人工晶状体中央可见混浊,眼底窥不清(图 8-5-11)。

UBM 检查结果如下:可见双眼人工晶状体眼,抗青光眼术后,房角关闭(图 8-5-12)。

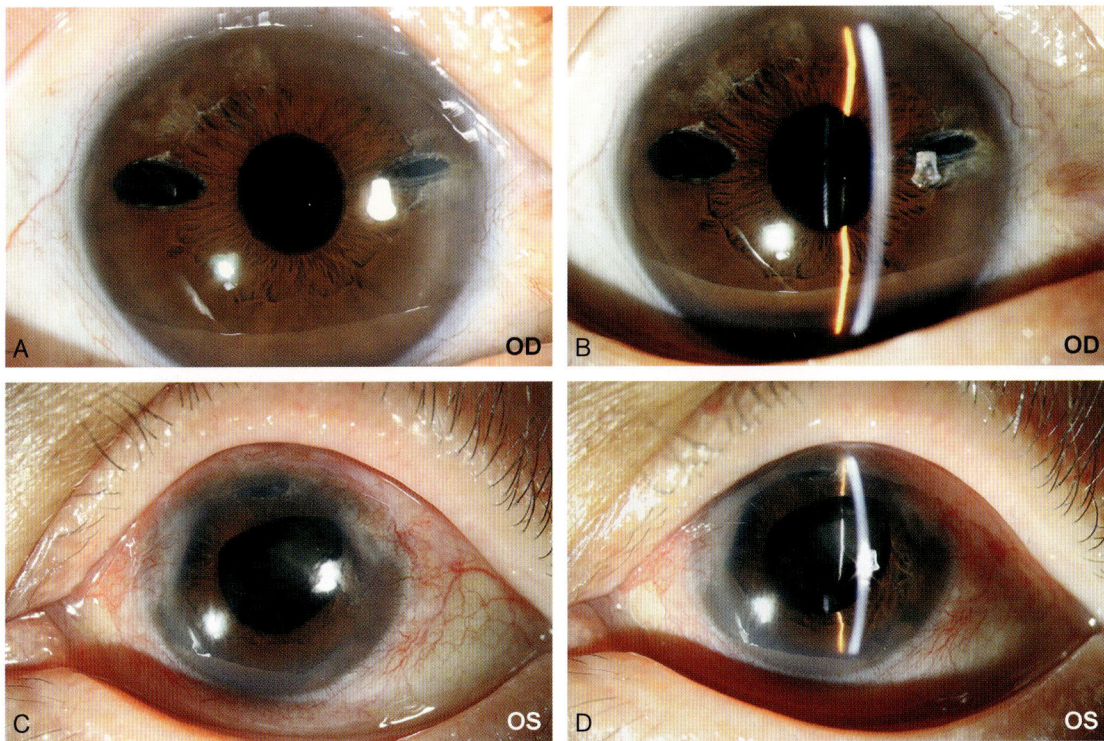

图 8-5-11　双眼裂隙灯照相

双眼外观未见明显异常(A,C),右眼中央前房 2CT,周边前方约 1/4CT;3:00 及 9:00 方向周切口通畅,人工晶状体在位(B);左眼中央前房 2CT,周边前房<1/4CT,瞳孔稍大不规则,约 4mm×5mm,人工晶状体在位(D),人工晶状体中央可见混浊(E)。

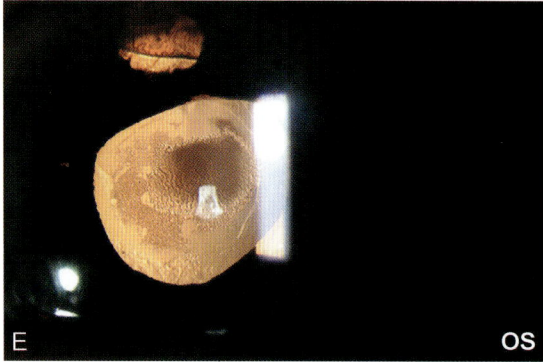

E　OS　图 8-5-11（续）

A　B

C　D

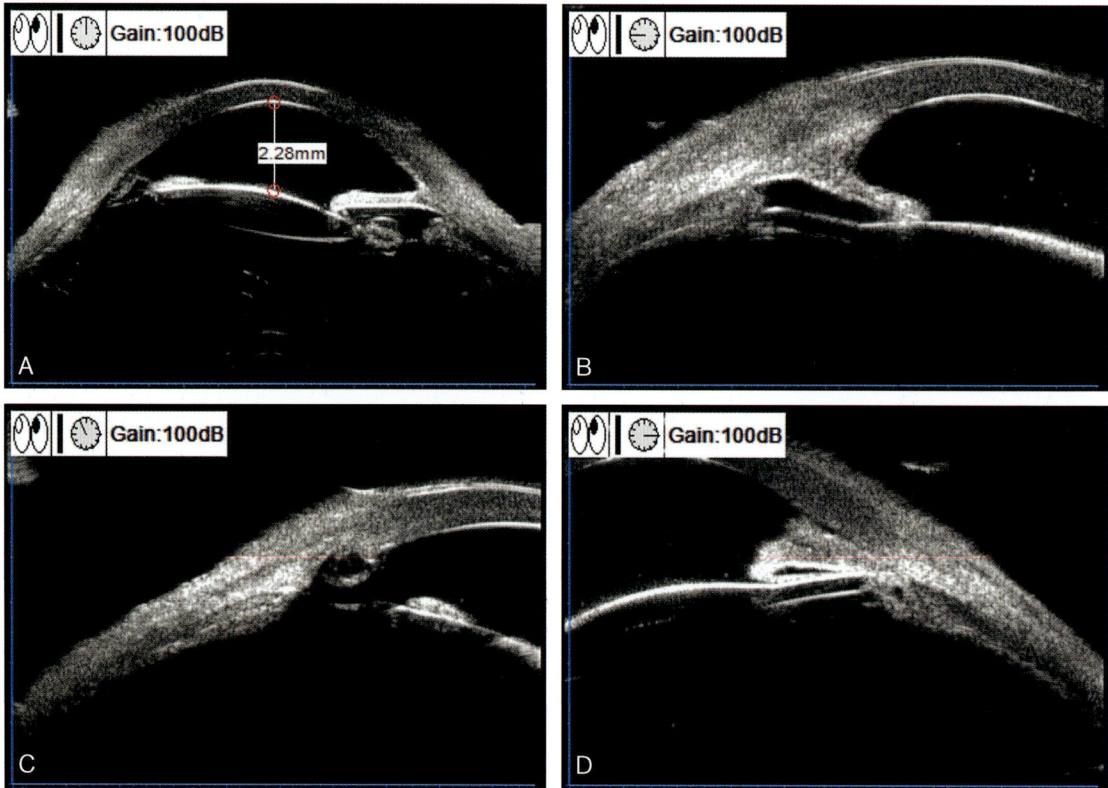

图 8-5-12　左眼 UBM 检查前房深度及房角情况

A~D.左眼前房中央深度 2.28mm,前房内散在点状回声,上方虹膜周切口可见,滤过泡扁平,全周房角关闭,人工晶状体回声可见,未见睫状体及前段脉络膜脱离声像。

AS-OCT 显示:左眼人工晶状体混浊(图 8-5-13)。

根据患者眼前节照相、AS-OCT 及 UBM 检查结果,我们对患者作出以下诊断。

【诊断】

①左眼人工晶状体变性;②双眼原发性闭角型青光眼;③双眼人工晶状体眼。

【处理意见】

考虑到人工晶状体混浊已严重影响患者视力,左眼拟行"人工晶状体置换术"。

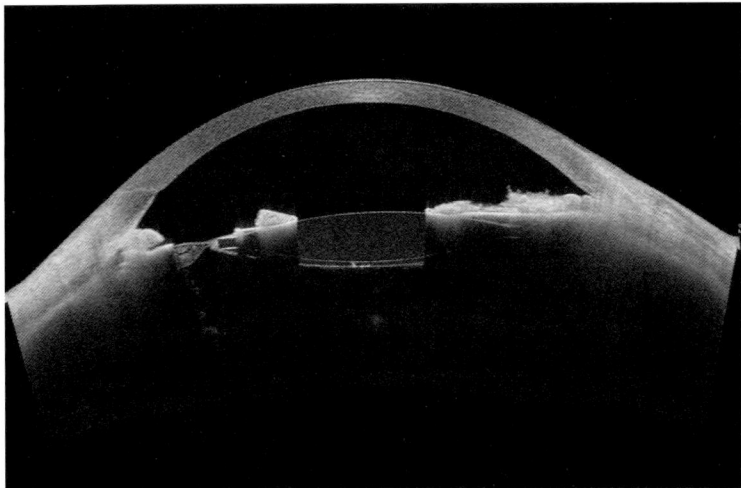

图 8-5-13　左眼 AS-OCT 检查

左眼 AS-OCT 可见人工晶状体混浊,房角关闭。

【病例启示】

人工晶状体变性主要与人工晶状体质量、材质和患者眼内环境有关。随着不同人工晶状体在白内障患者中的广泛应用,加之不同患者眼内环境的差异,人工晶状体混浊的发生存在一定的概率,根据人工晶状体混浊的程度和患者的自身条件,人工晶状体置换术可作为人工晶状体混浊的有效治疗手段。

(靳光明　伍洁仪)

四、囊袋收缩综合征

囊袋收缩综合征(capsular contraction syndrome,CCS)是与现代白内障手术中连续环形撕囊操作相关的一种并发症,通常在术后 3 周之后发生,主要表现为人工晶状体植入后囊袋赤道部直径缩小,伴晶状体前囊膜纤维化和撕囊区面积缩小。CCS 可导致人工晶状体倾斜、偏中心,导致患者出现复视、眩光、远视漂移等视力障碍。笔者拟通过眼前节照相、UBM、AS-OCT 等影像学检查对 CCS 患者的特点进行剖析。

【病例特点】

患者女性,62 岁。

【主诉】

右眼人工晶状体植入术后视力不良。

【查体】

视力,VOD 0.03,VOS 光感(定位不准);NCT,OD 15mmHg,OS 17mmHg。

【既往史】

曾诊断为"左眼内斜视,双眼高度近视";否认全身疾病史、手术史;否认外伤史和过敏史。

【诊疗过程】

查体见患者双眼眼球震颤,左眼内斜>45°;裂隙灯下检查,双眼角膜透明,右眼前房4CT,左眼前房裂隙状;双眼瞳孔、虹膜基本正常;右眼人工晶状体在位,后囊膜混浊,左眼晶状体混浊;双眼眼底窥不清。患者左眼斜视与震颤明显,无法配合大部分检查,目前主要治疗目的是保留右眼的视功能,故对右眼进行进一步检查。右眼裂隙灯照相见图 8-5-14。

UBM 检查示:右眼中央前房深度 4.84mm,全周房角开放,人工晶状体回声可见,未见睫状体及前段脉络膜脱离声像(图 8-5-15)。

AS-OCT 检查示:患者人工晶状体在位,晶状体前囊膜机化皱缩,贴于人工晶状体前表面(图 8-5-16)。

根据患者的上述检查结果:双眼眼球震颤,左眼内斜>45°;眼前节照相及 AS-OCT 示患者人工晶状体与前囊口粘连;我们对患者作出以下诊断。

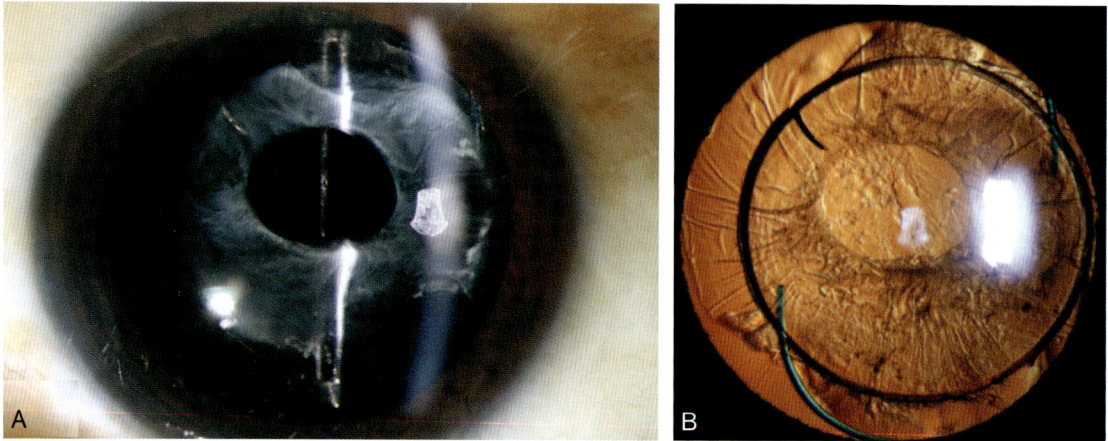

图 8-5-14　右眼裂隙灯照相
A. 右眼前房深、晶状体囊膜混浊;B. 右眼晶状体囊膜皱缩。

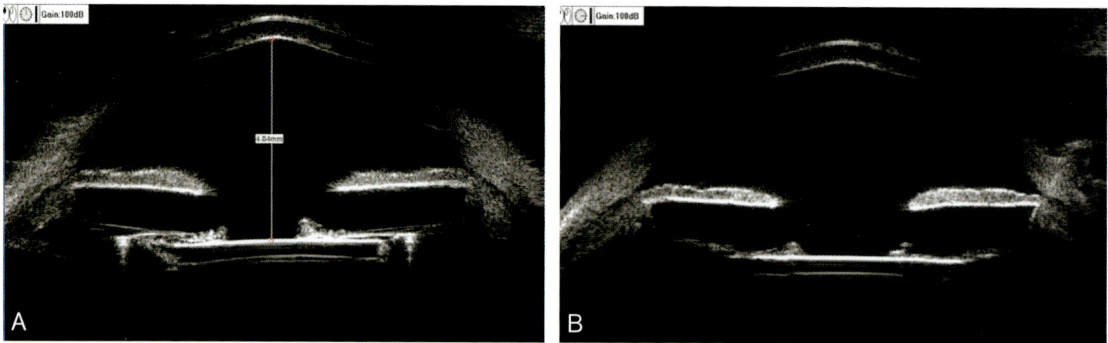

图 8-5-15　UBM 检查右眼前房深度及房角情况
A~D. 全周房角开放,人工晶状体回声可见。

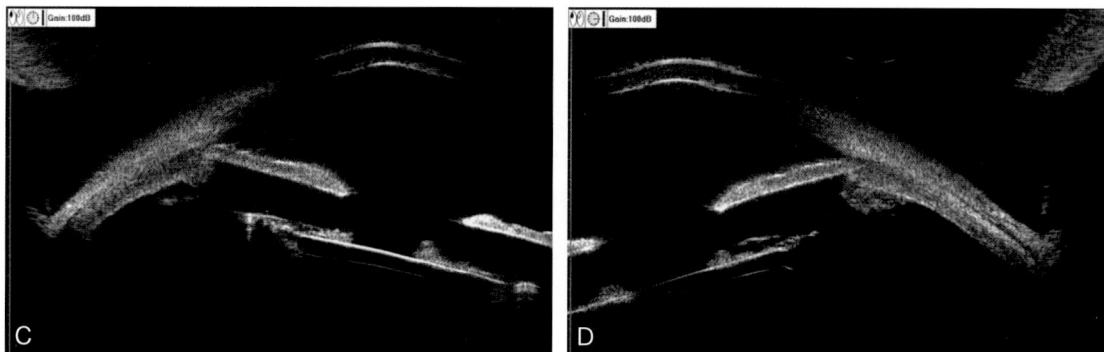

图 8-5-15(续)

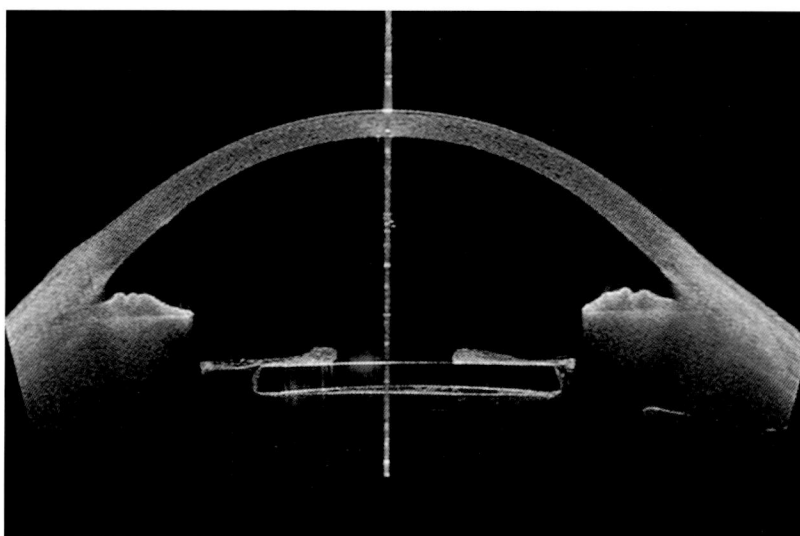

图 8-5-16 右眼 CASIA2 检查

【诊断】

①右眼人工晶状体眼;②右眼囊袋收缩综合征;③左眼内斜视;④双眼眼球震颤;⑤双眼高度近视。

【处理意见】

右眼行前囊 Nd∶YAG 激光四象限放射状切开。

【病例启示】

1. 囊袋收缩综合征患者需要详细评估撕囊口的大小和形态,以及人工晶状体倾斜/偏中心的程度,与患者沟通治疗方法及预后。

2. 术前即需要与患者沟通可能发生囊袋收缩综合征的风险,术后要密切随访观测,尽早发现和处理,避免更严重的并发症发生。

(罗莉霞 韩晓彤)

五、囊袋阻滞综合征

囊袋阻滞综合征（capsular block syndrome，CBS）是指连续环形撕囊口被晶状体或人工晶状体（intraocular lens，IOL）光学面机械性阻塞，导致晶状体囊袋形成密闭空腔伴液体残留，在术中、术后早期和术后晚期均可发生。术中多见于晶状体核较大而撕囊口相对较小时导致晶状体核在撕囊区嵌顿，术后早期多见于人工晶状体与囊口边缘相贴，术后晚期多见于前囊与人工晶状体光学部之间纤维化导致光学部与后囊之间的囊袋形成密闭的空间。CBS可能导致前房变浅、眼压升高、近视漂移、后囊混浊乃至后囊破裂等并发症。糖尿病病史、前囊撕囊口过小、黏弹剂未彻底清除均可增加CBS的发生风险。笔者拟通过眼前节照相和AS-OCT影像学检查对CBS患者的特点进行剖析。

【病例特点】

患者女性，64岁。

【主诉】

左眼白内障术后4年，视矇1年余。

【查体】

视力：OD 0.63，OS 0.5；NCT：OD 16mmHg，OS 14mmHg。

【既往史】

2015年，因左眼黄斑前膜行后入路玻璃体切除术+C_3F_8注气术，2017年3月，行左眼白内障超声乳化摘除+人工晶状体植入术；否认全身疾病史、手术史；否认外伤史和过敏史。

【诊疗过程】

裂隙灯下检查，患者双眼角膜透明，前房4CT，房水闪辉（−），瞳孔3mm×3mm，对光反射灵敏，右眼晶状体混浊$C_2N_1P_1$，左眼人工晶状体在位，后囊混浊；双眼眼底视网膜平伏。左眼进一步行散瞳后裂隙灯照相（图8-5-17）及前节OCT检查（图8-5-18）。

根据患者的上述检查结果：右眼晶状体混浊$C_2N_1P_1$，左眼人工晶状体在位，后囊混浊；裂隙灯照相及AS-OCT示患者左眼人工晶状体光学面被前囊口360°包裹，人工晶状体后有液体积聚；我们对患者作出以下诊断。

【诊断】

①左眼囊袋阻滞综合征；②左眼后发性白内障；③左眼人工晶状体眼；④左眼玻璃体切除术后；⑤右眼老年性白内障。

【处理意见】

左眼行晶状体后囊Nd：YAG激光切开。

【病例启示】

1. 合适的连续环形撕囊口大小对于预防CBS至关重要，直径不能太小，覆盖住IOL光学面约0.5mm即可。

2. 选用合适材料和设计的IOL，以及彻底清除黏弹剂和减少上皮残留有助于减少术后早期CBS。

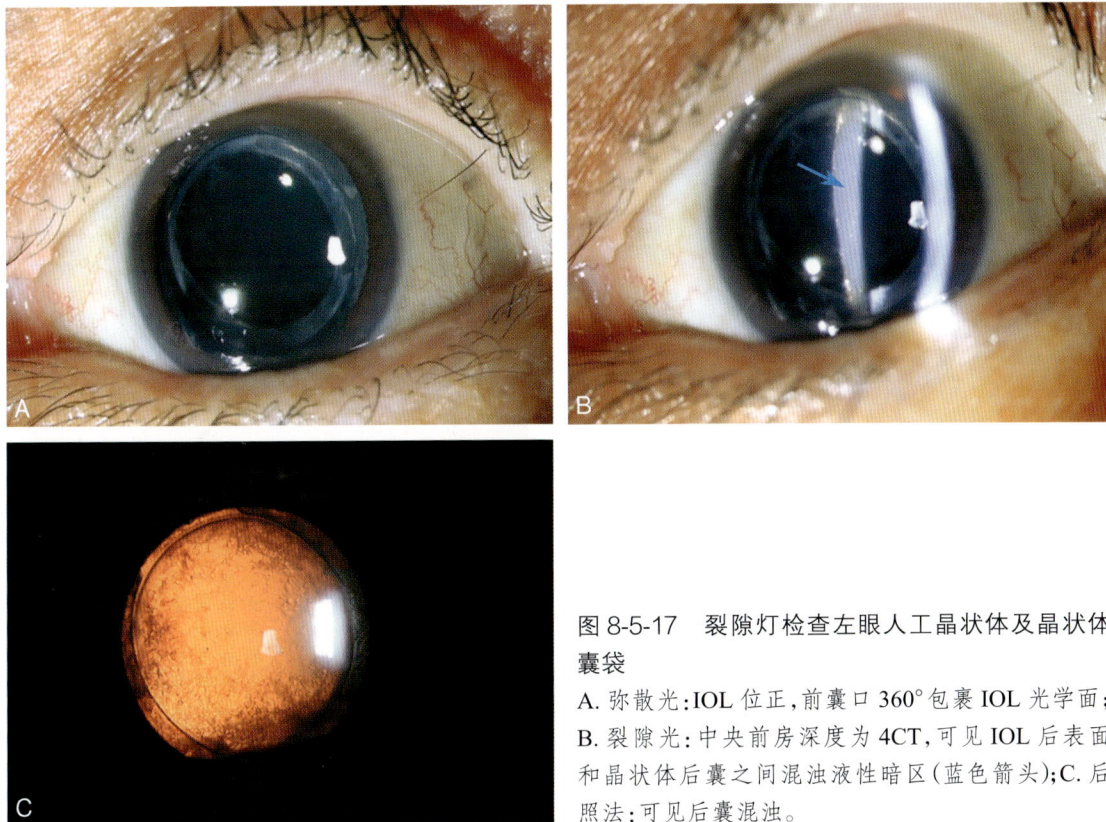

图 8-5-17 裂隙灯检查左眼人工晶状体及晶状体囊袋

A. 弥散光:IOL 位正,前囊口 360° 包裹 IOL 光学面;
B. 裂隙光:中央前房深度为 4CT,可见 IOL 后表面和晶状体后囊之间混浊液性暗区(蓝色箭头);C. 后照法:可见后囊混浊。

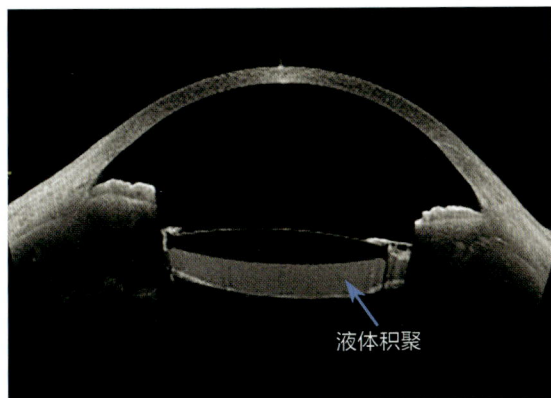

液体积聚

图 8-5-18 AS-OCT 检查左眼人工晶状体和晶状体囊袋

前房深、房角开放,人工晶状位置正,前囊口包裹 IOL 光学面,人工晶状体后表面和晶状体后囊之间有中等密度液体积聚(蓝色箭头)。

3. 对于术后发生 CBS 的患者,要与患者充分沟通,排除禁忌证后可行激光后囊切开术。

(韩晓彤 谈旭华)

参 考 文 献

[1] ADELMAN R A,BRAUNER S C,AFSHARI N A,et al. Cataract formation after initial trabeculectomy in

young patients［J］. Ophthalmology,2003,110（3）:625-629.

［2］ ZHANG N,TSAI P L,CATOIRA-BOYLE Y P,et al. The effect of prior trabeculectomy on refractive outcomes of cataract surgery［J］. American Journal of Ophthalmology,2013,155（5）:858-863.

［3］ WELLS A P,CROWSTON J G,MARKS J,et al. A pilot study of a system for grading of drainage blebs after glaucoma surgery［J］. Journal of Glaucoma,2004,13（6）:454-460.

［4］ YAMAMOTO T,SAKUMA T,KITAZAWA Y. An ultrasound biomicroscopic study of filtering blebs after mitomycin C trabeculectomy［J］. Ophthalmology,1995,102（12）:1770-1776.

［5］ SINGH M,CHEW P T,FRIEDMAN D S,et al. Imaging of trabeculectomy blebs using anterior segment optical coherence tomography［J］. Ophthalmology,2007,114（1）:47-53.

［6］ ELHALIS H,AZIZI B,JURKUNAS U V. Fuchs endothelial corneal dystrophy［J］. The Ocular Surface,2010,8（4）:173-184.

［7］ J MANNIS M. Cornea［M］. 4 ed. Amsterdam:Elsevier,2016.

［8］ SEITZMAN G D,GOTTSCH J D,STARK W J. Cataract surgery in patients with Fuchs' corneal dystrophy:Expanding recommendations for cataract surgery without simultaneous keratoplasty［J］. Ophthalmology,2005,112（3）:441-446.

［9］ ARNALICH-MONTIEL F,DE-ARRIBA-PALOMERO P,MURIEL A,et al. A risk prediction model for endothelial keratoplasty after uncomplicated cataract surgery in Fuchs endothelial corneal dystrophy［J］. American Journal of Ophthalmology,2021,231:70-78.

［10］ HOLDEN B A,FRICKE T R,WILSON D A,et al. Global prevalence of myopia and high myopia and temporal trends from 2000 through 2050［J］. Ophthalmology,2016,123（5）:1036-1042.

［11］ PAN C W,ZHENG Y F,ANUAR A R,et al. Prevalence of refractive errors in a multiethnic Asian population:the Singapore epidemiology of eye disease study［J］. Invest Ophthalmol Vis Sci,2013,54（4）:2590-2598.

［12］ YAO Y,LU Q,WEI L,et al. Efficacy and complications of cataract surgery in high myopia［J］. J Cataract Refract Surg,2021,47（11）:1473-1480.

［13］ MARTIN T P,REED J W,LEGAULT C,et al. Cataract formation and cataract extraction after penetrating keratoplasty［J］. Ophthalmology,1994,101（1）:113-119.

［14］ RATHI V M,KRISHNAMACHARY M,GUPTA S. Cataract formation after penetrating keratoplasty［J］. Journal of Cataract and Refractive Surgery,1997,23（4）:562-564.

［15］ ACAR B T,BUTTANRI I B,SEVIM M S,et al. Corneal endothelial cell loss in post-penetrating keratoplasty patients after cataract surgery:Phacoemulsification versus planned extracapsular cataract extraction［J］. Journal of Cataract and Refractive Surgery,2011,37（8）:1512-1516.

［16］ NAGRA P K,RAPUANO C J,LAIBSON P L,et al. Cataract extraction following penetrating keratoplasty［J］. Cornea,2004,23（4）:377-379.

［17］ KAPOOR G,SETH S,AHLUWALIA T S,et al. Posterior polar cataract:Minimizing risks［J］. Med J Armed Forces India,2016,72（3）:242-246.

［18］ KYMIONIS G D,DIAKONIS V F,LIAKOPOULOS D A,et al. Anterior segment optical coherence tomography for demonstrating posterior capsular rent in posterior polar cataract［J］. Clin Ophthalmol,2014,8:215-217.

［19］ CHAN T C,LI E Y,YAU J C. Application of anterior segment optical coherence tomography to identify eyes with posterior polar cataract at high risk for posterior capsule rupture［J］. J Cataract Refract Surg,2014,40（12）:2076-2081.

［20］ TITIYAL J S,NAIR S,KAUR M,et al. Intraoperative posterior polar cortical disc defect:Sign of intact posterior capsule［J］. J Cataract Refract Surg,2021,47（8）:1039-1043.

［21］ PUJARI A,YADAV S,SHARMA N,et al. Study 1:Evaluation of the signs of deficient posterior capsule in posterior polar cataracts using anterior segment optical coherence tomography［J］. J Cataract Refract Surg,2020,46（9）:1260-1265.

［22］PAVAN KUMAR G，KRISHNAMURTHY P，NATH M，et al. Can preoperative anterior segment optical coherence tomography predict posterior capsule rupture during phacoemulsification in patients with posterior polar cataract？［J］. J Cataract Refract Surg，2018，44（12）：1441-1445.

［23］VAN LOOVEREN J，VAN GERWEN V，SCHILDERMANS K，et al. Proteomic analysis of posterior capsular plaques in congenital unilateral cataract［J］. Acta Ophthalmol，2018，96（8）：e963-e969.

［24］KEKUNNAYA R，DESHMUKH A V，KULKARNI S. Newer insights into the clinical profile of posterior lenticonus in children and its surgical，visual，refractive outcomes［J］. Eye（Lond），2022，36（5）：985-993.

［25］FOSTER G J L，AYERS B，FRAM N，et al. Phacoemulsification of posterior polar cataracts［J］. J Cataract Refract Surg，2019，45（2）：228-235.

［26］FORSTER J E，ABADI R V，MULDOON M，et al. Grading infantile cataracts［J］. Ophthalmic Physiol Opt，2006，26（4）：372-379.

［27］CLOQUET J. Description of a singular case of dropsy of the periosteum，with a detachment of the epiphyses，in a hydrocephalic fœtus［J］. Lond Med Phys J，1818，39（229）：197-200.

［28］GOLDBERG M F. Persistent fetal vasculature（PFV）：An integrated interpretation of signs and symptoms associated with persistent hyperplastic primary vitreous（PHPV）. LIV Edward Jackson Memorial Lecture ［J］. Am J Ophthalmol，1997，124（5）：587-626.

［29］PRAKHUNHUNGSIT S，BERROCAL A M. Diagnostic and management strategies in patients with persistent fetal vasculature：Current insights［J］. Clin Ophthalmol，2020，14：4325-4335.

［30］CHEN C，XIAO H，DING X. Persistent fetal vasculature［J］. Asia Pac J Ophthalmol（Phila），2019，8（1）：86-95.

［31］POLLARD Z F. Persistent hyperplastic primary vitreous：diagnosis，treatment and results［J］. Trans Am Ophthalmol Soc，1997，95：487-549.

［32］SISK R A，BERROCAL A M，FEUER W J，et al. Visual and anatomic outcomes with or without surgery in persistent fetal vasculature［J］. Ophthalmology，2010，117（11）：2178-2183.

［33］HU A，PEI X，DING X，et al. Combined persistent fetal vasculature：A classification based on high-resolution B-mode ultrasound and color Doppler imaging［J］. Ophthalmology，2016，123（1）：19-25.

［34］NEELY D E，PLAGER D A. Management of ectopia lentis in children［J］. Ophthalmol Clin North Am，2001，14（3）：493-499.

［35］DEAN J C. Marfan syndrome：Clinical diagnosis and management［J］. Eur J Hum Genet，2007，15（7）：724-733.

［36］KUMAWAT D，SAHAY P，CHAWLA R，et al. Clinical features of nontraumatic posterior dislocation of crystalline lens［J］. Ophthalmol Retina，2020，4（5）：545-547.

［37］XIAO H，LIU X，ZHONG Y M，et al. Fundus features of nanophthalmos analyzed by optical coherence tomography［J］. Zhonghua Yan Ke Za Zhi，2013，49（12）：1069-1074.

［38］YANG N，JIN S，MA L，et al. The Pathogenesis and treatment of complications in nanophthalmos［J］. Journal of Ophthalmology，2020，2020：6578750.

［39］STEIJNS D，BIJLSMA W R，VAN DER LELIJ A. Cataract surgery in patients with nanophthalmos［J］. Ophthalmology，2013，120（2）：266-270.

［40］MELESE E K，CHAN J D，BLIEDEN L S，et al. Determination and validation of thresholds of anterior chamber parameters by dedicated anterior segment optical coherence tomography［J］. American Journal of Ophthalmology，2016，169：208-217.

［41］LI F，ZHOU R，GAO K，et al. Volumetric parameters-based differentiation of narrow angle from open angle and classification of angle configurations：An SS-OCT study［J］. The British Journal of Ophthalmology，2020，104（1）：92-97.

［42］LAVIN M，JAGGER J. Pathogenesis of pupillary capture after posterior chamber intraocular lens implantation［J］. Br J Ophthalmol，1986，70（12）：886-889.

［43］RAHMAN R，ROSEN P H. Pupillary capture after combined management of cataract and vitreoretinal pathology[J]. J Cataract Refract Surg,2002,28(9):1607-1612.

[44] LECCISOTTI A. Traumatic pupillary capture of the haptic of an angle-supported phakic intraocular lens[J]. J Cataract Refract Surg,2006,32(12):2133-2134.

[45] RAMOS J,JURADO V. Idiopathic pupillary capture 7 years after extracapsular cataract extraction and intraocular lens implantation[J]. Digit J Ophthalmol,2011,17(3):36-37.

[46] ASCASO F J,HUERVA V,GRZYBOWSKI A. Epidemiology,etiology,and prevention of late IOL-capsular bag complex DIslocation:Review of the literature[J]. J Ophthalmol,2015,2015:805706.

[47] PUERINGER S L,HODGE D O,ERIE J C. Risk of late intraocular lens dislocation after cataract surgery,1980—2009:A population-based study[J]. Am J Ophthalmol,2011,152(4):618-623.

[48] DAVIS D,BRUBAKER J,ESPANDAR L,et al. Late in-the-bag spontaneous intraocular lens dislocation:Evaluation of 86 consecutive cases[J]. Ophthalmology,2009,116(4):664-670.

[49] HAYASHI K,HIRATA A,HAYASHI H. Possible predisposing factors for in-the-bag and out-of-the-bag intraocular lens dislocation and outcomes of intraocular lens exchange surgery[J]. Ophthalmology,2007,114(5):969-975.

[50] DRIMTZIAS E G,ROKIDI S G,GARTAGANIS S P,et al. Experimental investigation on mechanism of hydrophilic acrylic intraocular lens calcification[J]. Am J Ophthalmol,2011,152(5):824-833.

[51] WERNER L,HUNTER B,STEVENS S,et al. Role of silicon contamination on calcification of hydrophilic acrylic intraocular lenses[J]. Am J Ophthalmol,2006,141(1):35-43.

[52] GUAN X,TANG R,NANCOLLAS G H. The potential calcification of octacalcium phosphate on intraocular lens surfaces[J]. J Biomed Mater Res A,2004,71(3):488-496.

[53] GARTAGANIS S P,KANELLOPOULOU D G,MELA E K,et al. Opacification of hydrophilic acrylic intraocular lens attributable to calcification:Investigation on mechanism[J]. Am J Ophthalmol,2008,146(3):395-403.

[54] WERNER L,APPLE D J,ESCOBAR-GOMEZ M,et al. Postoperative deposition of calcium on the surfaces of a hydrogel intraocular lens[J]. Ophthalmology,2000,107(12):2179-2185.

术中光学相干断层扫描仪在白内障手术中的应用

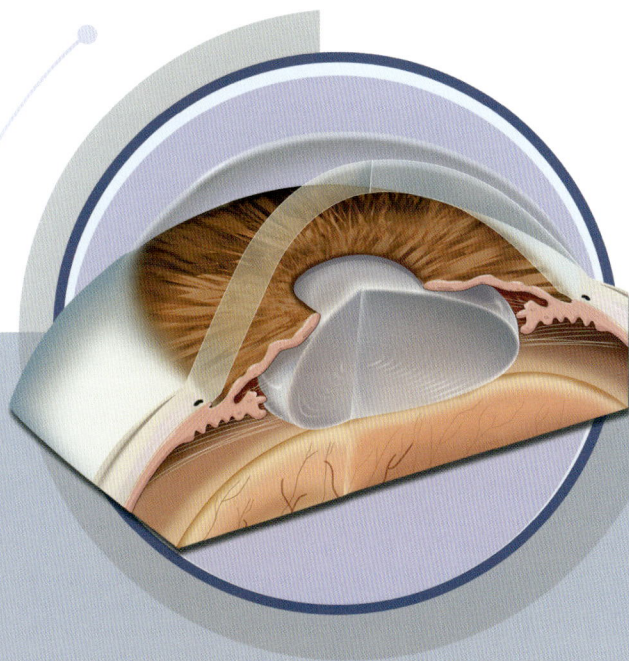

近年来,术中光学相干断层扫描(intraoperative optical coherence tomography,iOCT)得到发展,并成功应用于临床。在眼科手术中,iOCT 可以实时对眼组织进行多维度扫描,获取手术进度的实时反馈,有助于及时了解手术操作对眼部组织的影响和手术的即时效果,发现和管理并发症,协助手术方案的制订和选择,为眼科手术保驾护航。

第一节   术中光学相干断层扫描仪简介

Rescam 700 是集成 iOCT 的手术显微镜,可以将眼前、后节组织(角膜、房角、晶状体、视网膜)的实时 OCT 图像投影到手术区域并由术者通过手术显微镜的目镜直接观察。此外,附带的 Callisto Eye 显示器能同步显示高清 OCT 图像,使助手也能进行实时观察和分析。

目前,iOCT 在白内障手术中主要应用于对手术切口的实时观察,角膜后弹力层脱离(Descemet membrane detachment,DMD)的评估,晶状体后囊膜完整性的判断,以及手术结束时检测术前因晶状体混浊所不能发现的眼底病变,尤其是评估黄斑水肿和新生血管的情况以判断术中是否联合玻璃体腔注射抗炎或抗血管内皮细胞生长因子(vascular endothelial growth factor,VEGF)药物治疗。因此,iOCT 大大提高了白内障手术的安全性和成功率,具有较高的临床应用价值。

一、基本组成

iOCT 主要包括四个组成部分:OCT 部分、手术显微镜、辅助系统,以及眼底成像系统 Resight(图 9-1-1)。

OCT 部分包括了内置的 OCT 扫描模块和 OCT E-box。OCT 扫描模块(包括 OCT 相机)附在手术显微镜内且与辅助系统连接,因此,可以通过辅助系统的触屏或手术显微镜的脚控面板部分控制。图像被传输至手术显微镜目镜,同时也显示在辅助系统屏幕上,方便术中实时监控、开展医疗教育。OCT E-box 安装在支架上,包含 OCT 扫描所需的除扫描模块以外的所有硬件,如电源、扫描控制,以及作为主要部件用于光相干干涉的 OCT 引擎(包括 SLD 二极管、干涉仪和光谱仪)。

iOCT 手术显微镜与传统手术显微镜相似,主要分为光学、照明、机械、支架四个系统。其中光学系统包括了目镜、双目镜筒、物镜、变倍系统;照明系统含短弧氙气反光灯和 LED 灯;机械系统主要包括脚踏和背板;支架系统则采用了落地式支架,悬吊式支架不适用于 iOCT。

辅助系统主要指 iOCT 的触控屏区域,分为集成模式和外置模式。集成模式下辅助系统与 OCT 部分通过内部线缆连接,而外置模式下,辅助系统安置在支架或推车上,通过外部线缆与 OCT 部分连接。

眼底观察系统 Resight 700(分为 60D 和 128D)本身是手术显微镜的附件,用于手术中眼后节和视网膜的立体成像,也可以用特殊的接触镜片代替。

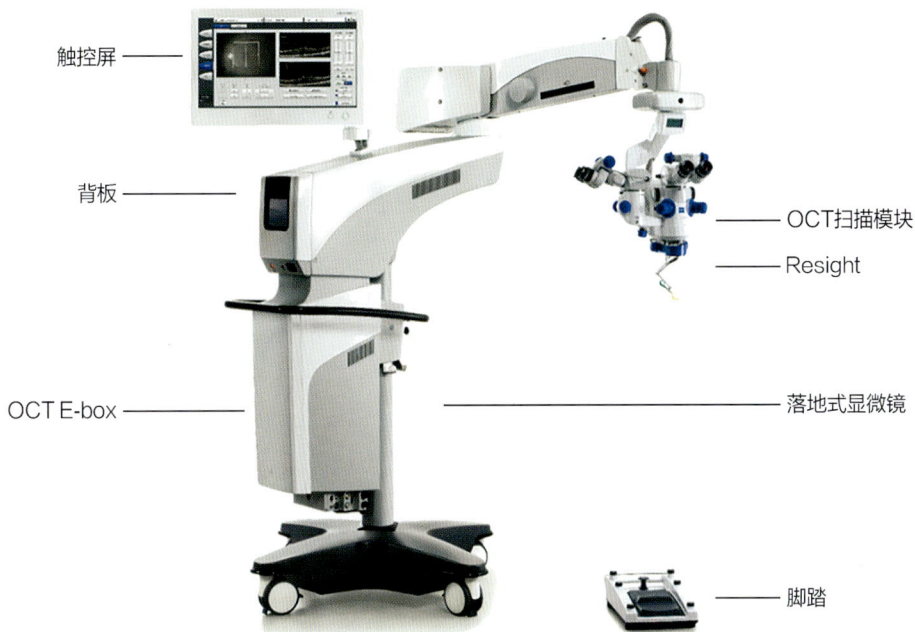

图 9-1-1　iOCT 的结构

二、工作原理

iOCT 采用的是第二代 OCT 技术——谱域 OCT（spectral domain OCT，SD-OCT），以一个波长 840nm 的超光二极管作为光源，在低相干条件下，光束沿两个光路发散：一道光路（照射到眼睛）代表扫描路径，另一道作为干涉仪的参考路径。沿扫描路径和参考路径射入的光束叠加到光谱仪上，光谱仪通过傅里叶变换将来自单个 A 扫描整个深度的干涉信号进行分散、采集、转换为电信号和数字化后，再进行傅里叶逆变换获得所需的 OCT 信息。

三、操作流程

iOCT 的基本操作主要在辅助系统的触控屏上完成，而手术显微镜脚踏可以完成其中一部分操作如调焦。触控屏上主要有五个界面，包括患者管理、OCT 扫描、显微镜设置、用户设置、控制中心，在使用 OCT 系统操作中主要用到患者管理和 OCT 扫描两个界面。患者管理中进一步分为基本信息和图像查阅两个界面，OCT 扫描界面则可分为三列：第一列包括手术显微镜下视野画面和扫描框调节功能键，可以对扫描框/线的大小、间距、位置进行调节；第二列包括 OCT 扫描图像和视频录制/图像截取功能键；第三列包括了开始/暂停、模式选择、调焦等功能键。

以眼前节为例，iOCT 的 OCT 系统操作如下：术前准备完成后打开电源开关，首先在患者管理界面填写术者姓名、患者姓名、手术日期、出生日期、性别、眼别等基本信息（图 9-1-2A①），选择眼前节 OCT 扫描，点击 Start Surgery 开启手术，默认为自动录制（图 9-1-2A②）。在进入 OCT 扫描界面后，先行选择扫描模式如五线模式（图 9-1-2B③），再对扫描线的大小、间距、位置进行调整,使拟观察部位位于扫描线中央(图 9-1-2B④)。最后调节扫描深度(建议先用脚踏进行调焦,图 9-1-2B⑤),微调对焦使扫描图像的色彩最清晰。在手术过程中,点击 Recording 可以开启或关闭录像(蓝色为开启状态),点击 Snapshot 按钮可进行截图,点击 Capture 则进行拍摄扫描(图 9-1-2B⑥)。手术完成后,返回患者信息界面,点击 End Surgery 结束手术。生成的录像或截屏可以在患者管理界面——图像查阅界面进行查看、导出、删除等操作。

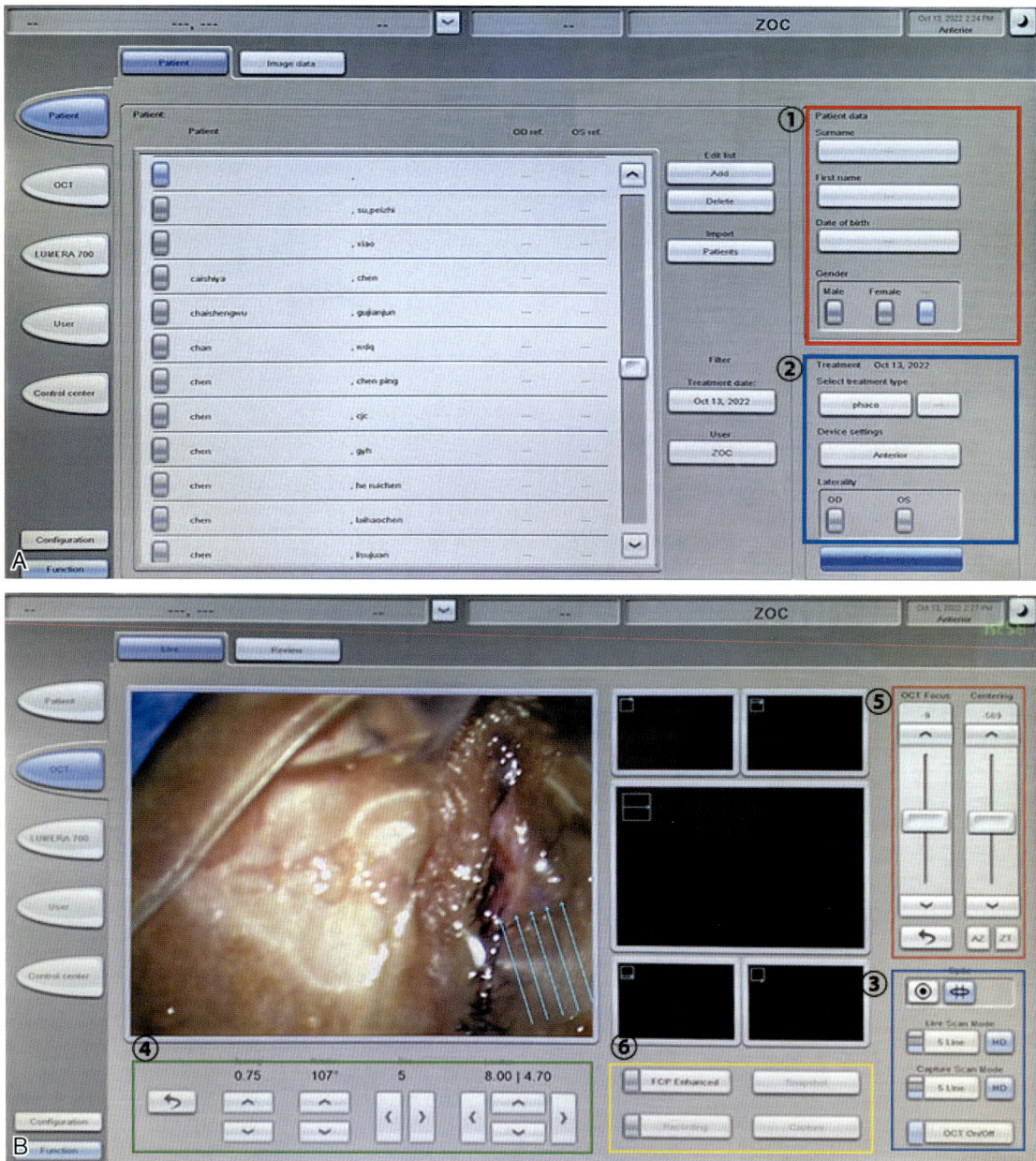

图 9-1-2　iOCT 系统操作示意
A. 患者管理界面;B. OCT 扫描界面。

第二节　术中光学相干断层扫描仪观察
白内障术中角膜后弹力层脱离

一、白内障术中角膜后弹力层脱离

角膜后弹力层是角膜内皮细胞的基底膜,对维持角膜的透明性起重要作用。白内障超声乳化术是角膜后弹力层脱离(Descemet membrane detachment,DMD)的常见原因,后弹力层脱离常起源于切口处,其发生率高达94%,大部分较轻微术后可自愈。然而,在不健康角膜患者、硬核患者,以及手术器械不锋利、反复进出手术切口或操作不当等情况下,则易引起广泛的角膜后弹力层撕脱并难以愈合,严重影响术后视力恢复。

二、术中光学相干断层扫描仪观察角膜后弹力层脱离

既往临床上只能在白内障手术结束后通过前节OCT观察术后DMD的情况,而iOCT的出现使我们在术中可以实时发现手术显微镜下肉眼不可见的微小脱离,对于及早发现和预防DMD的发生具有重要意义。我们团队近期利用iOCT(Rescan 700)观察发现,在2.2mm角膜切口的白内障超声乳化手术中,即便是手术经验丰富的术者,术中角膜切口处DMD的发生率也高达94%(图9-2-1B)。DMD最早发生于撕囊阶段,发生率为1.6%;水分层阶段发生率为5.6%;超声乳化阶段发生率为55.2%;灌注/抽吸(I/A)阶段为35.2%;人工晶状体(intraocular lens,IOL)植入阶段为2.4%。可见DMD发生率最高的手术步骤是超声乳化及I/A阶段,因此,这两个手术步骤应引起手术医生的充分重视。此外,我们还发现DMD的程度与超声乳化时间和能量密切相关。

基于以上临床发现,我们提出以下措施来预防白内障超声乳化术中发生DMD:①术中注意操作轻柔,避免器械反复进出手术切口;②改良超声乳化手柄的材质及大小,使其与切口更匹配,减少器械对切口的摩擦损伤;③改良手术切口的构筑,使其与器械的活动范围更匹配;④在容易发生DMD的高危患者中,可考虑使用飞秒激光辅助下行切口构筑及碎核等操作,以减少术中DMD的发生。

三、典型病例分析

患者男,76岁,右眼白内障术后1天。术前VOD 0.1(未矫正),矫正0.2,晶状体混浊$C_3N_4P_3$,角膜内皮细胞密度2 633个/mm^2,核硬度4级(LOCS Ⅲ分级)。术中超声乳化时间0.32分钟,累积超声能量(cumulative dissipated energy,CDE)7.26,iOCT显示角膜切口前唇后弹力层脱离(图9-2-1A、B)。术后1天复查:VOD 0.5(未矫正),矫正0.6;NCT,OD 13mmHg。右眼颞侧角膜切口处水肿(图9-2-1C)。前节OCT(CASIA2)检查发现切口处DMD(图9-2-1D)。

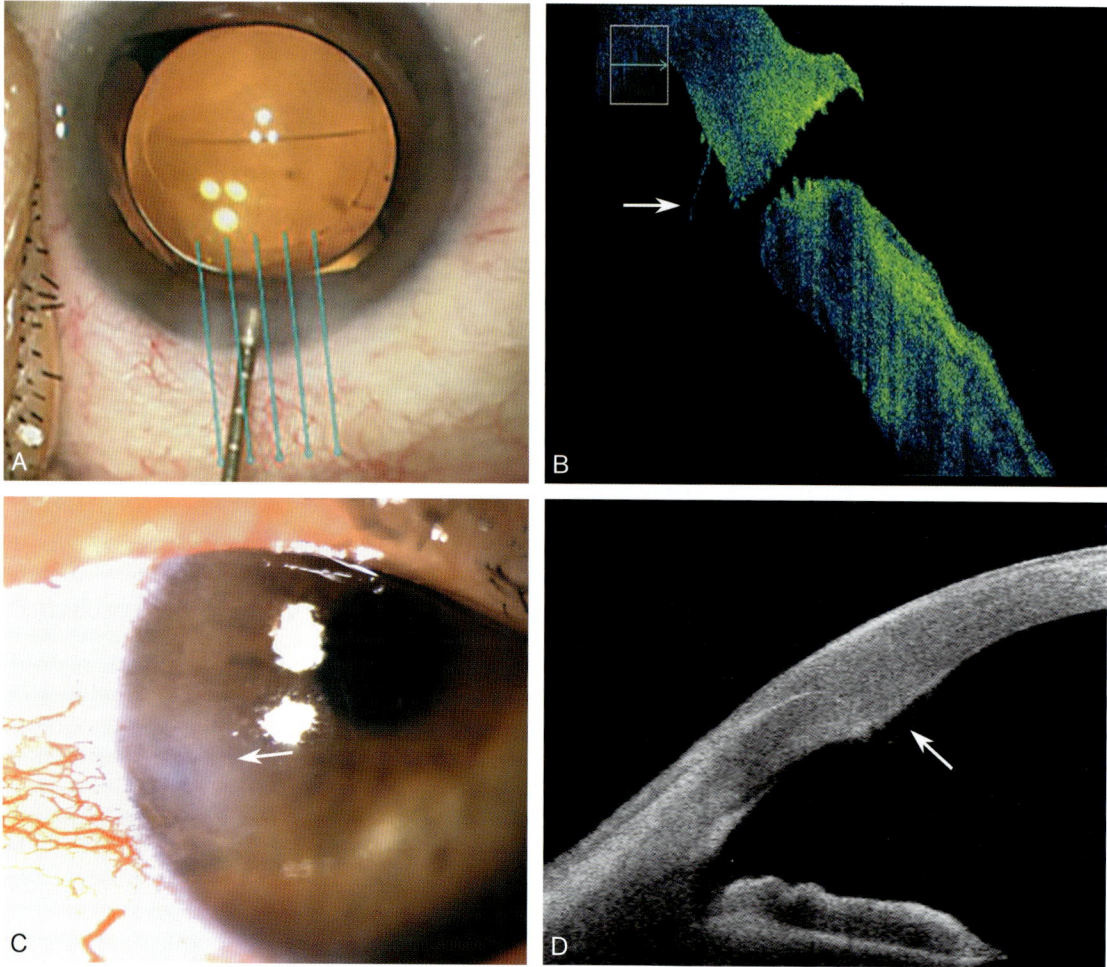

图 9-2-1　iOCT 观察白内障术中角膜后弹力层脱离

A、B. iOCT 垂直角膜切口处扫描(五线扫描):角膜切口的前唇可见后弹力层脱离(白色箭头);C. 术后 1 天裂隙灯照相:角膜切口处水肿(白色箭头);D. 术后 1 天前节 OCT:角膜切口处后弹力层脱离(白色箭头)。

第三节　术中光学相干断层扫描仪监测晶状体后囊膜完整性

一、白内障术中晶状体后囊破裂

晶状体后囊的后极部最薄处厚度仅 $2\mu m$,是白内障术中最易发生破裂的部位。在某些特殊情况下,术前患者就已经存在晶状体后囊的破裂、缺损或者薄弱,如眼外伤(包括钝挫伤和穿通伤)、手术医源性损伤(玻璃体切除术中玻切头损伤、玻璃体腔注药术中注射针头损伤等)、激光损伤、先天发育异常(后极性白内障、晶状体后极圆锥)等。对于白内障术前已经存在的后囊破裂、缺损或者薄弱,在术中前房灌注压和手术操作的作用下,后囊可能会出现破裂或者原破裂口进一步扩大,导致核块掉入玻璃体腔、玻璃体脱出、IOL 不能囊袋内植入等并发症。即使是对于经验丰富的白内障医生而言,手术也极具挑战性。

二、术中光学相干断层扫描仪监测白内障术中晶状体后囊膜完整性

第一代眼前节光学相干断层扫描(anterior segment optical coherence tomography,AS-OCT)仪和 Pentacam 由于扫描深度和分辨率的问题,对晶状体后表面显示不清,不能判断晶状体后囊膜的完整性。而第二代眼前节扫频光学相干断层扫描(anterior segment swept-source optical coherence tomography,AS-SS-OCT)仪 CASIA2 分辨率更高,且可以清晰显示晶状体后表面,可以在白内障术前辅助判断晶状体后囊膜的完整性。然而,晶状体后极部致密的混浊声影仍会影响后囊完整性的判断,且即使术前预测后囊完整,术中也存在破裂的风险。iOCT 能够在手术全过程中持续监测晶状体后囊的状态,使得手术医生可以及时发现后囊的破裂并调整手术方案,减少因后囊破裂而引起的严重并发症。首先,手术开始时 iOCT 可用于评估晶状体的混浊位置与后囊的关系以及后囊膜的完整性和连续性。其次,iOCT 能帮助医生在术中根据实时晶状体后囊的状态,作出是否进行水分离的决策。此外,水分层过程中液流的方向及其对后囊的影响可以直接在 iOCT 上显示出来,还可以评估水分层后表层核的厚度。任何失误的操作导致方向错误的液流都可以被 iOCT 实时检测到,以便医生确认后囊的完整性,并根据情况及时调整后续的手术步骤。

中山大学中山眼科中心陈伟蓉教授团队和 Titiyal 等人分别使用 iOCT 对儿童和成人的后极性白内障进行术中评估。先根据 iOCT 观察到的晶状体混浊和后囊的形态将后极性白内障分为不同的类型,并根据不同的类型采取不同的手术方式。术中使用 iOCT 持续监测晶状体后囊膜的完整性,以及水分离、水分层液流对后囊的影响,避免了严重并发症的发生,大大增加了手术的安全性。

三、典型病例分析

1. 后囊膜完整的后极性白内障

患者男,33 岁,因"双眼无痛性渐进性视力下降 2 个月"就诊。VOD 0.8,VOS 0.63;眼前节照相:双眼晶状体后极部类圆形白色混浊(图 9-3-1A、B)。Pentacam:双眼晶状体后极部高密度混浊影,后囊显影不清(图 9-3-1C、D)。CASIA2:双眼晶状体后极部前皮质内高密度混浊影,后囊膜完整(图 9-3-1E、F)。诊断为双眼后极性白内障,行左眼白内障超声乳化摘除+IOL 植入术。iOCT 检查示:左眼晶状体后极部前皮质内高密度混浊影,后囊膜完整(图 9-3-1G、H)。术中行连续环形撕囊后,进行轻柔的水分离和水分层操作,乳化晶状体核和抽吸残留晶状体皮质后,于囊袋内植入后房型 IOL,手术全过程后囊膜完整。

2. 后囊膜不完整的后极性白内障

患者男,58 岁,因"双眼视力无痛性下降 1 年余"就诊。VOD 0.4,VOS 0.32;眼前节照相:双眼晶状体后极部牛眼状盘状混浊,范围为 3mm×3mm(图 9-3-2A、B)。Pentacam:双眼晶状体后极部高密度混浊影,后囊显影不清(图 9-3-2C、D)。CASIA2:双眼晶状体后极部高密度混浊影,右眼晶状体后囊膜完整,左眼晶状体后极部锥形突起,后囊膜可疑缺损(图 9-3-2E、F)。

诊断为双眼后极性白内障,先行左眼白内障超声乳化+IOL 植入术。iOCT 检查示:左眼晶状体后极部前皮质内高密度混浊影,往玻璃体腔方向呈锥形突起,后囊膜缺损(图 9-3-2G、H)。术中行连续环形撕囊后,未进行水分离,而进行轻柔的水分层操作,分层乳化晶状体核。发现后囊膜缺损,大小约 3mm×3mm,皮质抽吸后行前段玻璃体切除术,于睫状沟植入三片式后房型 IOL。

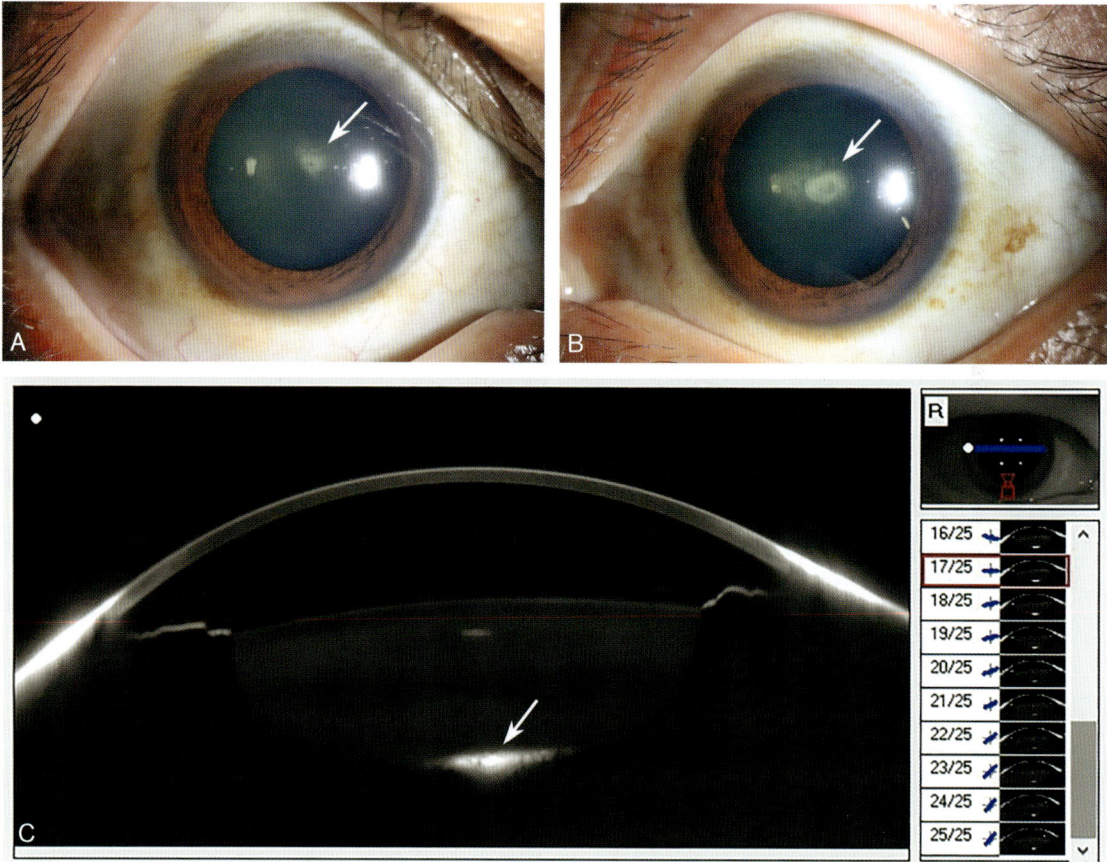

图 9-3-1 后囊膜完整的后极性白内障

A、B. 眼前节照相,双眼晶状体后极部类圆形白色混浊(白色箭头,A 右眼,B 左眼);C、D. Pentacam,双眼晶状体后极部高密度混浊影,后囊显影不清(白色箭头,C 右眼,D 左眼);

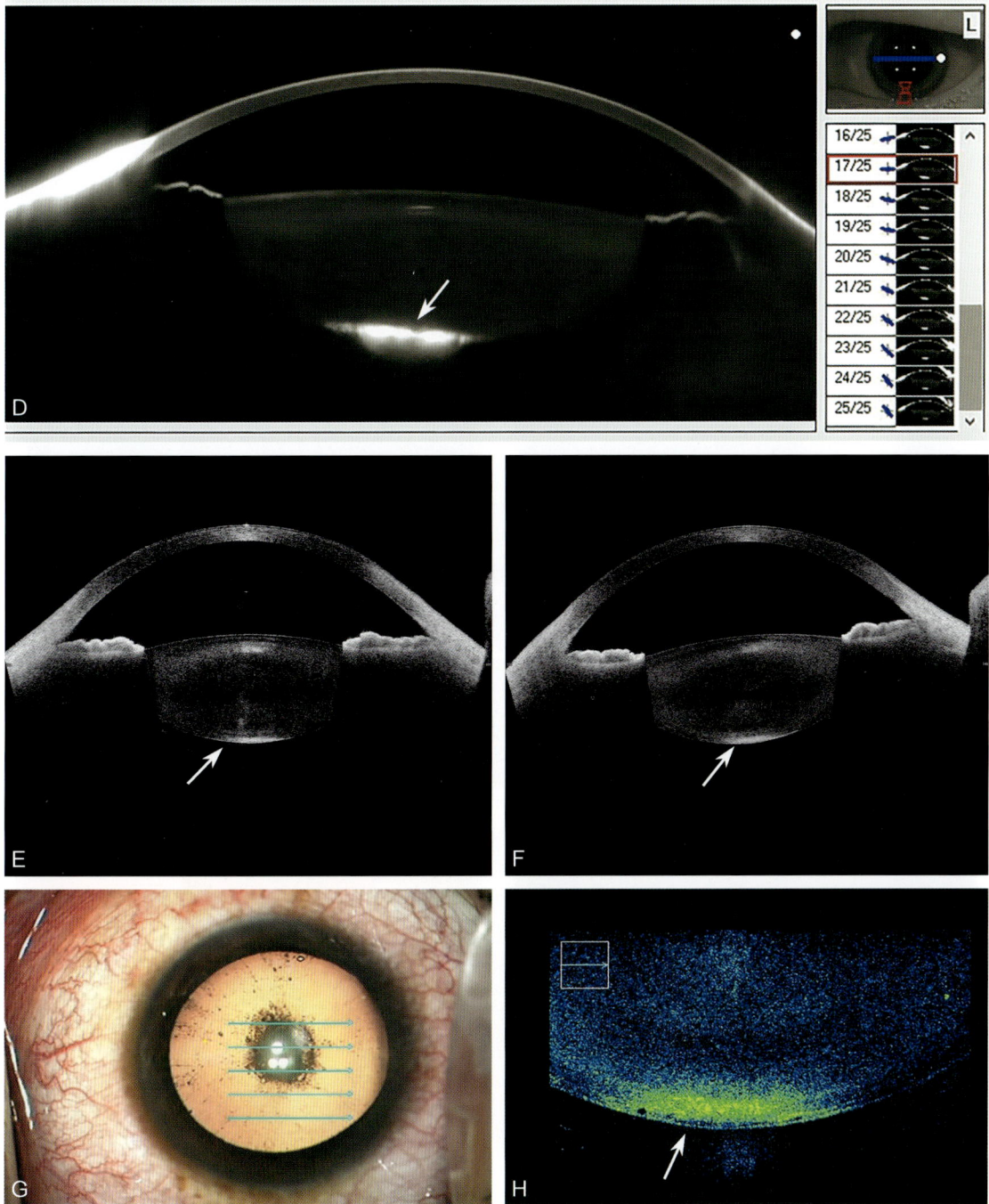

图 9-3-1（续）

E、F. CASIA2，双眼晶状体后极部前皮质内高密度混浊影，后囊膜完整（白色箭头，E 右眼，F 左眼）；G、H. iOCT 检查（五线扫描），左眼晶状体后极部前皮质内高密度混浊影（白色箭头），后囊膜完整。

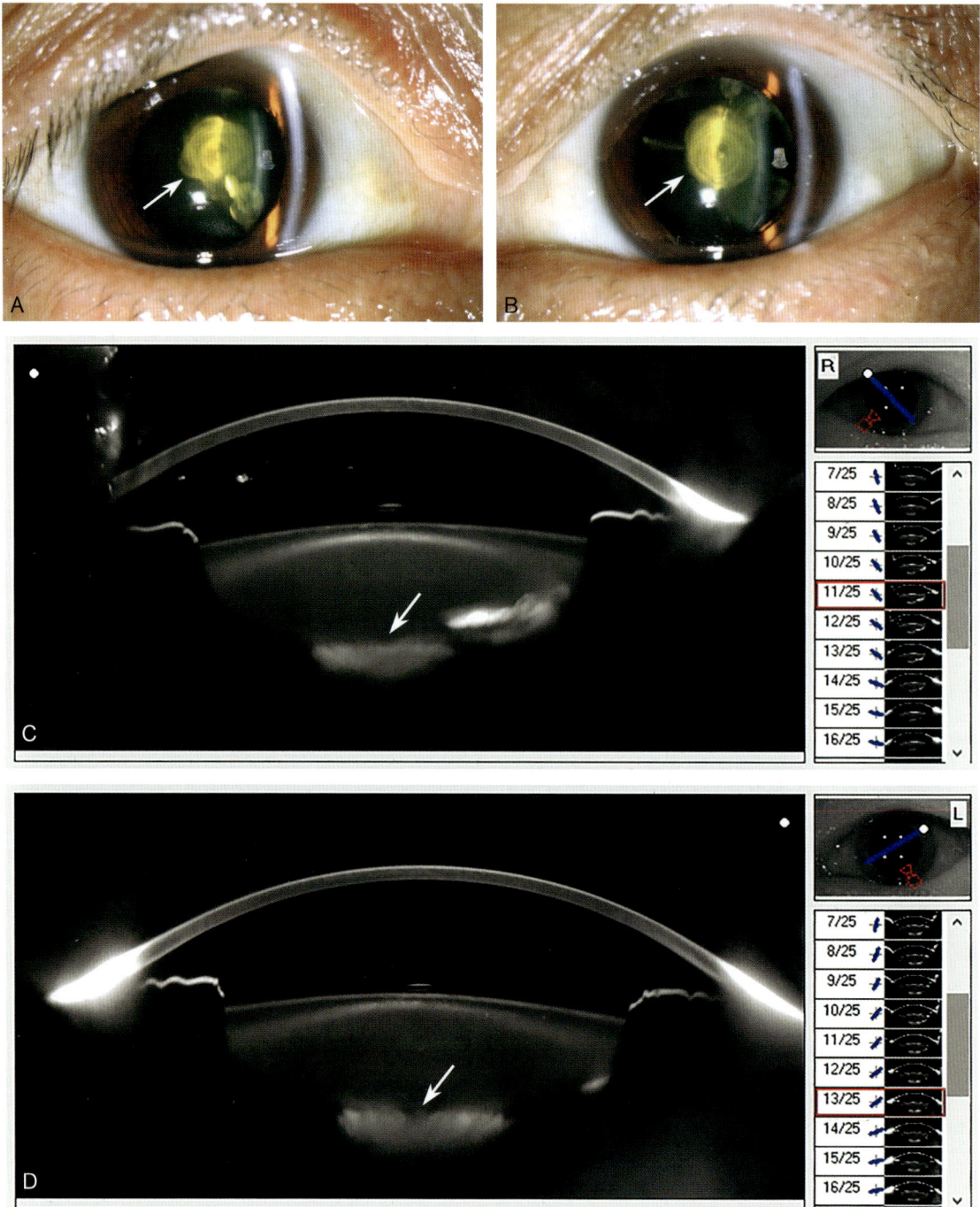

图 9-3-2　后囊膜不完整的后极性白内障

A、B. 眼前节照相，双眼晶状体后极部牛眼状盘状混浊，范围为 3mm×3mm（白色箭头，A 右眼，B 左眼）；

C、D. Pentacam，双眼晶状体后极部高密度混浊影，后囊显影不清（白色箭头，C 右眼，D 左眼）；

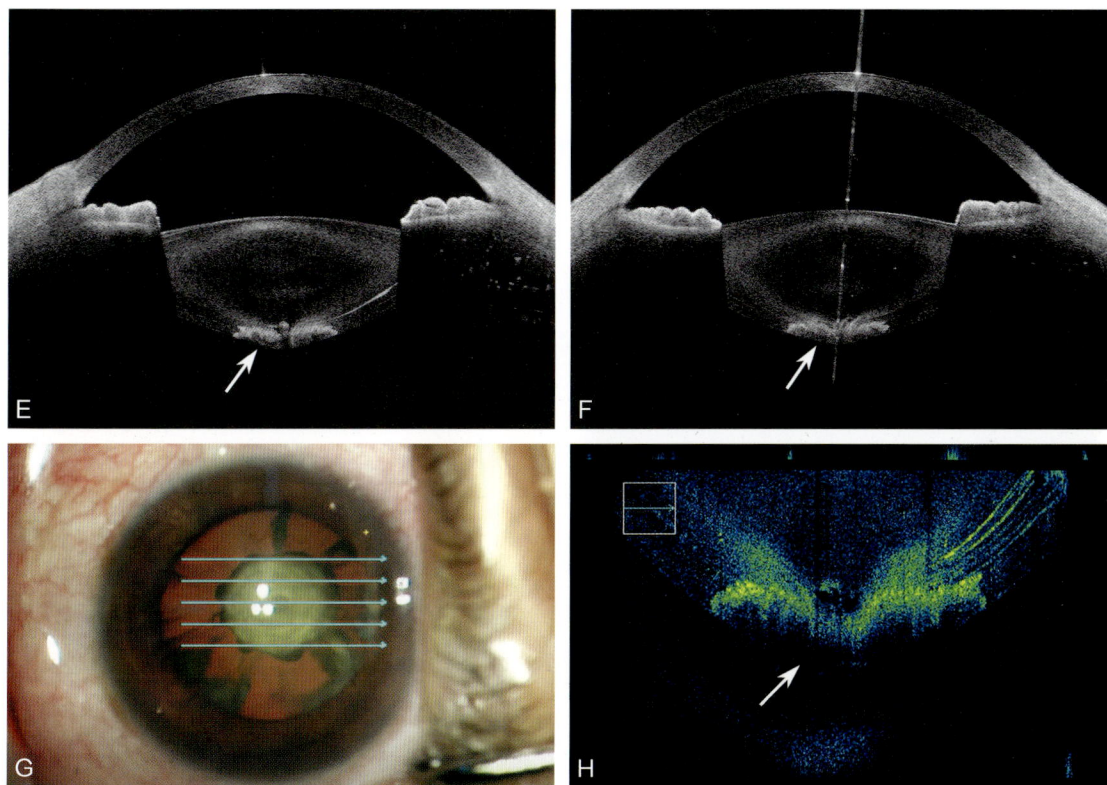

图 9-3-2（续）

E、F. CASIA2，双眼晶状体后极部高密度混浊影，右眼晶状体后囊膜完整，左眼晶状体后极部锥形突起，后囊膜可疑缺损（白色箭头，E 右眼，F 左眼）；G、H. iOCT 检查（五线扫描）：左眼晶状体后极部前皮质内高密度混浊影，往玻璃体腔方向呈锥形突起，后囊膜缺损（白色箭头）。

四、小结

综上所述，iOCT 引导的白内障超声乳化摘除手术或许不能防止后囊的破裂，但是能识别后囊破裂的高风险病例。在术中做好应对可能出现的后囊破裂的预案，避免后囊破裂的进一步扩大，能够防止核块掉入玻璃体腔等严重并发症的发生，并增加 IOL 囊袋内植入的可能。薄弱的晶状体后囊在手术的任何阶段都容易发生破裂，使用 iOCT 实时持续评估后囊状态可大大提高手术的安全性。

第四节　术中光学相干断层扫描仪辅助
白内障患者眼底病变诊治

一、白内障患者合并眼底病变

白内障患者合并眼底疾病如糖尿病性视网膜病变（diabetic retinopathy，DR），年龄相关性黄斑变性（age-related macular degeneration，AMD）等，是术后视力不佳的常见原因。与此同时，白内障手术也会影响部分眼底疾病的进程，诱发或加重眼底疾病的发展。对于晶状体混浊不明显的患者，白内障手术前可以通过眼底照相、OCT、眼底血管造影等检查进行眼底疾病的诊断。而对于晶状体明显混浊的患者，上述手段难以窥清眼底，影响医生的诊疗决策与预后判断。

二、术中光学相干断层扫描仪评估白内障患者眼底的意义

iOCT 的出现实现了白内障术中视网膜解剖结构的可视化，有助于白内障医生针对合并的眼底疾病作出及时的判断与处理。使用 iOCT 观察眼底的时机有：白内障摘除后、IOL 植入前或者植入后。具体操作步骤为：将玻璃体切除术中使用的平凹形角膜接触镜置于已涂有凝胶或黏弹剂的角膜上，调整手术显微镜多维度扫描视网膜及脉络膜，获得清晰的眼底组织结构，实时评估眼底情况。既往研究显示，iOCT 对于眼后节的观察，特别是对于黄斑结构的展示，具有很高的观察者间与观察者内的重复性。当然，与标准 OCT 相比，iOCT 的图像质量相对较低。一方面，iOCT 的光学路径更长导致光能衰减；另一方面，屈光介质的透明度也影响了 iOCT 的表现，如角膜水肿、晶状体混浊等。尽管 iOCT 有上述不足，但可以术中实时监测白内障手术的进展，并同时观察和评估合并的眼底病变，帮助医生进行手术方案的调整和有助于对手术预后的判断，具有很高的临床应用价值。

三、典型病例分析

1. 白内障合并糖尿病性黄斑水肿

糖尿病患者白内障术后发生糖尿病性黄斑水肿（diabetic macular edema，DME）的风险较高，尤其是术前已经存在 DR 的患者。研究表明，术前无 DME 的糖尿病患者白内障术后发生 DME 的风险与术前 DR 分级相关：无 DR 的患者白内障术后发生 DME 的风险为 1%，而轻度、中度、重度非增殖性及增殖性 DR 的患者白内障术后发生 DME 的风险依次为 5.4%、10.0%、13.1% 及 4.9%，即中度与重度非增殖性 DR 患者术后发生 DME 的风险最高。近年来的研究证明，白内障手术联合玻璃体腔注射抗 VEGF 药物能降低术前已发生 DR 和 DME 患者白内障术后眼底病变的进展。对于术前眼底无法窥入，且疑似合并了 DR 或 DME 的白内障患者，既往医生只能在白内障术后再行眼底检查并制订治疗方案，患者存在术后 DME 进一步加重的风险。此外，该方式延迟了治疗时间、增加了患者的治疗次数，不利于患者视力的恢复。iOCT 为术中观察眼底提供了有效途径，使得医生能够在白内障术中判断患者是否

存在 DR 或 DME,对符合指征的患者能够术中联合玻璃体腔注射抗 VEGF 或抗炎药物,改善这类患者的视力预后。

【典型病例】

患者女,61 岁,因"右眼视力无痛性下降 1 年余"就诊。既往糖尿病病史 20 余年。VOD 光感/定位准,VOS 0.05,矫正无提高。右眼晶状体混浊 $C_4N_4P_3$,眼底窥不入。左眼 IOL 在位。右眼行白内障超声乳化摘除+IOL 植入术,术中摘除混浊晶状体后,行 iOCT 检查示:黄斑中心凹处视网膜明显增厚,外丛状层可见数个呈均匀一致液性低反射信号的囊腔(图 9-4-1)。提示右眼黄斑囊样水肿,术中联合玻璃体腔注射抗 VEGF 药物治疗。

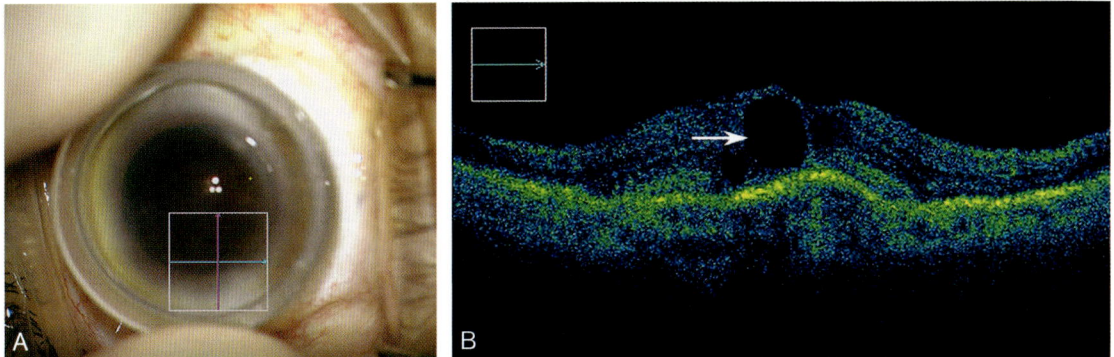

图 9-4-1　白内障合并糖尿病性黄斑水肿患者 iOCT 表现

A、B. iOCT 检查(矩形扫描):右眼黄斑中心凹处视网膜明显增厚,外丛状层可见数个呈均匀一致液性低反射信号的囊腔(白色箭头)。

2. 白内障合并湿性年龄相关性黄斑变性

黄斑变性是老年人常见的眼部病变,患病率随着我国老龄化逐年增加。其中,湿性 AMD 因新生血管引起渗出、出血、瘢痕等改变,可导致患者视物变形、视力丧失,严重影响患者的生活质量,是老年人致盲的重要原因之一。玻璃体腔注射抗 VEGF 药物是治疗湿性 AMD 的有效手段,能够抑制新生血管生成,维持血管内膜稳定性,促进黄斑水肿的吸收,并提高患者视力。部分老年性白内障合并湿性 AMD 的患者,术前因晶状体混浊明显无法进行眼底的检查,而 iOCT 可在术中白内障摘除后观察患者黄斑变性的情况,评估有无新生血管及水肿,指导医生对符合指征的患者术中联合玻璃体腔注射抗 VEGF 药物,减少患者手术次数与相关费用,具有较高的临床应用价值。

【典型病例】

患者男,78 岁,因"双眼视力下降 6 个月"就诊。VOD 0.5,VOS 0.07,矫正无提高。右眼晶状体混浊 $C_2N_2P_2$,左眼晶状体混浊 $C_4N_4P_3$,眼底窥不入。左眼行白内障超声乳化摘除+IOL 植入术,术中摘除混浊晶状体后,行 iOCT 检查示:视网膜黄斑区中心凹下可见团块状高反射信号,已突破视网膜色素上皮(retinal pigment epithelium,RPE)层,周边可见神经上皮脱离,呈液性低回声(图 9-4-2)。术中联合玻璃体腔注射抗 VEGF 药物治疗。

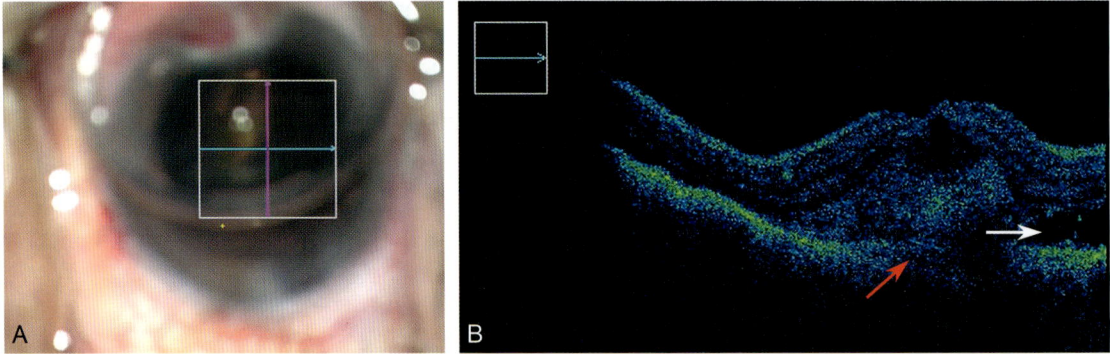

图 9-4-2　白内障合并湿性年龄相关性黄斑变性患者 iOCT 表现

A、B. iOCT 检查(矩形扫描):视网膜黄斑区中心凹下可见团块状高反射信号,已突破 RPE 层(红色箭头),周边可见神经上皮脱离(白色箭头),呈液性低回声。

四、小结

对于术前晶状体致密混浊影响眼底观察,且高度可疑合并眼底病变的白内障患者,iOCT 是实时进行眼底检查的有效手段,辅助白内障医生及时调整治疗方案,早期干预眼底疾病如 DME 和脉络膜新生血管(choroid neovascularization,CNV),减少白内障手术操作对眼底病变的影响,改善患者预后。

第五节　术中光学相干断层扫描仪评估 婴幼儿白内障合并眼底病变

一、婴幼儿白内障合并眼底病变

婴幼儿白内障是儿童盲的主要原因,其治疗是国际性难题。合并眼底病变的婴幼儿白内障,手术时机、方案的选择因合并的眼底病变类型、程度而不同,术后视功能的转归与预后也各不相同。及时发现合并的眼底疾病,对指导手术方案及术后干预措施的制订均有重要意义。

婴幼儿白内障合并的眼底疾病谱及相应发病率尚未见报道。已知的婴幼儿白内障可合并的眼底病变包括:永存性胚胎血管(persistent fetal vasculature,PFV),牵牛花综合征(morning glory syndrome,MGS),视盘发育不全,视盘小凹,早产儿视网膜病变(retinopathy of prematurity,ROP),家族性渗出性玻璃体视网膜病变(familial exudative vitreoretinopathy,FEVR),以及视网膜有髓神经纤维等。婴幼儿白内障合并眼底病变的患儿,其诊疗过程不仅要关注眼前节疾病的发生发展,还应关注眼底病变的类型、程度及演变。

二、术中光学相干断层扫描仪评估婴幼儿白内障合并眼底病变

OCT 检查能够区分眼底病变所累及的视网膜具体层次,可以比常规眼底检查更准确地

发现及判断眼底异常,如视网膜前膜、黄斑板层裂孔、黄斑囊样水肿、视网膜劈裂等,对眼底疾病诊断、病情评估及随访追踪等方面具有重要的临床指导意义。但目前 OCT 设备主要针对成人设计,需要被检查者坐位配合,因此,对于婴幼儿及儿童来说,即使在镇静下也较难配合检查。此外,致密白内障患儿的眼底也难以获得清晰的 OCT 图像,术前容易误诊、漏诊,延误治疗,而且增加了术中及术后并发症发生的风险。近年来,iOCT 的出现既可以实时监测白内障手术过程,减少手术损伤,降低手术风险,又有助于术中及时检查和准确评估患儿的眼底病变,为更好地认识婴幼儿眼底发育及疾病诊治提供有价值的信息。

三、典型病例分析

1. 婴幼儿白内障合并黄斑裂孔

黄斑裂孔是指各种原因导致黄斑区视网膜神经上皮层全层或部分的组织缺损。根据病因可以分为特发性和继发性两种。黄斑裂孔根据病情的轻重程度在 OCT 上可依次表现为:玻璃体黄斑牵引、黄斑板层裂孔、黄斑全层裂孔和/或假性囊腔形成。OCT 可以直观地展现黄斑裂孔的病变层次,为该病的临床诊断提供了可靠的依据。目前,婴幼儿黄斑裂孔尚缺乏流行病学数据及治疗共识,关于此类患儿的随访时间及手术介入时机仍有争议,一定比例的患儿裂孔可自行闭合。在随访过程中,应密切观察裂孔大小、形态及有无合并视网膜脱离,必要时采取玻璃体视网膜手术治疗。

【典型病例】

患儿男,2 个月 9 天,因"发现双眼发白 2 个月"就诊。术前视力检查不配合,双眼晶状体全白混浊。术中摘除双眼混浊晶状体后,行双眼 iOCT 检查,发现左眼黄斑中心凹视网膜神经上皮层连续性中断,提示左眼先天性白内障合并黄斑病变。术后半年复查左眼 OCT,发现左眼黄斑中心凹处视网膜前高信号增殖膜形成黄斑牵引,黄斑中心凹组织连续性中断,部分神经上皮层组织缺失(图 9-5-1)。

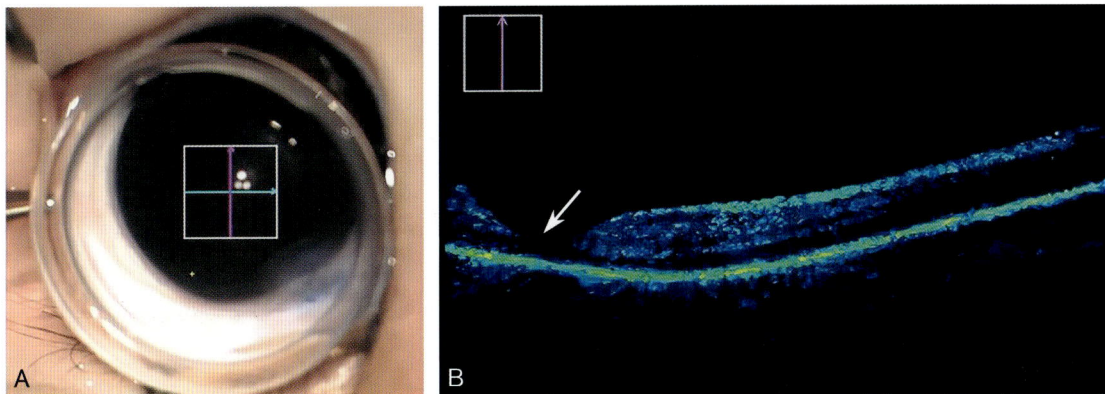

图 9-5-1　婴幼儿白内障合并黄斑裂孔

A、B. iOCT 检查(矩形扫描),左眼黄斑中心凹视网膜神经上皮层连续性中断(白色箭头);

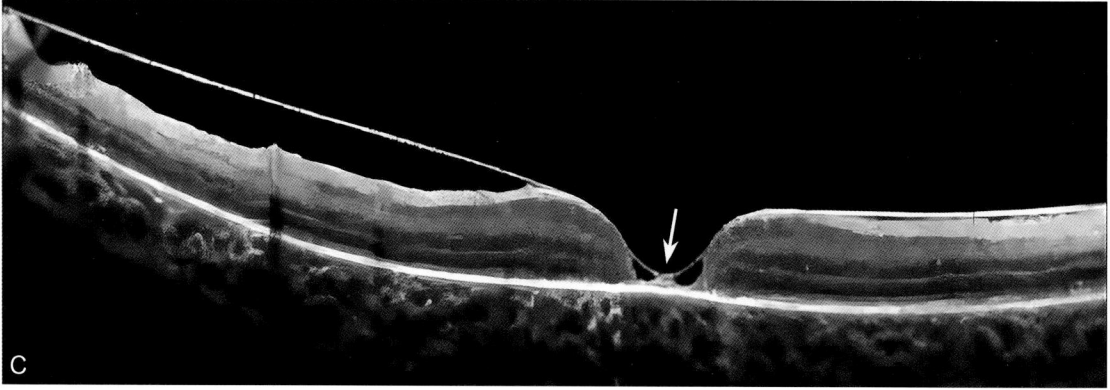

图 9-5-1（续）

C.术后半年左眼 OCT,左眼黄斑中心凹处可见视网膜前高信号增殖膜形成黄斑牵引（白色箭头）,黄斑中心凹组织连续性中断,部分神经上皮层组织缺失。

2. 婴幼儿白内障合并视网膜出血

婴幼儿发生视网膜出血的常见病因有:分娩相关、ROP、凝血功能障碍、严重外伤、眼和中枢神经系统手术,以及代谢性疾病等。应综合考虑病史、全身情况和辅助检查来判断出血的原因。婴幼儿白内障合并视网膜出血的治疗策略为:首先应查找病因,针对原发病进行治疗。其次,根据出血的位置及出血量,采取不同的治疗方案,大部分轻度视网膜出血的患儿无须特殊处理或给予止血化瘀药物口服治疗,同时密切观察出血吸收情况;而对出血量大、累及黄斑区的患儿,观察 1~3 个月无吸收好转,或发生牵拉性视网膜脱离,应及时行玻璃体视网膜手术干预。

【典型病例】

患儿女,11 个月,因"发现右眼有白点 11 个月"就诊。视力检查不配合,右眼晶状体白色点状混浊。右眼眼底照相发现右眼视盘颞上方距离视盘 2PD 处可见一约 0.5PD 大小片状出血灶。门诊定期随诊,右眼白色点状混浊在半年内逐渐进展为全白混浊,术中摘除右眼混浊晶状体后,行 iOCT 检查,发现右眼视盘颞上方视网膜神经纤维层局限性增厚、隆起,反射增强,其后因出血遮挡,声影遮蔽,结构不清（图 9-5-2）。术后未予特殊处理,1 周后复查眼底照相,出血已吸收。

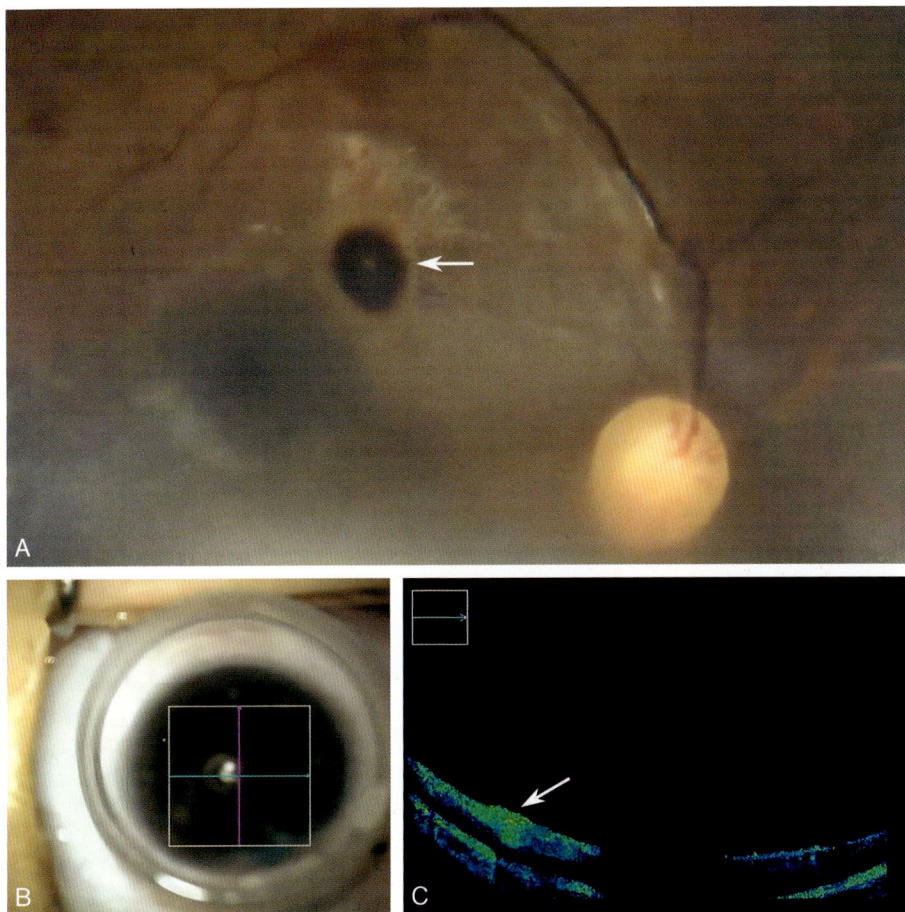

图 9-5-2　婴幼儿白内障合并视网膜出血

A. 术前右眼眼底照相,右眼视盘颞上方距离视盘 2PD 处可见一约 0.5PD 大小片状出血灶(白色箭头);B、C. iOCT 检查(矩形扫描),右眼视盘颞上方视网膜神经纤维层局限性增厚、隆起(白色箭头),反射增强,其后因出血遮挡,声影遮蔽,结构不清。

（戴　烨　张佳晴　谈旭华　罗莉霞）

参 考 文 献

［1］ DAI Y,LIU Z,WANG W,et al. Real-time imaging of incision-related Descemet membrane detachment during cataract surgery［J］. JAMA Ophthalmol,2021,139（2）:150-155.

［2］ BENATTI C A,TSAO J Z,AFSHARI N A. Descemet membrane detachment during cataract surgery: Etiology and management［J］. Curr Opin Ophthalmol,2017,28（1）:35-41.

［3］ TITIYAL J S,KAUR M,RAMESH P,et al. Impact of clear corneal incision morphology on incision-site Descemet membrane detachment in conventional and femtosecond laser-assisted phacoemulsification［J］. Curr Eye Res,2018,43（3）:293-299.

［4］ PUJARI A,YADAV S,SHARMA N,et al. Study 1:Evaluation of the signs of deficient posterior capsule in posterior polar cataracts using anterior segment optical coherence tomography［J］. J Cataract Refract Surg,2020,46（9）:1260-1265.

［5］TITIYAL J S,KAUR M,SHAIKH F,et al. Elucidating intraoperative dynamics and safety in posterior polar cataract with intraoperative OCT-guided phacoemulsification［J］. J Cataract Refract Surg,2020,46（9）:1266-1272.

［6］CHEN W,LIN Z,ZHU Q,et al. Intraoperative optical coherence tomography for the assessment of posterior capsular integrity in pediatric cataract surgery［J］. J Cataract Refract Surg,2021,48（3）:261-266.

［7］POSARELLI C,SARTINI F,CASINI G,et al. What is the impact of intraoperative microscope-integrated OCT in ophthalmic surgery? Relevant applications and outcomes［J］. A systematic review. J Clin Med,2020,9（6）:1682.

［8］HONG T,MITCHELL P,DE LORYN T,et al. Development and progression of diabetic retinopathy 12 months after phacoemulsification cataract surgery［J］. Ophthalmology,2009,116（8）:1510-1514.

［9］苏舒,吴丝,吴坚,等. 白内障患者术中实时眼底检查的可行性及其临床意义［J］. 中华实验眼科杂志,2020,38（4）:331-335.

［10］TRIPATHY K,CHAWLA R,KUMAWAT B,et al. Intraoperative optical coherence tomography imaging and assessment of the macula during cataract surgery:A novel technique［J］. Ophthalmic Surg Lasers Imaging Retina,2016,47（9）:846-847.

［11］WANG J,SMITH H A,DONALDSON D L,et al. Macular structural characteristics in children with congenital and developmental cataracts［J］. J Aapos,2014,18（5）:417-422.

［12］DANIEL M C,DUBIS A M,MACPHEE B,et al. Optical coherence tomography findings after childhood lensectomy［J］. Invest Ophthalmol Vis Sci,2019,60（13）:4388-4396.

第十章

影像学检查在人工晶状体屈光力计算与选择中的应用

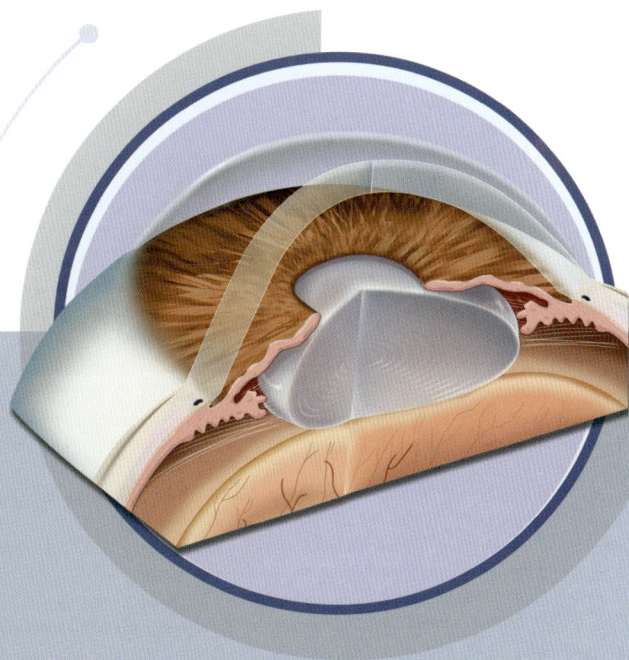

人工晶状体（intraocular lens，IOL）植入是无晶状体眼屈光矫正最常用的方法，可以为患者提供接近正常的自然视力，建立双眼单视和立体视觉。患者术后获得良好视力的关键在于植入合适的 IOL，而这涉及了精准生物测量、准确屈光力预测，以及个性化 IOL 类型选择三个关键环节。

近年来，随着基于不同光学测量原理仪器的出现与应用，生物测量从超声生物测量时代进入了光学生物测量时代，可测量的参数越来越多，眼轴长度、角膜曲率、前房深度、晶状体厚度等生物参数的测量误差显著降低。IOL 屈光力计算公式也从传统的回归公式、理论公式发展为人工智能公式及纳入多种原理的综合公式，屈光预测的精度日益提高。与此同时，IOL 的材料、结构与功能不断发展、日趋完善。目前，多种高端 IOL，如非球面 IOL、散光矫正型 IOL、多焦点 IOL、景深延长型 IOL 与可调节 IOL 等，广泛应用于临床，能满足患者不同距离的视力需求，大大提高了患者的视觉与生活质量。

第一节　影像学检查可获得的眼部生物测量参数

随着仪器设备的发展，尤其是光学生物测量仪器的问世，可以测得的生物测量参数更多，测量准确度也更高。目前，很多新公式要求输入更多的生物测量参数，使 IOL 屈光力的计算更为精准。

一、常见眼部生物测量参数

常见的眼部生物测量参数包括眼轴长度（axial length，AL），角膜曲率（keratometry readings，K），前房深度（anterior chamber depth，ACD），晶状体厚度（lens thickness，LT），角膜水平直径（white to white，WTW）和中央角膜厚度（central corneal thickness，CCT）等（表 10-1-1）。同一参数使用不同的生物测量方法，同种仪器使用不同的系统设置，结果也可能存在差异。如 A 超声学测量的 AL 是角膜前表面至视网膜内界膜的距离；而光学生物测量的 AL 是泪膜至视网膜色素上皮层的距离，比传统超声测量的结果大约要长 0.2mm，由于测量时光线与视轴重合，因此准确度高于 A 超声学测量。在 IOLMaster 700、Pentacam 等仪器中，ACD 可以设置为是否包含角膜厚度：如不包含角膜厚度则为角膜内皮面到晶状体前表面的距离，为解剖前房深度；如包含角膜厚度，则为角膜顶点至晶状体前表面之间的距离。因此，临床上要准确解读生物测量的结果，了解各个参数使用的是什么测量仪器、各个参数在不同仪器的不同定义及测量时的系统设置。

二、眼部生物测量的影像学手段

眼部生物测量仪按不同的测量原理可分为声学生物测量和光学生物测量两类。

（一）声学生物测量仪

传统的声学生物测量仪主要指 A 超（图 10-1-1），通过测量超声波在组织中反射回来的时间，乘以超声波在组织中的传播速度来计算测量的距离。A 超按操作方式分为接触式和浸润式两种,接触式的测量精度为 0.28mm,浸润式的测量精度为 0.05mm。接触式是把探头直接置于角膜顶点并垂直于角膜顶点平面进行测量。接触式 A 超易压迫角膜,准确性稍差,但操作简单,是国内大多数医院采用的测量方式。浸润式则需将专用的眼杯放入被检者的结膜囊内,探头插入装有等渗溶液的眼杯内进行测量。浸润式 A 超对角膜不产生压迫,同时探头与角膜有一定的间距,患者可以看到探头表面的注视灯,测量值更接近真实值。

表 10-1-1　常见眼球生物学参数及测量仪器

仪器类型	原理	可测参数	AL 重复精度	特点
A 超	超声波反射	AL、ACD、CCT、LT	0.28mm(接触式) 0.05mm(浸润式)	较光学测量可重复性和准确性稍差,但在屈光介质严重混浊时具有优势
角膜曲率计	角膜反射成像	K	—	应用较局限,需联合 A 超等设备计算 IOL 屈光度数
IOLMaster 500	PCI	AL、K、ACD、WTW	0.025mm	既往"金标准",测量的参数较全面,且可直接计算 IOL 屈光度数
IOLMaster 700	SS-OCT	AL、K、ACD、CCT、LT、WTW	0.01mm	较 IOLMaster 500 可重复性、准确性进一步提高
OA-2000	SS-OCT	AL、K、ACD、CCT、LT、WTW	0.01mm	原理与 IOLMaster 700 相同,测量指标和准确度也相近
Lenstar LS 900	OLCR	AL、K、ACD、CCT、LT、WTW	0.037mm	可自动检测固视、瞬目,但 AL 测量值较 IOLMaster 大、重复精度稍低
Pentacam AXL	Scheimpflug 成像+PCI	AL、K、ACD、CCT、LT、WTW	0.025mm	可获得眼前节的 3D 图像,在角膜地形图和测量角膜相关参数上独具优势

注:PCI,部分相干光干涉;SS-OCT,扫频光学相干断层扫描;OLCR,光学低相干反射;AL,眼轴长度;K,角膜曲率;ACD,前房深度;CCT,中央角膜厚度;LT,晶状体厚度;WTW,角膜水平直径。

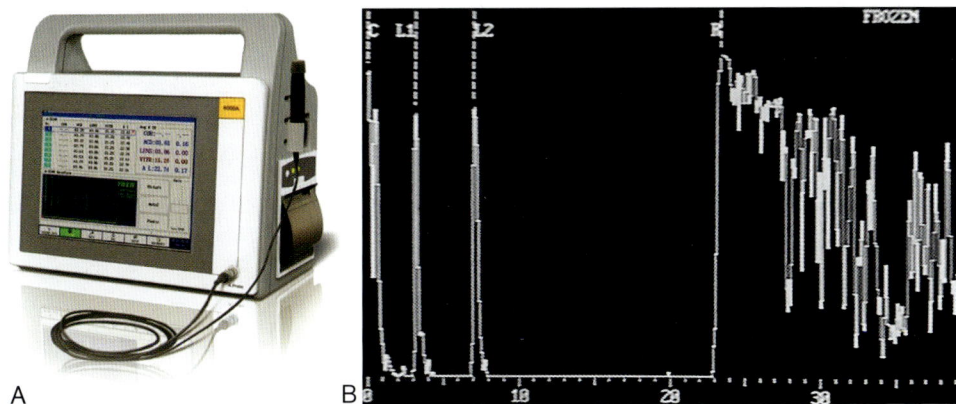

图 10-1-1　A 型超声
A. A 超测量仪;B. 正常眼的 A 型超声图像。

(二)光学生物测量仪

光学生物测量仪的测量原理有部分相干光干涉(partial coherence interferometry,PCI),光学低相干反射(optical low coherent reflectometry,OLCR),光学低相干干涉(optical low coherence interferometry,OLCI),扫频光学相干断层扫描(swept-source optical coherence tomography,SS-OCT),Placido 盘角膜地形图技术,Scheimpflug 摄像技术等。与声学生物测量相比,光学生物测量具有非接触、测量速度快、可重复性好、可获得多种参数并直接进行 IOL 屈光力计算等优势(表 10-1-2)。

表 10-1-2　声学生物测量与光学生物测量的区别

	声学生物测量	光学生物测量
检查方法	接触式	非接触
检查时间	较长	短
测量方式	节段性测量	非节段性测量
可重复性	较差	好
准确性	浸润法比接触法准确	高
患者配合	需要	需要且屈光介质要求相对清晰
禁忌证	急性感染性眼病,未闭合的角巩膜伤口,眼压过高或过低等	屈光介质严重混浊,视网膜脱离,黄斑疾病等

1. IOLMaster 500/700

IOLMaster 500 应用 PCI 原理测量 AL,最新版本的 IOLMaster 700 则采用 SS-OCT 的测量原理,测量时发出激光以 2 000 次/s 的速度从 6 个不同方向(0°、30°、60°、90°、120°、150°)平扫,实现了从角膜顶点到视网膜的全眼轴可视化测量。在角膜曲率方面,IOLMaster 500 通过测量投射在角膜前表面成六角形对称分布的 6 个反射光点的距离来计算角膜曲率;IOLMaster 700 则从 IOLMaster 500 的 6 个点升级至 18 个点进行角膜曲率测量。此外,IOLMaster 700 相比于 IOLMaster 500 增加了 CCT、LT 等测量指标,ACD 测量的准确性也更高(图 10-1-2、图 10-1-3)。

2. OA-2000

OA-2000 采用 SS-OCT 的原理测量 AL,与 IOLMaster 700 一样具有较高的信噪比和良好组织穿透性。相比于其他原理的光学测量仪,对重度混浊白内障患者的 AL 测量有更高的检出率。由于采用 Placido 盘角膜地形图技术测量角膜曲率,OA-2000 还可以绘制角膜地形图,具有角膜地形图仪的功能(图 10-1-4)。

3. Lenstar LS 900

Lenstar LS 900 基于 OLCR 原理,可自动监测受检者的固视和瞬目情况,所测 AL 较 IOLMaster 长 0.01~0.026mm。Lenstar LS 900 测量角膜曲率的原理与 IOLMaster 500 类似,不同的是一共测量 32 个呈 2 个同心圆的光点,是更多点的整合数据,可以更好地反映角膜表面的信息(图 10-1-5)。

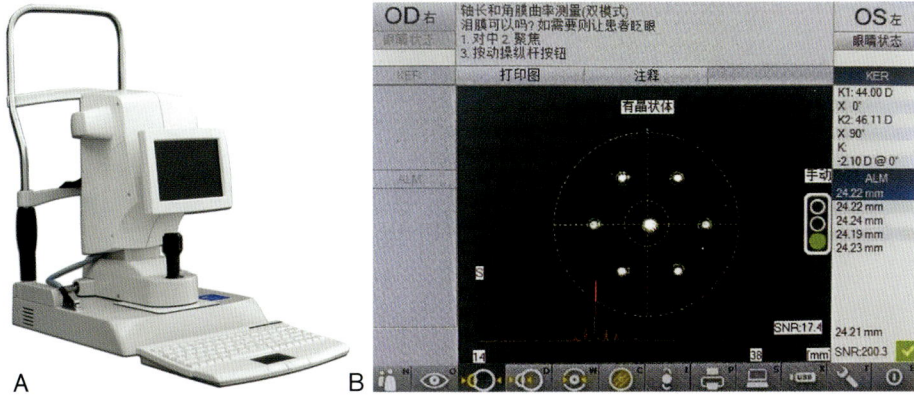

图 10-1-2　IOLMaster 500
A. IOLMaster 500 生物测量仪；B. IOLMaster 500 测量界面。

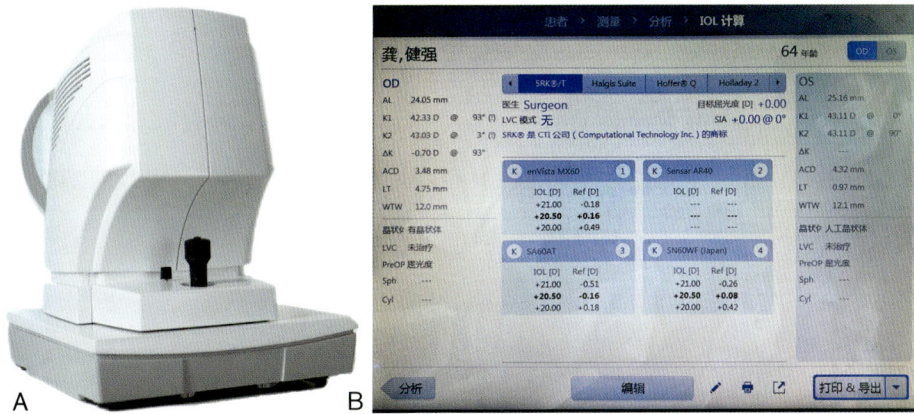

图 10-1-3　IOLMaster 700
A. IOLMaster 700 生物测量仪；B. IOLMaster 700 测量界面。

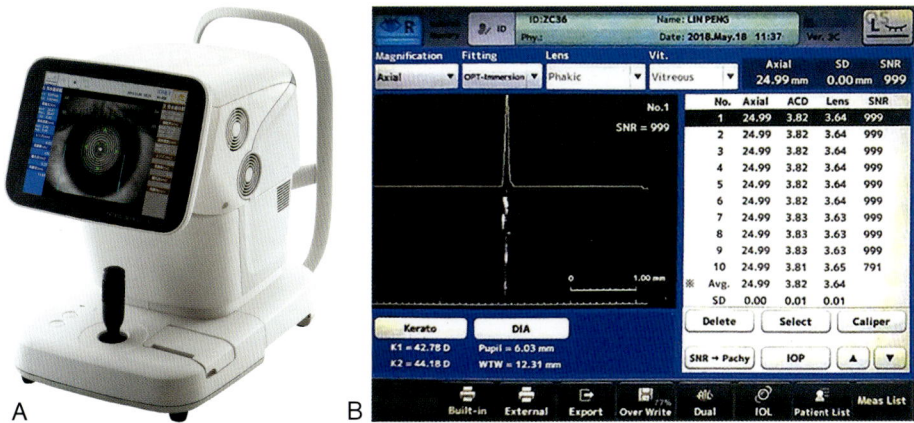

图 10-1-4　OA-2000
A. OA-2000 生物测量仪；B. OA-2000 测量界面。

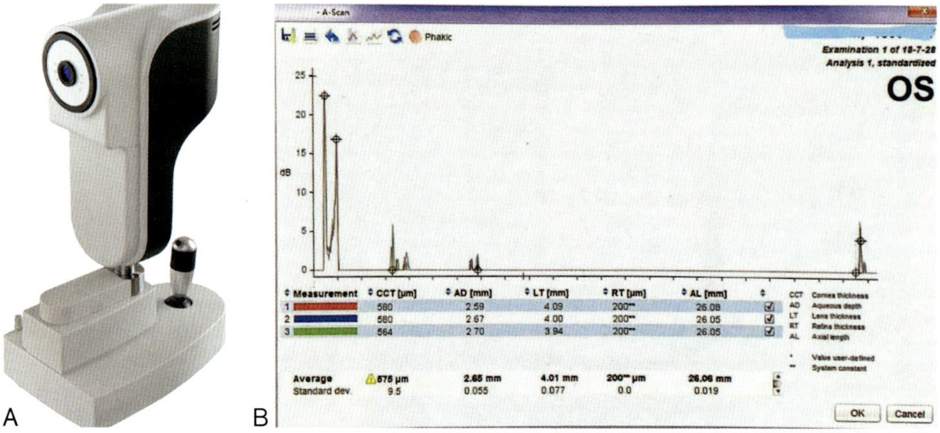

图 10-1-5　Lenstar LS 900
A. Lenstar LS 900 生物测量仪；B. Lenstar LS 900 测量界面。

4. Pentacam AXL

Pentacam AXL 结合了 Scheimpflug 成像原理和 PCI 技术，先通过 PCI 技术测量 AL，再通过旋转的 Scheimpflug 高清晰度的相机获得眼前节裂隙照片。通过获得眼前节多重图像，建立角膜前表面到晶状体后表面的三维立体图像，可以同时测得角膜前、后表面曲率，真实反映 AL、ACD 等指标（图 10-1-6）。

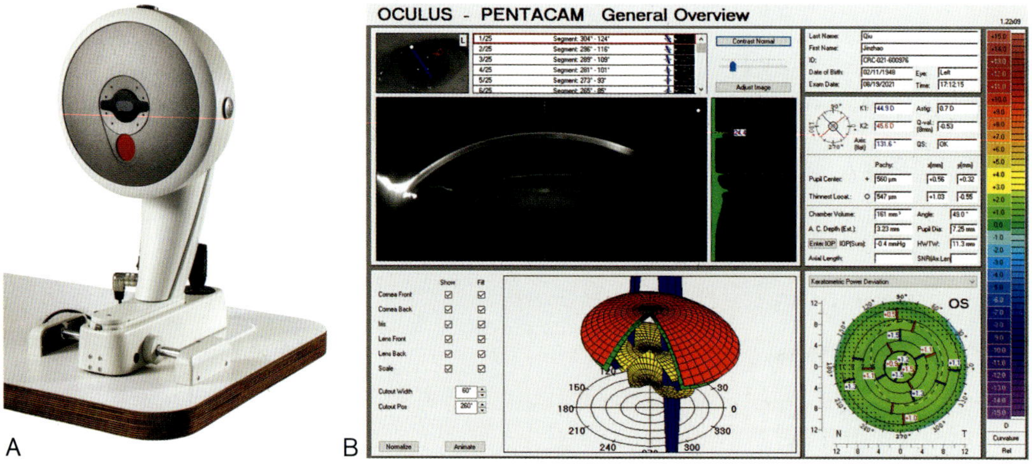

图 10-1-6　Pentacam AXL
A. Pentacam AXL 生物测量仪；B. Pentacam AXL 测量界面。

三、各种光学生物测量仪器的一致性与选择

OA-2000 与 IOLMaster 700 均采用了 SS-OCT 的原理，测量结果有极高的一致性，目前认为在 AL、ACD 等绝大多数测量指标上，两种仪器可以相互代替。Lenstar LS 900 测量的 AL、

ACD、K、LT、CCT 与 IOLMaster 700、OA-2000 的测量结果也有较高一致性,但 WTW 的测量值偏低,且在前、后囊或晶状体混浊较重时,Lenstar LS 900 的 AL 检出率较低。Pentacam AXL 测量的 AL、ACD、LT 与 IOLMaster 700 有较好的一致性,而在 K、WTW 上存在的差异超出临床可接受范围,不建议替换使用。

如上所述,近年来越来越多针对 PCI、OCLR、SS-OCT 等不同原理的光学测量仪器一致性的临床研究表明,光学生物测量仪在 AL、LT、ACD、CCT 测量结果上均有良好的一致性,不存在临床意义上的差异;而在 K、WTW 的测量结果上,Pentacam AXL、Lenstar LS 900 测量值与采用 SS-OCT 原理的仪器可能存在差异,替换时应慎重。

第二节　人工晶状体屈光力的计算

一、影像检查技术的进步对人工晶状体屈光力计算公式的影响

自 1967 年 Fyodorov 提出第一个公式以来,人工晶状体屈光力计算公式经历了多次的更新迭代。按照公式原理的不同,可以分回归公式、会聚公式、射线追踪公式与人工智能公式。而公式的本质在于预测白内障术后人工晶状体在患者眼内稳定下来的最终位置,即有效晶状体位置(effective lens position,ELP)(图 10-2-1)。

随着影像学检查原理的革新,生物测量仪器能够提供的参数增多,测量的准确性也得到了极大改善,使得人工晶状体屈光力计算公式能够纳入更多的参数进行 ELP 预测(图 10-2-2)。在声学生物测量时代,医生需要通过手动角膜曲率计获取患者的角膜前表面中央曲率,通过接触式或浸润式 A 超测量眼轴长度,再代入公式进行计算。

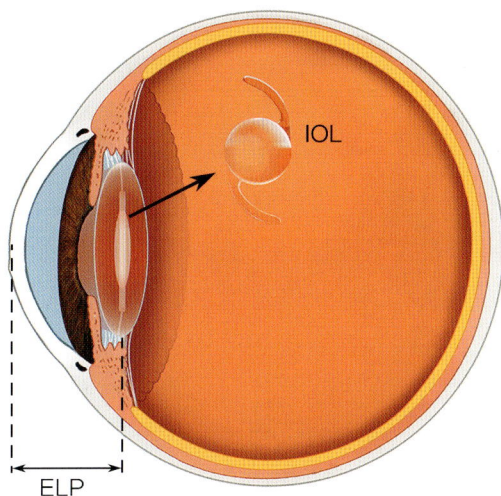

图 10-2-1　有效人工晶状体位置
IOL,人工晶状体;ELP,有效晶状体位置。

生物测量误差与 ELP 预测误差均极大地影响了人工晶状体屈光力计算公式的预测准确性。光学生物测量仪使得准确、一次性获得患者多项生物学参数(眼轴长度、角膜曲率、前房深度、晶状体厚度、角膜水平直径、角膜厚度等)成为可能,精准性也相较声学生物测量仪器大幅提升,与新一代人工晶状体公式相辅相成,使白内障手术精准规划成为可能。

人工晶状体屈光力计算公式的发展是建立在影像学检查进步的基础上,以下将对第一代至第五代公式进行概述:

第一代公式以 Fyodorov 与 SRK I 公式为代表,前者基于几何物理光学理论,采用理论化的常数和薄透镜模型眼进行人工晶状体屈光力预测,后者则是根据术前生物测量数据及术后实际屈光状态进行多重线性回归得到。第一代公式均将前房深度设定为固定值,随着人

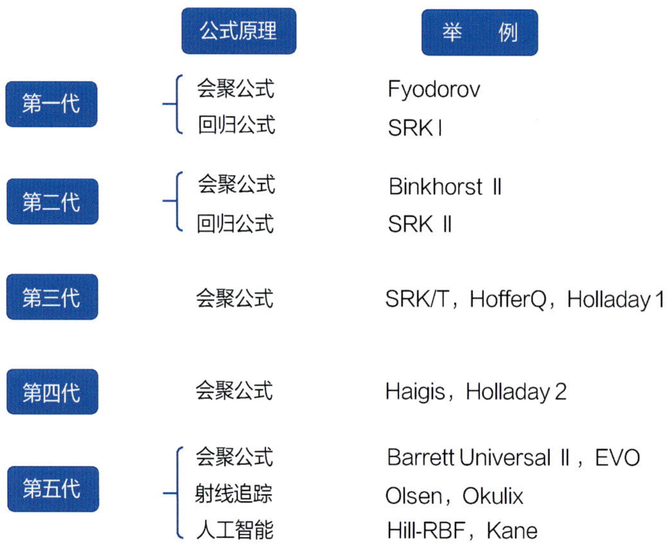

图 10-2-2　人工晶状体屈光力计算公式的历史变迁

工晶状体从前房型逐渐转变为后房型,在临床工作中此类公式的误差愈加明显。

第二代理论公式以 BinkhorstⅡ与 SRKⅡ公式为代表。BinkhorstⅡ在第一代会聚公式的基础上根据眼轴长度对前房深度或公式预测值进行了线性校正,而 SRKⅡ公式则是采用了更大样本的临床数据进行最小二乘回归,后简化为多段线性方程,方便临床医生使用。第二代公式针对后房型人工晶状体进行了校正,且根据眼轴长度线性调整了前房深度值或公式预测值,在第一代的基础上提高了公式的准确性,但仍存在较大预测误差。

第三代公式以 SRK/T、Hoffer Q、Holladay 1 等会聚公式为代表,标志着人工晶状体屈光力计算进入新的纪元。第三代公式采用与第一、二代会聚公式相同的理论框架,差异在于引入眼轴长度和角膜曲率两个变量进行有效晶状体位置的预测,且结合了回归的方法,精确性获得了明显的提高。

第四代公式在第三代公式的基础上,引入了更多的变量进行有效晶状体位置的预测。如 Haigis 公式引入三个常数($a0,a1,a2$)进行有效晶状体位置的预测,而 Holladay 2 公式则一共纳入了年龄、术前屈光状态、眼轴、角膜曲率、前房深度、晶状体厚度与角膜水平直径 7 个变量进行有效晶状体位置的预测。

第五代公式则采用了新的理论框架或手段进行人工晶状体屈光力计算。Barrett UniversalⅡ公式是基于厚晶状体模型的会聚公式,考虑到了不同屈光力的人工晶状体之间主光学面的改变。Olsen、Okulix 公式则采用了射线追踪技术,考虑了光线在眼球各个光学面的细微改变。Hill-RBF、Kane 公式则引入人工智能的方法进行屈光力预测。

二、影像学检查与人工晶状体屈光力计算公式的选择

对于生物测量参数接近平均值、无特殊眼部病史的白内障患者,第三、四、五代公式的计算结果差异不大,均能准确预测术后屈光状态。而对于生物测量参数偏离平均值(如眼轴长

度、角膜曲率异常),既往合并特殊眼部手术史(如角膜屈光术后、有晶状体眼人工晶状体植入术后、玻璃体切除术后等),或要求植入屈光性人工晶状体(如散光矫正型人工晶状体和老视矫正型人工晶状体)的白内障患者,则需要注意人工晶状体屈光力计算公式的选择。

影像学检查能够提示被检查者是否存在眼球结构参数异常,以及测量准确与否。检查者与医生需关注机器给出的提示信息,如双眼参数差异与各参数的标准差等。以 IOLMaster 700 测量眼轴长度为例(图 10-2-3),若眼轴异常(过长或过短),存在眼轴测量准确性可能不佳的情况(如固视不稳定、双眼眼轴差异大等),测量界面会给出提示。此时,应注意重复测量,若多次测量结果一致性高,提示生物测量是可靠的,则后续在人工晶状体屈光力计算时需要根据患者的生物参数特点,选择合适的计算公式。

以下针对各类特殊人群人工晶状体屈光力计算公式的选择进行阐述(图 10-2-4)。

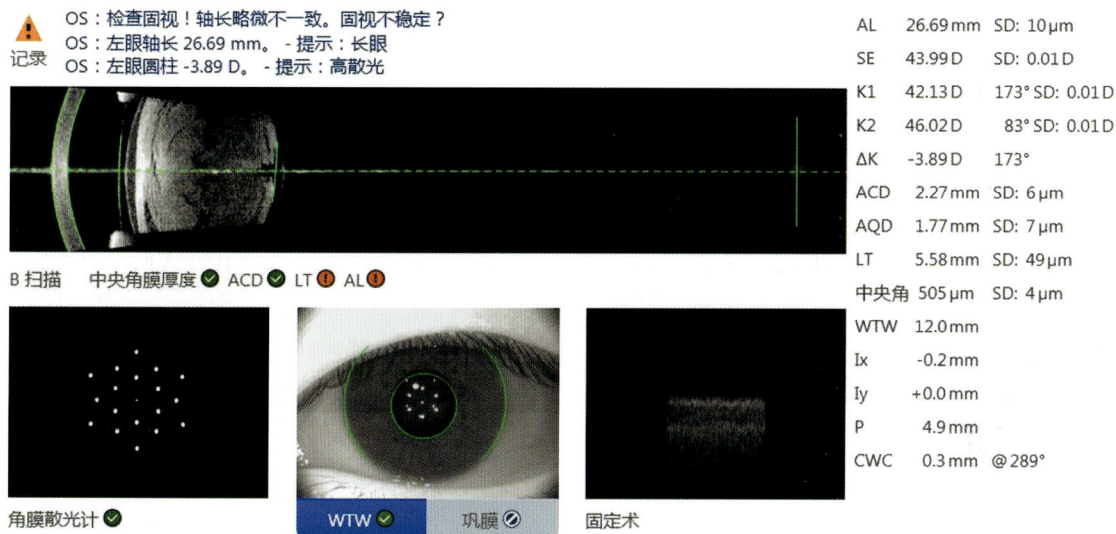

图 10-2-3　IOLMaster 700 测量提示界面

当眼球结构参数偏离人群平均值,无论是长眼轴、短眼轴,抑或扁平或陡峭角膜,人工晶状体计算公式的预测准确性会呈现下降趋势。其中,第一至四代公式,预测准确性受解剖参数变异的影响更大。目前,对于短眼轴患者(眼轴长度≤22mm),第五代公式 Kane 与 EVO 预测准确性更高。对于长眼轴患者(眼轴长度≥26mm),同样是 Kane 与 EVO 公式的准确性高,而如果使用传统第三代公式如 Holladay 1、SRK/T,则需进行 Wang-Koch 眼轴矫正,否则易产生远视预测误差。对于扁平角膜(角膜曲率≤40D)或陡峭角膜(角膜曲率≥48D)患者,建议使用第五代公式。SRK/T 公式因为受角膜曲率影响大,在扁平角膜患者易产生远视预测误差,在陡峭角膜患者中易产生近视预测误差。对于圆锥角膜患者,目前 Barrett True K、Kane、Holladay 2 公式已经提出了专门针对这类患者的校正版本,现有研究证明,Barrett True K(圆锥角膜矫正)公式的准确性最高。对有玻璃体切除手术史的患者,罗莉霞教授团队研发的基于人工智能的 LISA-PPV 公式准确性最高。

推荐公式

异常眼部参数	眼轴	短眼轴：Kane，EVO 长眼轴：Kane，EVO，Holladay 1（Wang-Koch）
	角膜曲率	扁平角膜：Kane，Barrett Universal Ⅱ 陡峭角膜：Barrett Universal Ⅱ，Kane，SRK/T 圆锥角膜：Barrett True K（圆锥角膜矫正），Kane（圆锥角膜矫正）
	前房深度	浅前房：Kane，PEARL-DGS，Barrett Universal Ⅱ 深前房：Barrett Universal Ⅱ
特殊病史	角膜屈光术后	Barrett True K，ASCRS网站平均值
	ICL植入术后	同长眼轴患者
	PPV术后	Kane，EVO，LISA-PPV
	角膜移植术后	Kane，SRK/T
	先天性白内障	Barrett Universal Ⅱ
特殊IOL	Toric IOL	Barrett Toric（PCA）
	老视矫正IOL	Kane，EVO

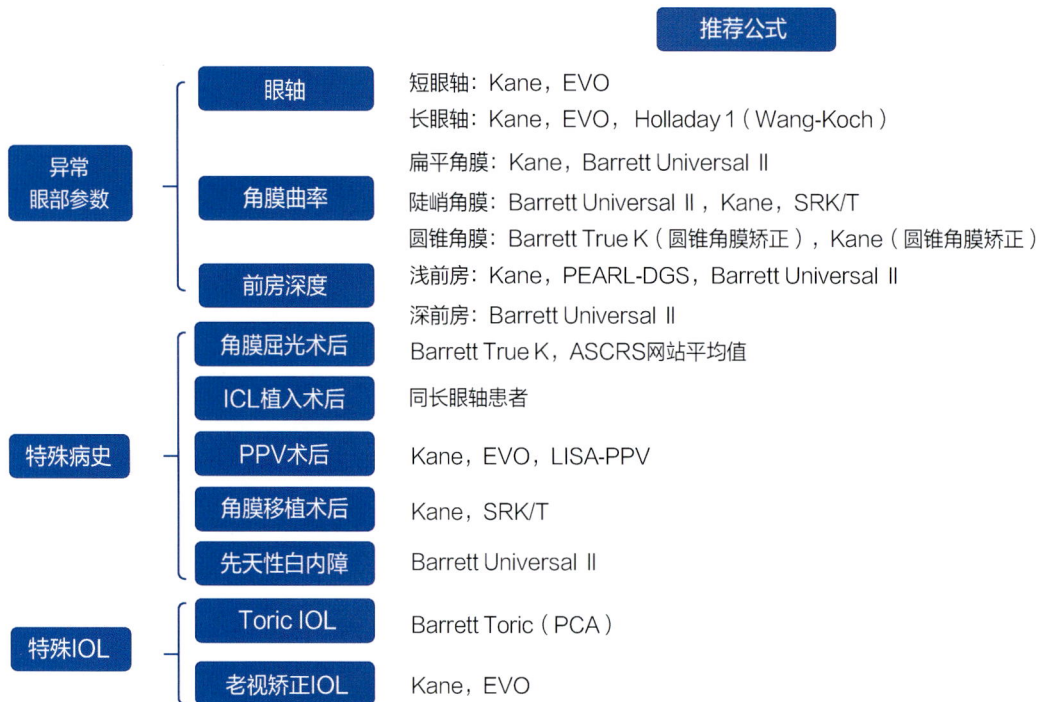

图 10-2-4 公式选择流程图

EVO，Emmetropia Verifying Optical 公式；Holladay 1（Wang-Koch），Holladay 1 公式结合使用 Wang-Koch 矫正后的眼轴长度；ASCRS，美国白内障与屈光外科学会；ICL，后房型有晶状体眼人工晶状体；PPV，经睫状体平坦部玻璃体切除术；Toric IOL，散光矫正型人工晶状体；IOL，人工晶状体。

  既往眼部手术史会对眼球结构产生影响，从而影响人工晶状体预测准确性。角膜屈光手术会改变正常角膜前、后表面曲率比，如果使用传统计算公式，容易产生远视预测误差。目前，对于这类特殊患者，准确性高的公式有 Barrett True K 公式，以及使用美国白内障与屈光外科学会（ASCRS）提供的角膜屈光术后计算网站（http://iolcalc.ascrs.org/）。该网站会根据医生输入的生物测量信息给出多种人工晶状体屈光力计算公式的预测结果，并给出最小值、最大值、平均值，现有研究提示，该网站平均值能给出较准的预测结果。既往行有晶状体眼人工晶状体植入术后患者可能会引起前房深度测量误差，但因为该类患者多为长眼轴患者，而前房深度测量误差对于长眼轴患者影响很小，故该类人群人工晶状体计算公式的选择同长眼轴患者。既往行玻璃体切除术的患者可能合并悬韧带松弛甚至离断，且因为缺少玻璃体的支撑使前房深度波动大，第三代公式易出现远视预测误差，建议使用第五代公式进行 IOL 屈光力的计算。先天性白内障患者眼球生物参数变异大，且处于屈光发育的过程中，屈光预测难度高。现有研究表明，对于先天性白内障患者，Barrett UniversalⅡ公式预测准确性高于传统第三代公式。

  随着屈光性白内障手术的开展，散光矫正型与老视矫正型人工晶状体的使用日益增多。散光矫正型人工晶状体目前推荐 Barrett Toric 公式，若使用 IOLMaster 700 TK 或其他可以测量角膜后表面的仪器（如 Pentacam、眼前节 OCT 等），则建议使用考虑了角膜后表面的 Barrett Toric TK 公式。老视矫正型人工晶状体推荐使用第五代公式如 Kane、Barrett Universal Ⅱ公式以获得更准确的屈光力预测。

第三节　影像学检查与人工晶状体类型的选择

一、人工晶状体的发展及类型

1949 年，Rieley 发明了 IOL 并首次被应用于临床。随后 IOL 经历了六个发展历程：早期后房型、早期前房型、虹膜支持型、新型前房型、后房型、囊袋内固定型。目前，可折叠囊袋内固定型 IOL 已成为临床上的首选。近年来，IOL 的材料和设计发展迅速，IOL 的功能也极大拓展，白内障手术也从复明手术进入屈光手术时代。据不同角度可对 IOL 进行不同分类（表10-3-1）。

表 10-3-1　人工晶状体分类

分类依据	具体分类			
IOL 植入位置	前房型		后房型	
	前房角固定型	虹膜夹持型	囊袋内型	睫状沟固定型
IOL 材料	聚甲基丙烯酸甲酯	硅凝胶	丙烯酸酯	水凝胶
IOL 襻的设计	一片式（包括双襻、四襻及平板式等）		三片式	
IOL 的功能	球面、非球面、蓝光滤过型等	散光矫正型	多焦点、景深延长型、可调节型	其他：肝素表面修饰型、带虹膜隔型等

IOL，人工晶状体；聚甲基丙烯酸甲酯（polymethylmethacrylate，PMMA）。

二、影像学检查指导人工晶状体的选择

白内障手术进入屈光手术时代后，进一步提高术后视觉质量、提高脱镜率、实现全程视力成为医生和患者的共同目标。白内障手术医生应熟悉各种类型 IOL 的生物学和光学特点，掌握其功能及可能出现的术后不良视觉现象，权衡利弊。同时，术前应与患者进行充分的沟通，了解患者的用眼习惯与视力需求、经济情况及心理预期，完善各项相关的术前检查，综合评估以上情况后为患者进行个性化的 IOL 选择及手术规划（图 10-3-1）。

（一）球差与 IOL 选择

人眼并非理想的光学系统，存在各种像差，其主要来源于角膜和晶状体。这些像差包括单色像差和色差，单色像差中的高阶像差主要包括彗差、球差、三叶草像差等，会降低 IOL 植入眼的视觉质量。而球差不仅是高阶像差中最大的，也是现在唯一可矫正的高阶像差。目前常用的可检测角膜球差的仪器有：Pentacam、OPD-Scan、iTrace、Galilei、Kerataon Onda 等（图10-3-2）。多数人角膜为正球差，年轻人晶状体的球差为负值，以中和角膜的正球差。而随

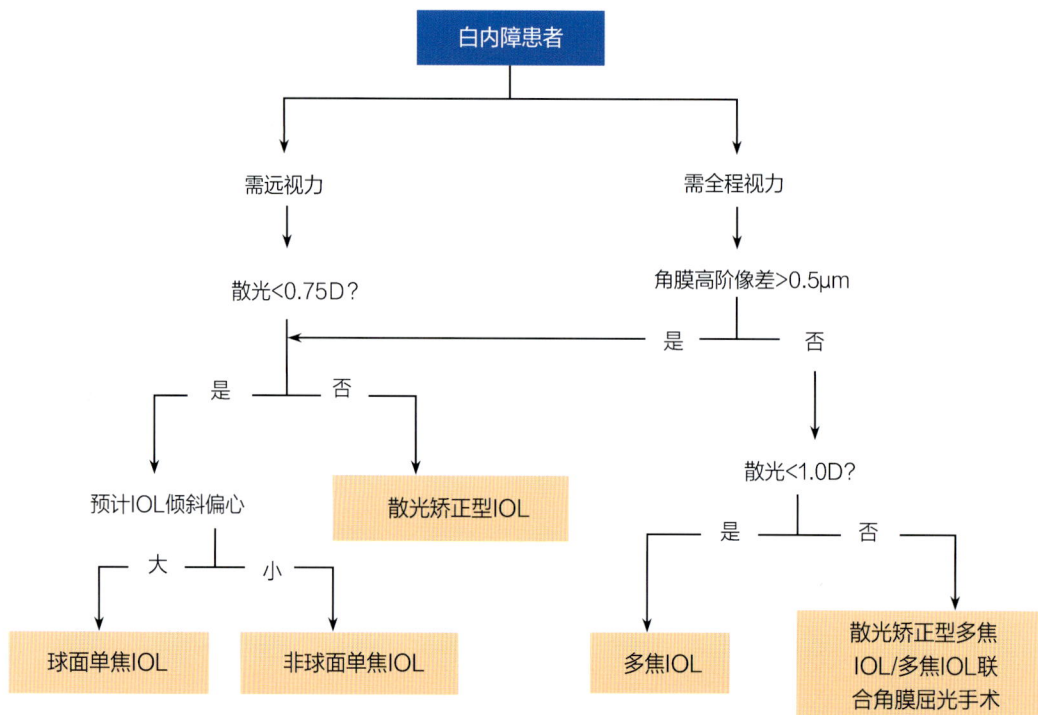

图 10-3-1　人工晶状体类型选择流程图

着年龄的增长,晶状体的负球差逐渐变正,而角膜的正球差基本保持不变,使眼内总像差为正值并降低视觉质量,产生不良光学干扰现象如夜间眩光、光晕等。传统的球面 IOL 为正球差,会导致术后全眼正球差的增加,而植入合适的非球面 IOL 可抵消部分角膜球差而提高视觉质量。非球面 IOL 根据非球面值的不同分为以下两类:

1. 负球差非球面 IOL

主要适用于角膜正球差>0.2μm 患者(图 10-3-2),主要有:Tecnis ZCB00(−0.27μm)、AcrySof SN60WF(−0.20μm)、MC X11ASP(−0.27μm)等。这类 IOL 对居中性要求较高,既往研究表明,当 IOL 倾斜大于 7°、偏心大于 0.4mm 时,植入负球差非球面 IOL 的视觉质量反而低于传统球面 IOL。因此,对于术后 IOL 位置可能出现明显异常的患者可选择植入球面或者零球差非球面 IOL。

2. 零球差非球面 IOL

该类 IOL 不对患者的角膜像差予以矫正,主要用于角膜正球差在 0.05~0.2μm 的患者,主要 IOL 型号有:CT ASPHINA 409MP、Rayner970C、Rayner920H、MC 6125 AS-Y、ADAPT-AO 等。零球差非球面 IOL 对居中性要求较低,应用范围相对较广。

(二)散光矫正型 IOL 的选择

角膜散光严重影响白内障患者术后裸眼视力,而流行病学调查显示我国白内障患者术前角膜散光>1.25D 的比例达 27.5%。角膜散光(corneal astigmatism,CA)由角膜前表面散光(anterior astigmatism,AA)和角膜后表面散光(posterior astigmatism,PA)组成,与角膜前表面相比,角膜后表面屈光指数较小(角膜前、后表面屈光指数分别为 0.376、–0.040),同时,在裂隙光扫描(scanning-slit)地形图、Scheimpflug 照相技术发展以前,PA 很难测量,因此,既往临床应用中 PA 往往被忽略。随着技术的发展,目前有多种仪器能够较为准确地测量角膜后表面散光,如:Pentacam、Orbscan、Sirius、Galilei 等,多种仪器检测角膜参数可互相参考、补充(表 10-3-2),从而实现更精确的角膜散光矫正。

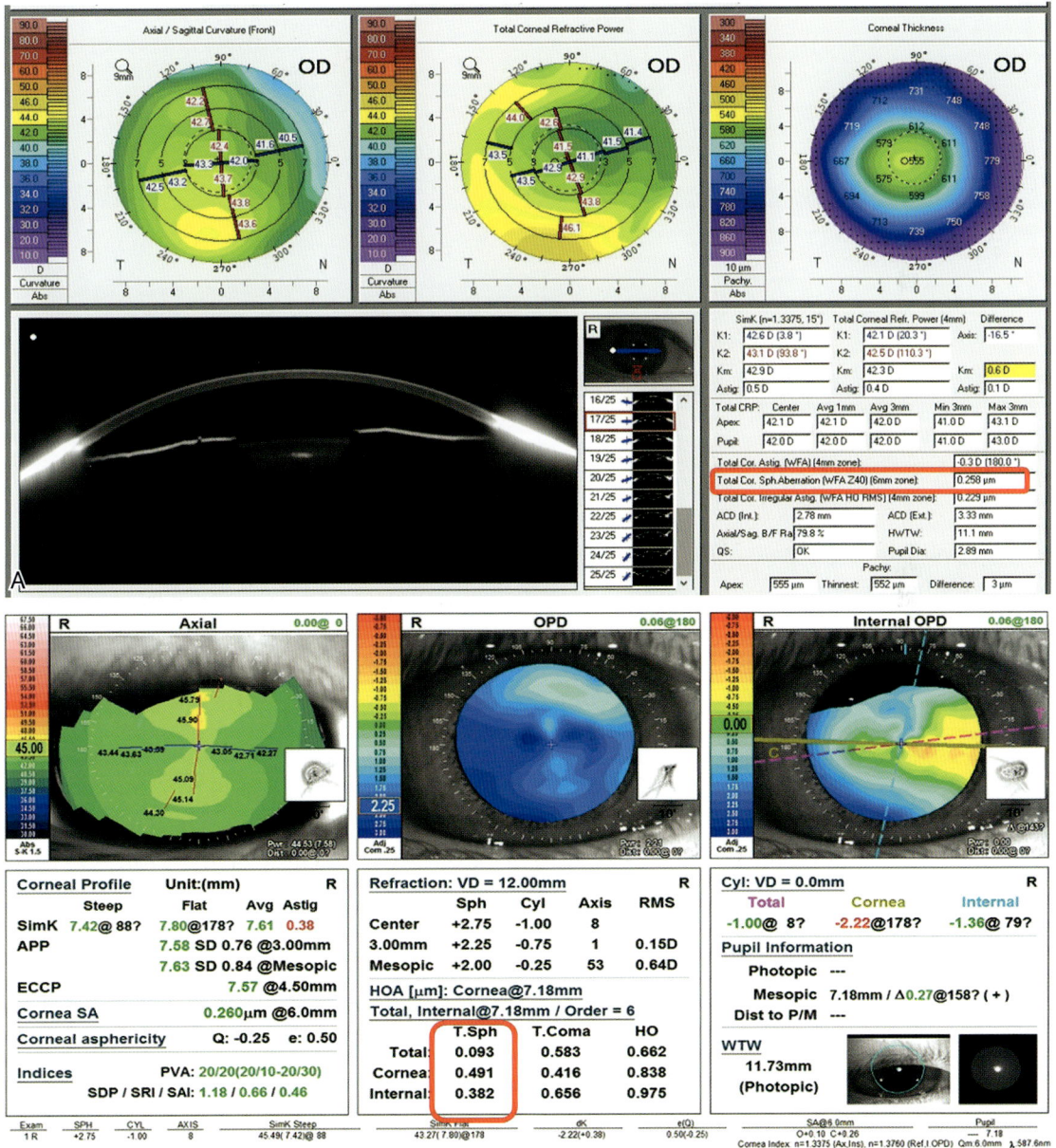

图 10-3-2　角膜球差图

A. Pentacam;B. OPD;

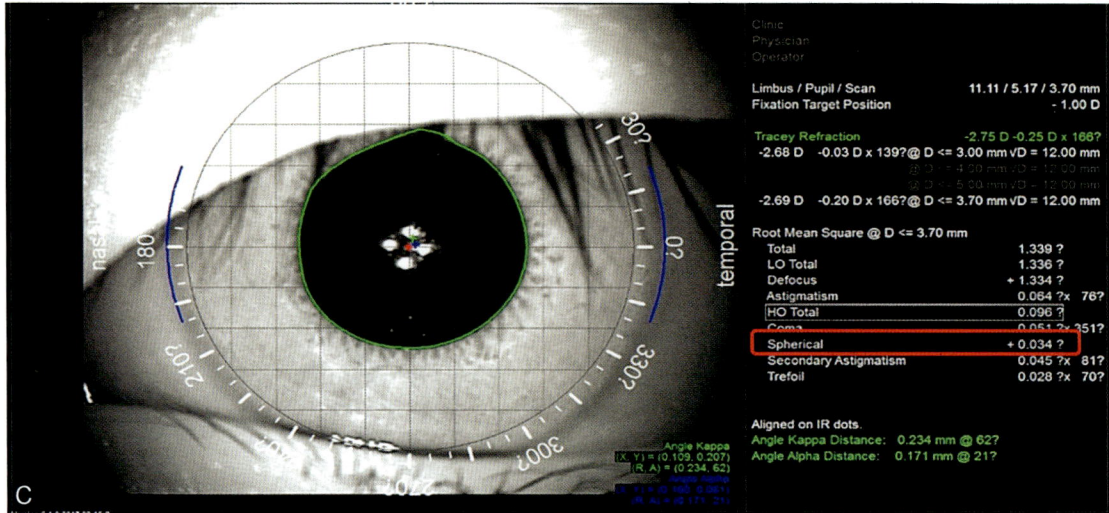

图 10-3-2（续）

C. iTrace。

表 10-3-2　常见角膜散光检测仪器

仪器名称	取值区域/mm	测量点数/个	所测范围	检测原理
自动角膜曲率计	3	4	角膜前表面	角膜反射原理
IOLMaster 500	2.5	6	角膜前表面	角膜前表面光点反射原理
IOLMaster 700	1.5/2.5/3.5	18	角膜前表面	角膜前表面光点反射原理
Lenstar LS 900	1.65/2.3	32	角膜前表面	角膜前表面光点反射原理
OA-2000	2.0/2.5/3.0	2 304	角膜前表面	角膜前表面光点反射原理
OPD scan Ⅲ	3.3	11 880	角膜前表面	Placido 盘原理
Pentacam	15°/4.0	138 000	角膜前、后表面	Scheimpflug 摄像技术
Orbscan Ⅱ	3.0	9 600	角膜前、后表面	Placido 盘结合裂隙扫描原理
Galilei	4.0	122 000	角膜前、后表面	Scheimpflug 成像+Placido 盘技术
Sirius	4.0	100 000	角膜前、后表面	Scheimpflug 成像+Placido 盘技术

　　目前白内障患者矫正角膜散光主要有三种方法：①戴镜矫正：框架眼镜、角膜接触镜；②角膜屈光手术：如散光角膜切开术（astigmatic keratotomy，AK），准分子激光角膜切削术（photorefractive keratectomy，PRK），准分子激光原位角膜磨镶术（laser assisted in-situ keratomileusis，LASIK），角膜缘松解切口（limbal relaxing incisions，LRIs）等；③植入散光矫正型 IOL（图 10-3-3）。相比之下，Toric IOL 具有散光矫正范围广、手术预测性强、术后效果良好且稳定等优点。《我国散光矫正型人工晶状体临床应用专家共识（2017 年）》建议，对规则性角膜散光≥0.75D 并有脱镜意愿的患者，可考虑使用 Toric IOL。但角膜不规则散光的患者，如圆锥角膜、角膜白斑等，不适合植入 Toric IOL（图 10-3-4）。应注意，Toric IOL 对于旋转稳定性要求较高，轴位偏离 1° 会造成矫正效果减少 3.3%，偏离>30° 则无法起到散光矫正的

效果。因此,对 IOL 囊袋内稳定性低的患者应慎用 Toric IOL,如可能存在悬韧带异常的患者(如眼外伤、晶状体半脱位、假性剥脱综合征、悬韧带松弛或离断、玻璃体切除术后等),以及合并其他眼部手术史的患者。此外,合并瞳孔异常(如小瞳孔、瞳孔偏位或不规则等)会影响 Toric IOL 的轴位定位,也应慎用 Toric IOL。

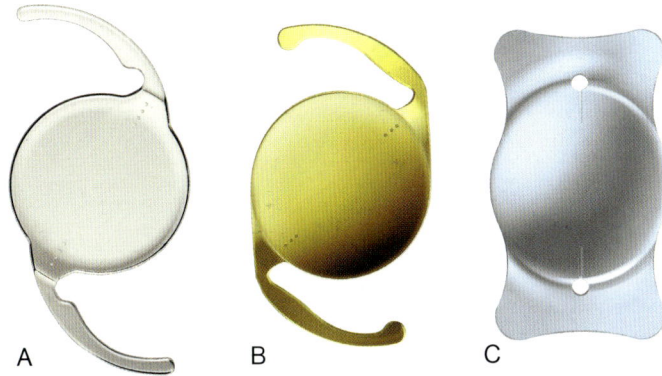

图 10-3-3　散光矫正型 IOL
A. Tecnis ZCT00;B. AcrySof IQ Toric SN6AT;C. AT TORBI 709M。

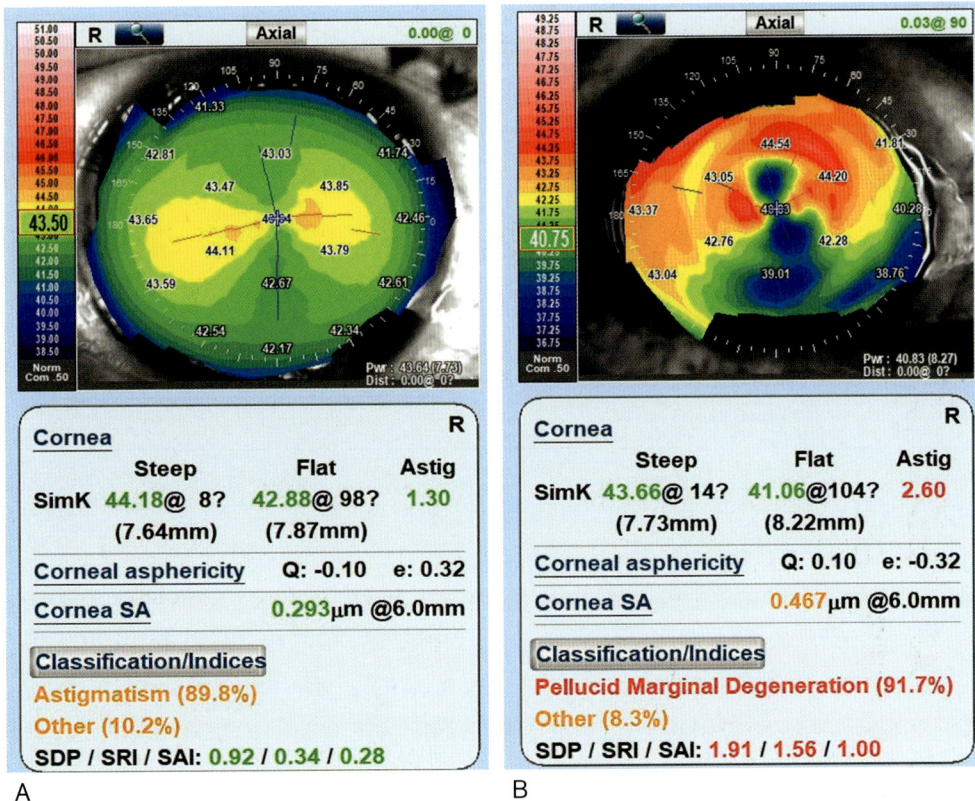

图 10-3-4　OPD 的角膜散光图
A. 规则角膜散光;B. 不规则角膜散光。

(三)老视矫正型 IOL 的选择

目前,老视矫正方法主要包括戴镜矫正(单/双/三焦点眼镜、渐变镜、单焦点/多焦点角膜接触镜)和手术治疗。其中手术治疗包括:①角膜手术:主要通过角膜切削或角膜成形术使中央角膜相对前凸,增加视物时的景深,或通过角膜多焦点切削类似于在角膜表面制作一副多焦点角膜接触镜,从而使老视患者获得一定的调节力;②晶状体手术:主要指晶状体摘除联合植入多焦点 IOL 或可调节型 IOL;③巩膜手术:主要是通过改变眼球局部结构提高睫状体调节力来治疗老视,但手术创伤较大、预测性不够,且远期效果难以确定,较少应用。相较于其他几种手术方式,植入老视矫正型 IOL 具有以下优点:在治疗白内障的同时矫正老视,无须进行其他额外的手术,手术创伤小且预测性好。

老视矫正型 IOL 主要有三大类:可调节型 IOL(accommodative IOL,AIOL)(图 10-3-5),多焦点 IOL(multifocal IOL,MIOL)(图 10-3-6)和景深延长型(enhance depth of focal,EDOF)IOL。

1. 可调节型人工晶状体(图 10-3-5)

通过睫状肌舒张和收缩改变囊袋张力,使 IOL 发生位置变化而产生调节力。目前可调节型人工晶状体主要有三种类型:单光学面 AIOL、双光学面 AIOL、可变形 AIOL,其中可变形 AIOL 尚未进入临床使用。AIOL 面临的主要问题有:调节范围有限,多数患者仍无法脱镜。且术后随着囊袋钙化和收缩,调节力会进一步变小或调节力不稳定。此外,IOL 有效位置的不稳定导致 IOL 屈光力计算的困难,因此,目前临床上 AIOL 少有使用。

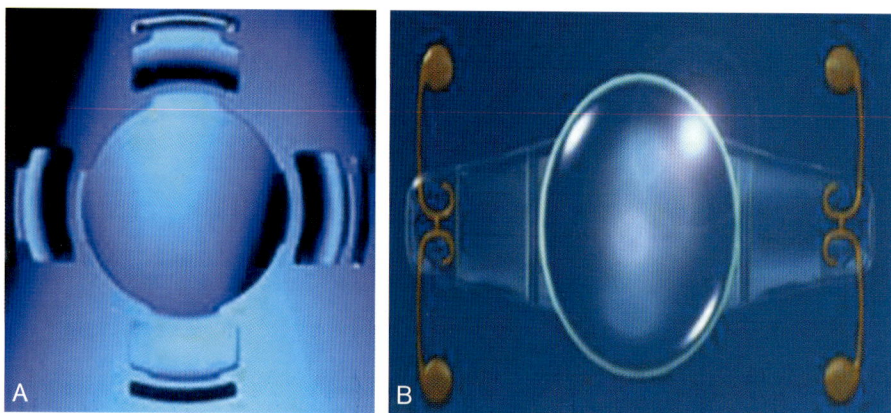

图 10-3-5   可调节型 IOL
A. Human Optics 1 CU;B. Crysta Lens AT45。

2. 多焦点人工晶状体(图 10-3-6)

利用光的衍射和/或折射原理设计而成,主要分为三类:折射型多焦点 IOL(refractive multifocal intraocular lens,RMIOL),衍射型多焦点 IOL(diffractive multifocal intraocular lens,DMIOL)及折射衍射混合型多焦点 IOL(hybrid multifocal intraocular lens,HMIOL)。根据 MIOL 焦点设计的不同可将其分为双焦点和三焦点 IOL,常用的双焦点 IOL 包括 AcrySof

IQ ReSTOR +3D、Tecnis ZMB00、SBL-3、AT Lisa 801 等。双焦点 IOL 远、近视力可，但是中距离视力不理想；而三焦点 IOL 能实现远、中（80cm 或 60cm）和近（40cm）全程视力，更能满足不同的工作和生活需求。目前，临床上应用的三焦点 IOL 主要有：AcrySof IQ PanOptix、AT LISA tri 839M 和 FineVision 等。

目前，越来越多的白内障患者有术后全程视力的需求，但并非都适合植入 MIOL，筛选符合条件的患者植入 MIOL 才能获得良好的术后视觉效果。《中国多焦点人工晶状体临床应用专家共识（2019 年）》建议植入 MIOL 应符合：暗室下瞳孔自然直径 3.0~5.5mm；Kappa 角<0.5mm 或

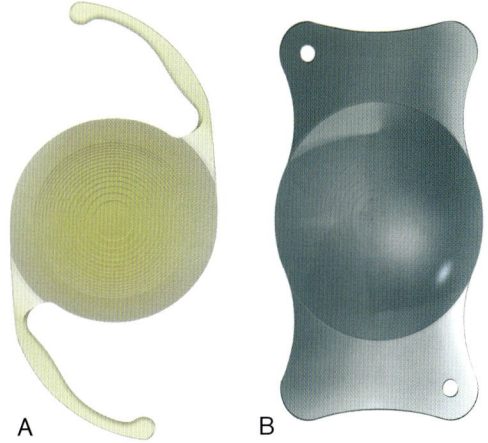

图 10-3-6　三焦点 IOL

A. AcrySof IQ PanOptix；B. AT LISA tri 839M。

小于 MIOL 中央折射光学区直径的一半；角膜中央直径 4mm 区域总高阶像差（Total HOA）<0.3μm，如 Total HOA 为 0.3~0.5μm 须谨慎植入，>0.5μm 不建议植入（图 10-3-7）。此外，应考虑是否合并其他眼部病变和严重的精神性、心理性疾病。术前应综合评估患者的用眼习惯与远中近视力需求，结合瞳孔大小、角膜散光、像差、Kappa 角和 Alpha 角（图 10-3-8）等重要眼部参数进行个性化 IOL 选择，降低不良视觉干扰现象，提高患者的视觉质量和满意度。

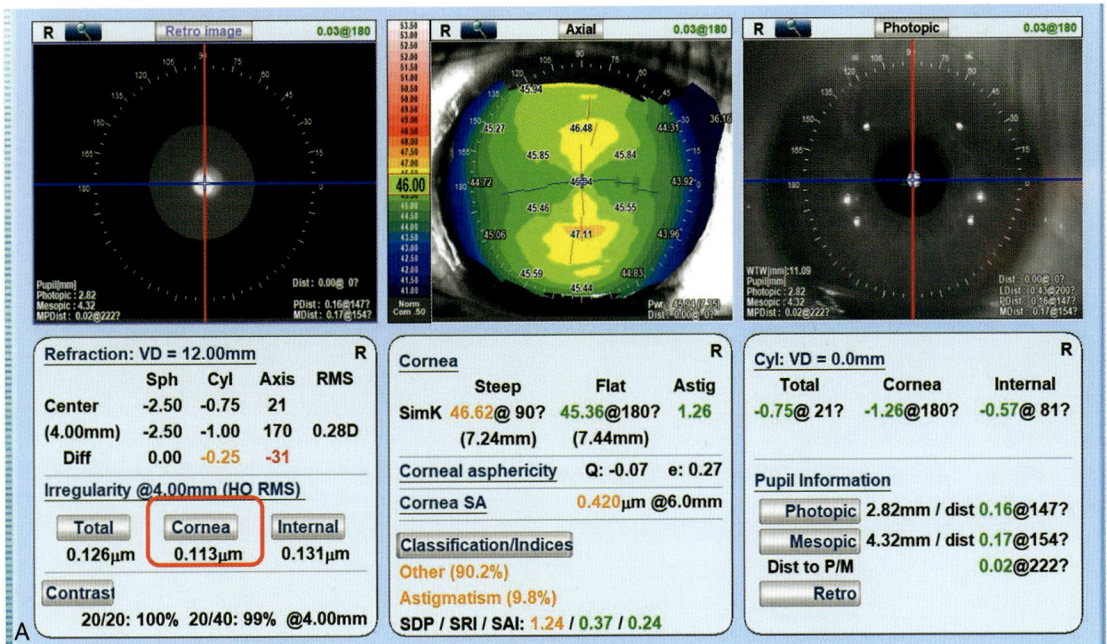

图 10-3-7　OPD 的角膜总高阶像差图

A. 角膜总高阶像差为 0.113μm（红色方框）；

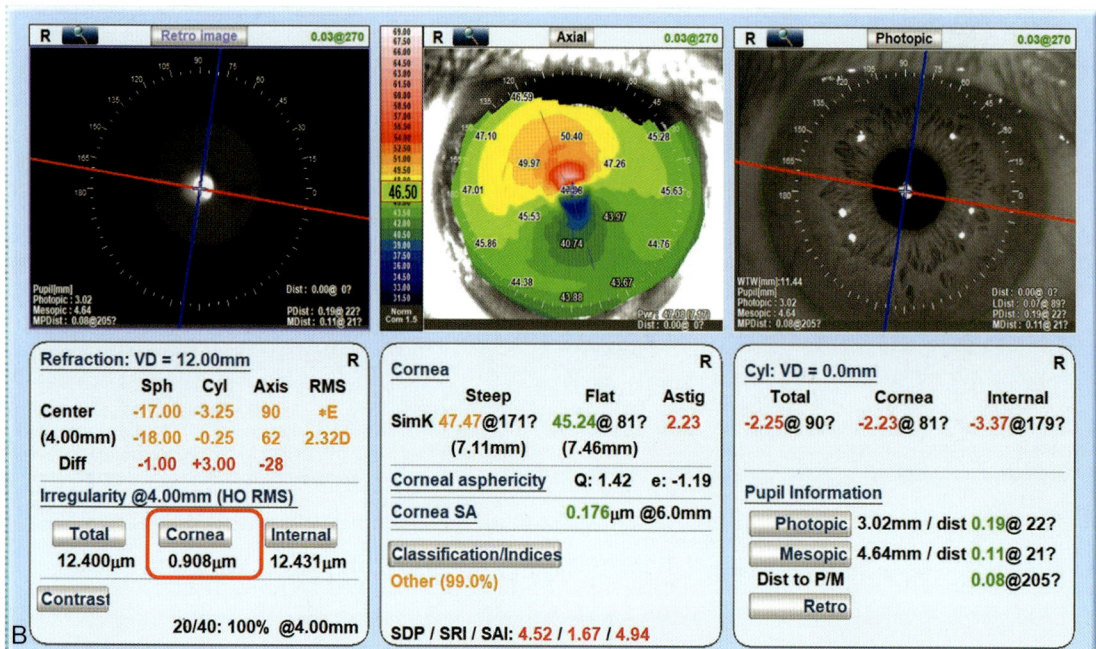

图 10-3-7（续）

B. 角膜总高阶像差为 0.908μm（红色方框）。

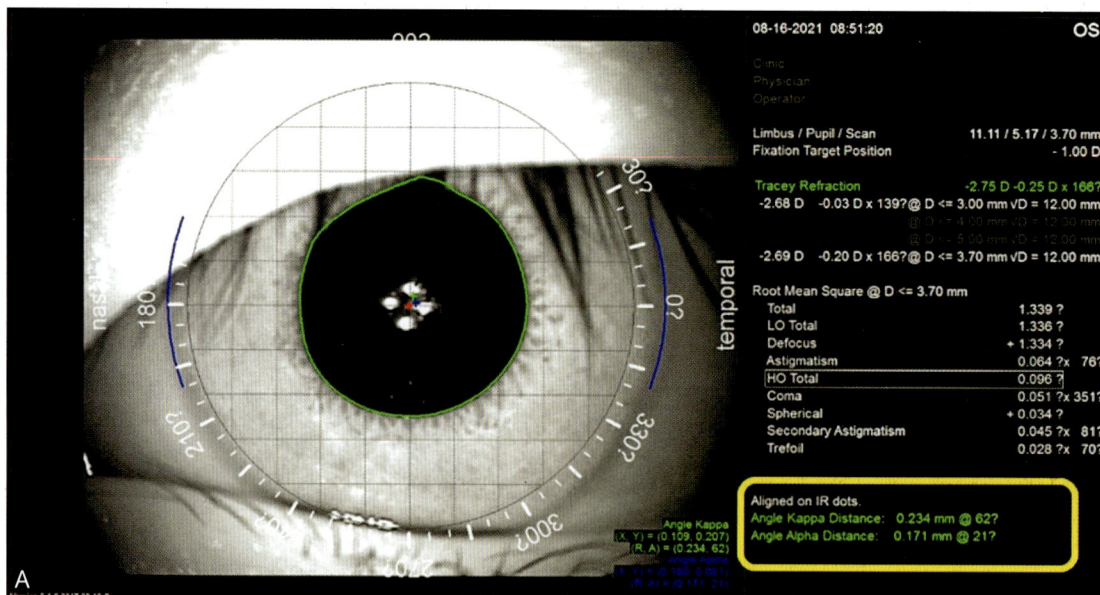

图 10-3-8　iTrace 的 Kappa 角和 Alpha 角

A. Kappa 角为 0.234mm，Alpha 角为 0.171mm（黄色方框）；

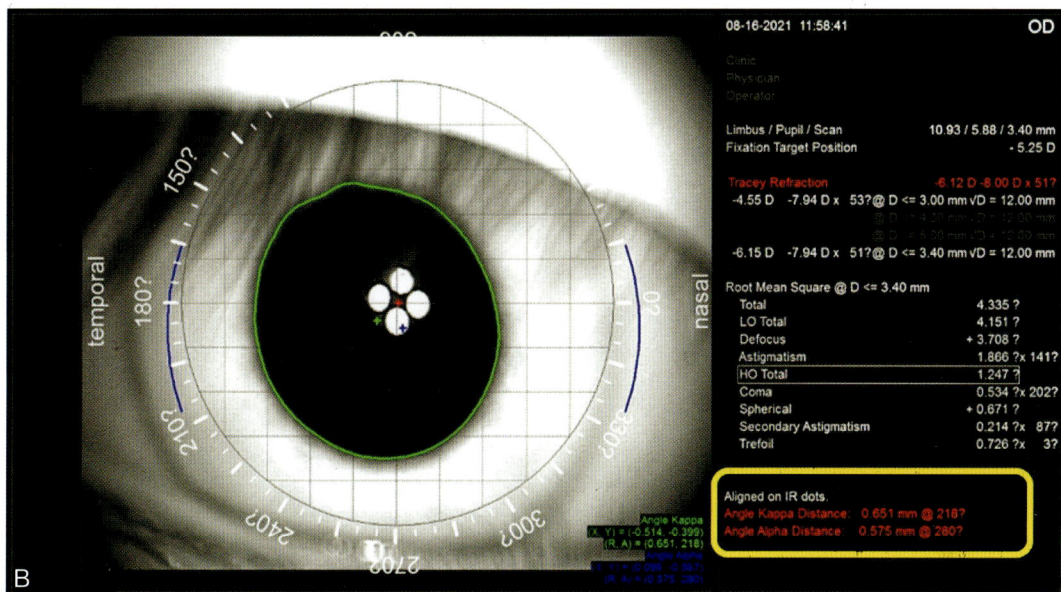

图 10-3-8（续）
B. Kappa 角为 0.651mm，Alpha 角为 0.575mm（黄色方框）。

3. EDOF IOL（图 10-3-9）

通过扩展景深或延长焦点，从而扩大物像清晰范围，目前主要是利用了衍射、像差或小孔原理三种原理。

（1）基于衍射原理：通过新的光学衍射模式，使入射光线聚集在一个扩展的纵向平面上，从而使焦点延长、景深增加。光线通过此类 IOL 形成连续焦点或焦线而非一个焦点，以此消除既往 MIOL 存在的眩光、光晕等不良视觉干扰现象。Tecnis Symfony 是目前此类 IOL 中应用最为广泛的，Symfony 设有 9 个衍射环，焦深可达 35cm，近附加约+1.75D，光能损失率仅 8%。Symfony 可获得良好的中、远距离视力，近距离视力稍差，但结合双眼微单视设计，可提供较好的双眼连续视程。

（2）基于球差概念：由于投射光学系统角度不同，轴上物点发出的光束的像点在光轴上不会重合成一个点，而是形成弥散圆，在两个弥散圆之间的物像仍可以辨认。因此，保留部分球差也就增加了景深。此类 IOL 以 Mini Well 为代表，包括内、中、外三个环形光学区，内区及中区分别为正负球差，并产生渐变多焦效应；外区是单焦点设计，可在大瞳孔下提高远视力。

（3）基于小孔原理：缩小的孔径阻挡了可能降低图像质量的离焦光线，仅允许中央聚焦的光线到达视网膜上，从而产生景深延长。IC-8 中央嵌入了一个 3.23mm 非衍射型不透明隔膜，其中 1.36mm 直径的中央孔，可提供约 2.25D 的焦深范围。由于小孔大大降低光学像差，因此尤其适用于不规则角膜散光（如圆锥角膜、角膜激光术后、角膜白斑等）、显著高阶像差和虹膜缺陷的患者。

EDOF IOL 通过焦深和景深的延长实现了一定范围内的连续视程，并且与 MIOL 相比，减少了图像的重叠，降低杂光的干扰、光晕的产生。EDOF IOL 技术近年来得到快速的发展，

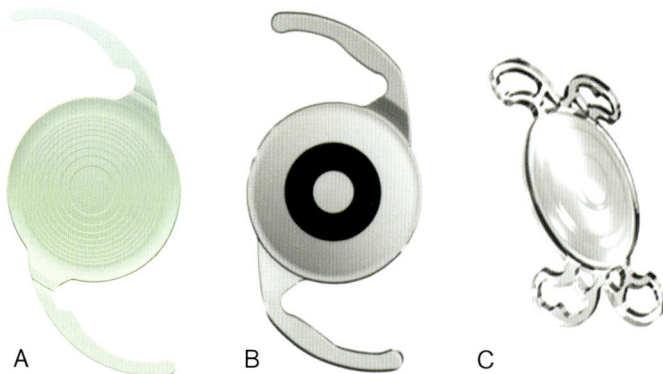

图 10-3-9　景深延长型 IOL

A. Tecnis Symfony ZXR00；B. IC-8；C. Mini Well。

并且被越来越多应用到 MIOL 设计中。

（林灏文　张佳晴　张　妙　谈旭华　罗莉霞）

参 考 文 献

［1］ MONTÉS-MICÓ R，PASTOR-PASCUAL F，RUIZ-MESA R，et al. Ocular biometry with swept-source optical coherence tomography［J］. J Cataract Refract Surg，2021，47（6）：802-814.

［2］ MOSHIRFAR M，BUCKNER B，RONQUILLO Y C，et al. Biometry in cataract surgery：A review of the current literature［J］. Curr Opin Ophthalmol，2019，30（1）：9-12.

［3］ GUIMARÃES DE SOUZA R，MONTES DE OCA I，ESQUENAZI I，et al. Updates in Biometry［J］. Int Ophthalmol Clin，2017，57（3）：115-124.

［4］ KANE J X，CHANG D F. Intraocular lens power formulas，biometry，and intraoperative aberrometry：A review［J］. Ophthalmology，2021，128（11）：e94-e114.

［5］ ZHANG J，TAN X，WANG W，et al. Effect of axial length adjustment methods on intraocular lens power calculation in highly myopic eyes［J］. Am J Ophthalmol，2020，214：110-118.

［6］ TAN X，ZHANG J，ZHU Y，et al. Accuracy of new generation intraocular lens calculation formulas in vitrectomized eyes［J］. Am J Ophthalmol，2020，217：81-90.

［7］ ZHANG J，JIN A，HAN X，et al. The LISA-PPV formula: An ensemble artificial intelligence-based thick intraocular lens calculation formula for vitrectomized eyes [J]. Am J Ophthalmol, 2024, 262: 237-245.

［8］ YUAN H, ZHANG J, HAN X, et al. Accuracy of 11 intraocular lens calculation formulas in shallow anterior chamber eyes [J]. Acta Ophthalmol, 2024, 102(5): e705-e711.

［9］ ZHANG J, XIA Z, HAN X, et al. Accuracy of intraocular lens calculation formulas in patients undergoing combined phakic intraocular lens removal and cataract surgery [J]. Am J Ophthalmol, 2022, 234: 241-249.

［10］ YEU E，CUOZZO S. Matching the patient to the intraocular lens：Preoperative considerations to optimize surgical outcomes［J］. Ophthalmology，2021，128（11）：e132-e141.

［11］ CHEN W，ZUO C，CHEN C，et al. Prevalence of corneal astigmatism before cataract surgery in Chinese patients［J］. J Cataract Refract Surg，2013，39（2）：188-192.

［12］ WOLFFSOHN J S，DAVIES L N. Presbyopia：Effectiveness of correction strategies［J］. Prog Retin Eye Res，2019，68：124-143.

［13］ SHEN Z，LIN Y，ZHU Y，et al. Clinical comparison of patient outcomes following implantation of trifocal or bifocal intraocular lenses：A systematic review and meta-analysis［J］. Sci Rep，2017，7：45337.

第十一章

影像学检查与人工晶状体位置的评估及预测

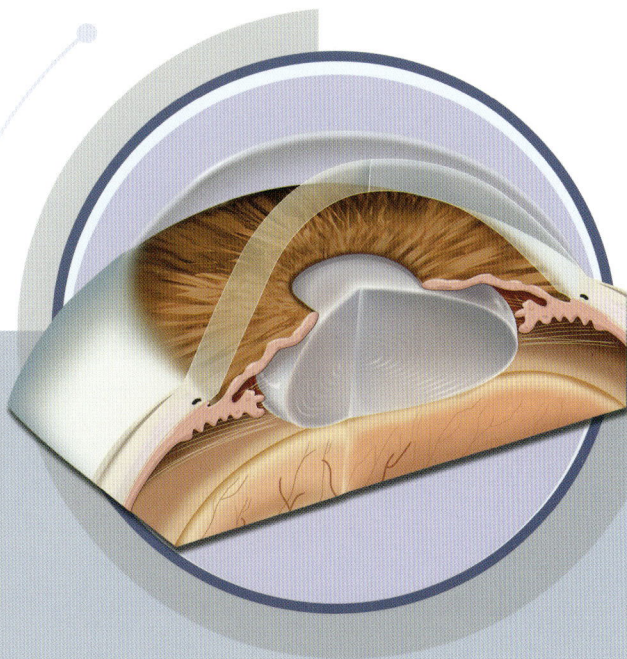

白内障术后良好的视觉质量受 IOL 位置的影响,当人工晶状体(intraocular lens,IOL)发生倾斜和偏心时,会引起波前像差的增加,严重影响术后视功能的恢复。研究表明,当 IOL 偏心大于 0.4mm 或倾斜大于 7° 时,植入非球面 IOL 的视觉质量比植入球面 IOL 更差。因此,研究白内障术后 IOL 倾斜和偏心的特点和危险因素,对临床上 IOL 的选择及保障患者术后良好的视觉质量具有重要的指导意义。

测量 IOL 位置的影像学检查原理包括 Scheimpflug 摄像法,Purkinje 图像,眼前节光学相干断层扫描(anterior segment optical coherence tomography,AS-OCT)等,这些方法利用不同的参考轴来评估 IOL 的倾斜和偏心。CASIA2 是一款新型的第二代眼前节扫频光学相干断层扫描仪,扫描速度更快,扫描深度更深,分辨率更高,可清晰成像并自动测量以角膜顶点为参考轴的 IOL 的倾斜与偏心。我们团队率先在国内使用 CASIA2 评估了普通白内障、PPV 术后白内障、高度近视并发性白内障等患者术后 IOL 倾斜和偏心的特点和影响因素,并发现 IOL 的倾斜和偏心与白内障术前晶状体的位置高度相关,为白内障术后 IOL 位置预测模型的建立提供了重要参考。

第一节　不同影像学检查方法对人工晶状体位置的评估

一、裂隙灯显微镜评估人工晶状体的位置

裂隙灯显微镜检查是白内障术后最常用的眼部检查方法,在自然瞳孔大小的情况下可大体观察到 IOL 光学区位置的居中性、视轴区后囊膜有无皱褶及后发性白内障的发生情况。在散瞳情况下可观察 IOL 的位置、撕囊口覆盖 IOL 边缘的情况、IOL 襻与周围组织的关系和后囊混浊的情况等。正常囊袋内植入的 IOL 位置居中(图 11-1-1A),轻度的位置异常表现为 IOL 偏心(图 11-1-1B),只有在散瞳裂隙灯检查时才能发现,重度的位置异常表现为 IOL 夹持(图 11-1-1C)或脱位。

二、Scheimpflug 成像分析仪评估人工晶状体的位置

Pentacam 三维成像分析仪是全球第一台采用 Scheimpflug 光学原理进行断层扫描、三维成像、简便及无创的眼前节诊断分析仪,可用于白内障术前眼前节各生物学参数的测量(角膜前后表面曲率、散光轴位和前房深度等),以及白内障术后 IOL 囊袋内稳定性的评估(图 11-1-2)。Pentacam 三维成像可清晰地显示 IOL 的前后界面、与视轴相对位置的改变及后囊混浊情况,联合 Image-Pro Plus 6 图像处理软件可以定量测量 IOL 与视轴之间的倾斜角、偏心值及后囊光密度值(表 11-1-1)。

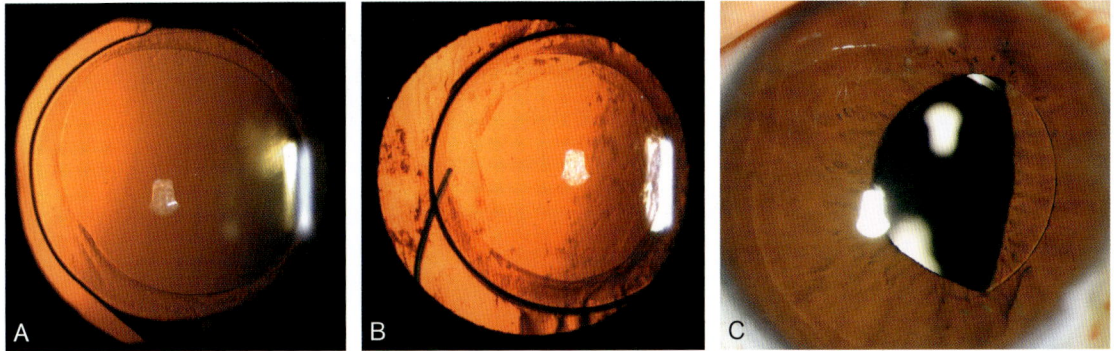

图 11-1-1　应用裂隙灯显微镜观察白内障术后 IOL 的位置

A. 正常位置的 IOL：可见 IOL 襻位于囊袋内，位置居中，撕囊口全周包裹 IOL 光学面的边缘；B. IOL 向鼻侧偏位；C. IOL 光学面夹持于瞳孔区。

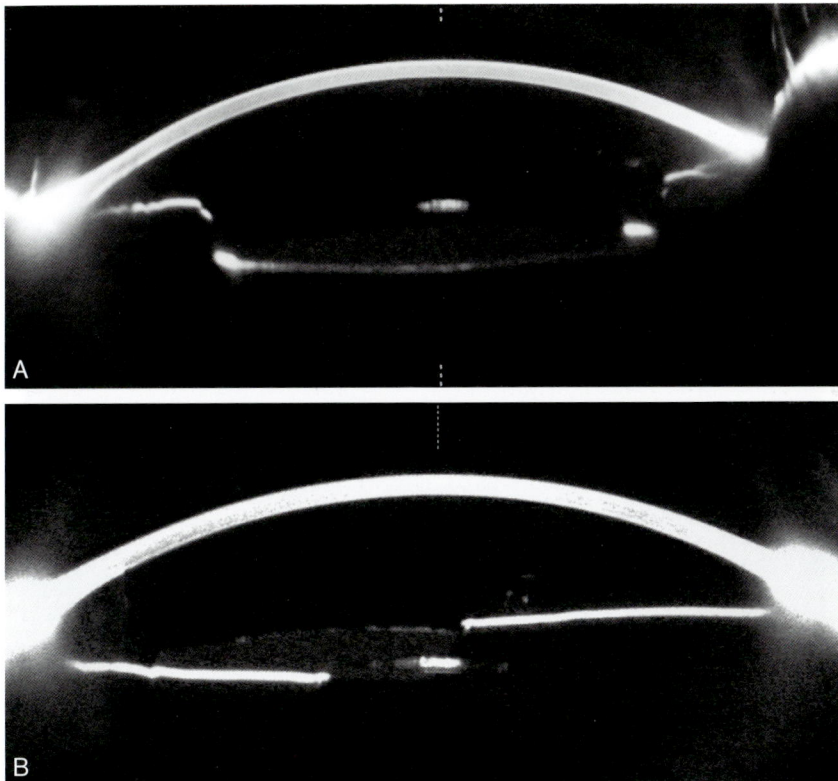

图 11-1-2　应用 Pentacam 观察白内障术后 IOL 的位置

A. 正常位置的 IOL；B. IOL 光学面夹持于瞳孔区。

表 11-1-1　不同仪器测量白内障术后 IOL 倾斜和偏心的对比

	Pentacam	CASIA2	UBM
原理	Scheimpflug 成像	光学相干断层扫描	超声成像
检查方式	非接触,散瞳,坐位	非接触,小瞳/散瞳,坐位	接触,无须散瞳,卧位
测量方法	借助图像处理软件,方法复杂	内置软件,自动定量测量,操作简单、快速	借助图像处理软件,方法复杂
参考轴	瞳孔轴	角膜地形轴	瞳孔轴
优缺点	分辨率低,测量主观性强,重复性差,受瞳孔位置及大小的影响	分辨率高,客观测量,重复性好,不受瞳孔大小及位置的影响,更能反映真实的 IOL 位置	不受屈光介质的影响,但测量主观性强,重复性差,受瞳孔位置及大小的影响

三、第二代眼前节扫频光学相干断层扫描仪 CASIA2 评估人工晶状体的位置

新一代眼前节扫频 OCT CASIA2 具有扫描速度更快,扫描深度更深,分辨率更高等优点,可清晰成像 IOL 前后界面,可用于观察白内障术后 IOL 的位置、IOL 与后囊贴附和后囊混浊情况等。更重要的是,CASIA2 可以角膜地形轴为参考轴,自动测量出 IOL 的倾斜和偏心(图 11-1-3)。角膜地形轴为连接固视点、角膜顶点和黄斑中心凹的轴,相对于其他常用的测量 IOL 倾斜和偏心的参考轴如瞳孔轴和视轴,角膜地形轴不受瞳孔大小及位置的影响,更能反映真实的 IOL 位置(表 11-1-1)。

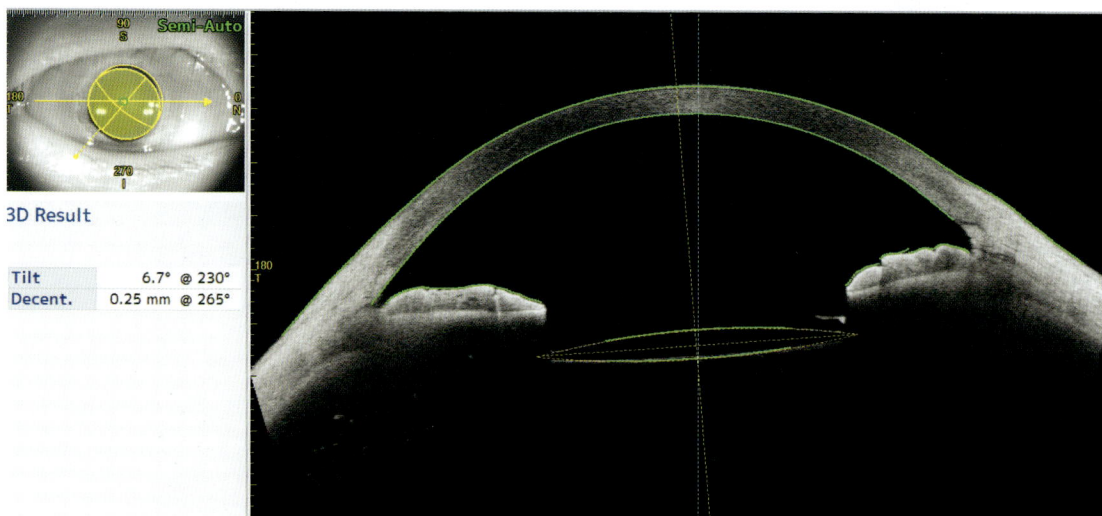

图 11-1-3　应用 CASIA2 观察白内障术后 IOL 位置并测量其倾斜和偏心
黄色虚线代表 IOL 中心轴,蓝色虚线代表角膜地形轴。

四、超声生物显微镜评估人工晶状体的位置

超声生物显微镜（ultrasound biomicroscopy，UBM）通过高频率的超声波能获得任何子午切面的高分辨率、高清晰度的眼前节图像，在观察 IOL 在眼内的位置上具有明显的优势，且不受屈光介质的影响，能够更直观地发现 IOL 位置异常，提供确切的影像学依据（表 11-1-1）。在白内障术后 IOL 眼内，由于 IOL 的高反射性，UBM 可以分辨 IOL 的前后表面，正常囊袋内植入的 IOL 位置应居中，前后光学面及襻均呈强反射信号带，IOL 襻未触及睫状体和虹膜后表面，光学部呈现向后的弧形凸起，后囊紧贴于 IOL 后表面，与 IOL 后表面呈整个强信号带。此外，UBM 还可观察 IOL 襻的位置及其与周围组织的关系，还能测量 IOL 在眼内的偏心量和倾斜度、前房深度，从而测量出 IOL 的确切位置，评估 IOL 在眼内的稳定性（图 11-1-4）。

应用 UBM 测量前房深度、IOL 在眼内的偏心量和倾斜度，具体测量方法如下（以 3:00 和 9:00 位的全景 UBM 图像进行测量）：①前房深度的测量：连接 3:00 和 9:00 巩膜突，经中点做垂直线为基线，角膜后表面至 IOL 光学部前界面的距离即为前房深度；②IOL 倾斜度的测量：做 IOL 光学部的直径连线，经中点做垂直线，垂直线与基线的交角即为倾斜度；③IOL 偏心量

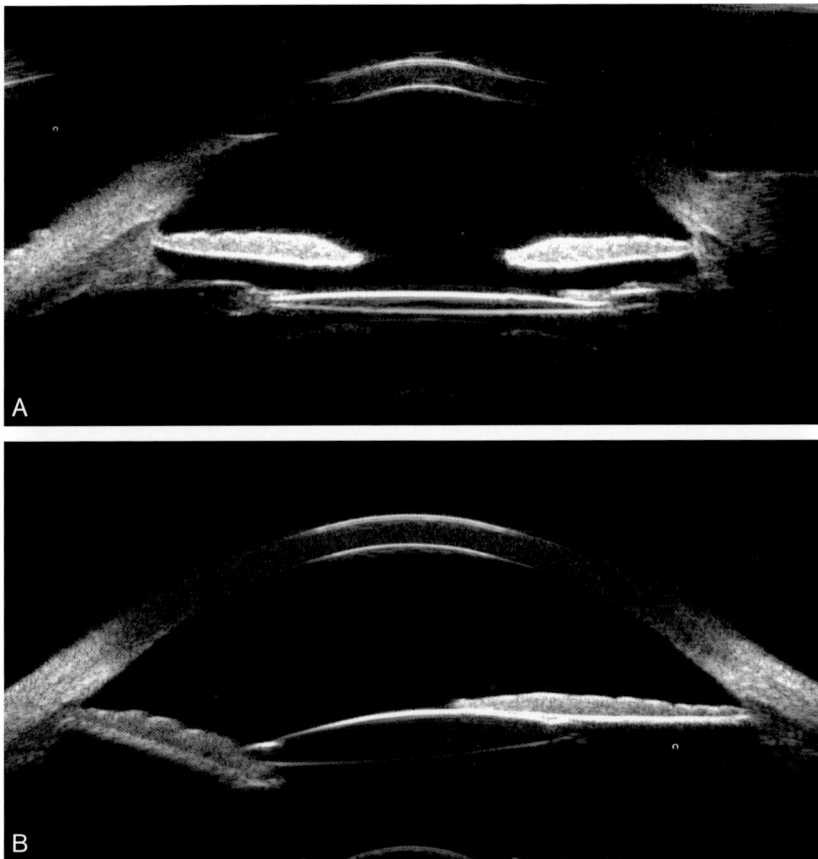

图 11-1-4　应用 UBM 观察白内障术后 IOL 的位置
A. 正常位置的 IOL；B. IOL 光学面夹持于瞳孔区。

的测量:经 IOL 直径中点的垂直线与 IOL 前表面的交点至基线的垂直距离即为偏心量。

第二节　影像学检查与人工晶状体位置对视觉质量的影响

影像学检查的进步使得临床医生能够更全面、细致地评估白内障术后 IOL 位置及其对视觉质量的影响。对术后视觉质量不佳的患者,利用影像学检查评估 IOL 位置与眼内像差情况,有助于客观、定量地解释患者的主观不适症状,指导干预措施的执行。

一、人工晶状体位置概述

白内障术后良好的视觉质量不仅取决于精准的眼部生物测量、准确的 IOL 屈光力计算和手术的顺利完成,还和术后 IOL 的位置密不可分。评估白内障术后 IOL 位置的指标包括:前房深度(即有效 IOL 位置)、IOL 的倾斜和偏心。有效 IOL 位置是指角膜前顶点与 IOL 有效光学面之间的距离,将直接影响 IOL 屈光力计算的准确性和术后的屈光误差。IOL 的倾斜是指 IOL 光学轴与参考轴所成的夹角,而 IOL 偏心则是 IOL 中心到参考轴的垂直距离。不同仪器由于参考轴(瞳孔轴、角膜地形轴、视轴等)的不同,IOL 倾斜和偏心的测量数值也存在差异。

只有当 IOL 的位置和视轴准确对齐时,IOL 才能更好地发挥其光学功能。因此,研究白内障术后 IOL 倾斜、偏心的特点和危险因素,对 IOL 的准确选择及确保术后较高的视觉质量具有重要的指导意义。事实上,白内障术前自然晶状体本身就存在一定的生理性倾斜和偏心。因此,即使是顺利的白内障手术,术后 IOL 也会存在一定程度的倾斜和偏心,但对视觉质量的影响有限。既往有研究使用 CASIA2 测量散瞳后术前自然晶状体和术后 IOL 的位置,结果显示自然晶状体平均向颞下方倾斜 4.65°、IOL 平均向颞下方倾斜 5.25°,自然晶状体和 IOL 均向颞侧平均偏心 0.08mm。

二、影响视觉质量的人工晶状体位置异常

然而,当 IOL 的倾斜和偏心超过一定程度,会导致像差如散光、彗差的增加和屈光的异常,严重影响患者的视觉质量。有研究发现,当 IOL 倾斜达到 12°、偏心达到 3mm 时,可以造成术后–7.0D 的近视和+4.0D 的散光。而对于一些特殊的白内障患者,术后发生较大程度 IOL 倾斜、偏心的风险则更高。比如本身晶状体悬韧带异常的患者(如高度近视、PPV 术后、假性剥脱综合征、视网膜色素变性等)、IOL 睫状沟固定、IOL 缝襻固定的患者等。

由于功能性 IOL(如非球面 IOL、散光矫正型 IOL 和多焦点 IOL)对居中性要求高,因而对倾斜和偏心更为敏感。既往研究表明,当 IOL 的偏心大于 0.4mm 或倾斜大于 7° 时,植入非球面 IOL 的调制传递函数(modulation transfer function,MTF)甚至比传统的球面 IOL 更低,意味着视觉质量更差;此外,IOL 的倾斜偏心会影响散光矫正型 IOL 的矫正效果和视觉质量;也有文献报道,IOL 的倾斜偏心会导致多焦点 IOL 视觉质量的下降和不良视觉干扰现象发生率的增多。因此,对于术后 IOL 位置可能出现明显异常的特殊患者,植入功能性 IOL 需要非常谨慎。

三、特殊病例分析

1. 高度近视白内障患者

高度近视并发性白内障患者常伴有悬韧带松弛、囊袋较大、玻璃体液化等解剖改变，白内障术后囊袋易收缩，晶状体不稳定性增加。我们团队的研究显示：高度近视白内障患者术后更容易出现 IOL 的倾斜和偏心，且有临床意义的 IOL 倾斜、偏心（即倾斜大于 $7°$ 或偏心大于 0.4mm）的比例更高，晚期发生 IOL 脱位的风险也增加。

【典型病例】

患者女，40 岁。因"双眼无痛性视力下降 1 年余"就诊。VOD 指数/10cm，VOS 指数/10cm。右眼晶状体混浊 $C_2N_5P_1$，左眼晶状体混浊 $C_2N_2P_1$，双眼眼底窥不入。双眼先后行白内障超声乳化摘除+IOL 植入术，左眼术后裂隙灯检查示：IOL 向鼻上方移位（图 11-2-1A）；CASIA2 示：IOL 倾斜为 $5.5°$，偏心为 0.81mm（图 11-2-1B）；OPD 示：全眼像差为 2.011μm，角膜像差为 0.421μm，眼内像差为 1.746μm（图 11-2-1C），提示术后全眼像差主要来自眼内像差，由 IOL 的

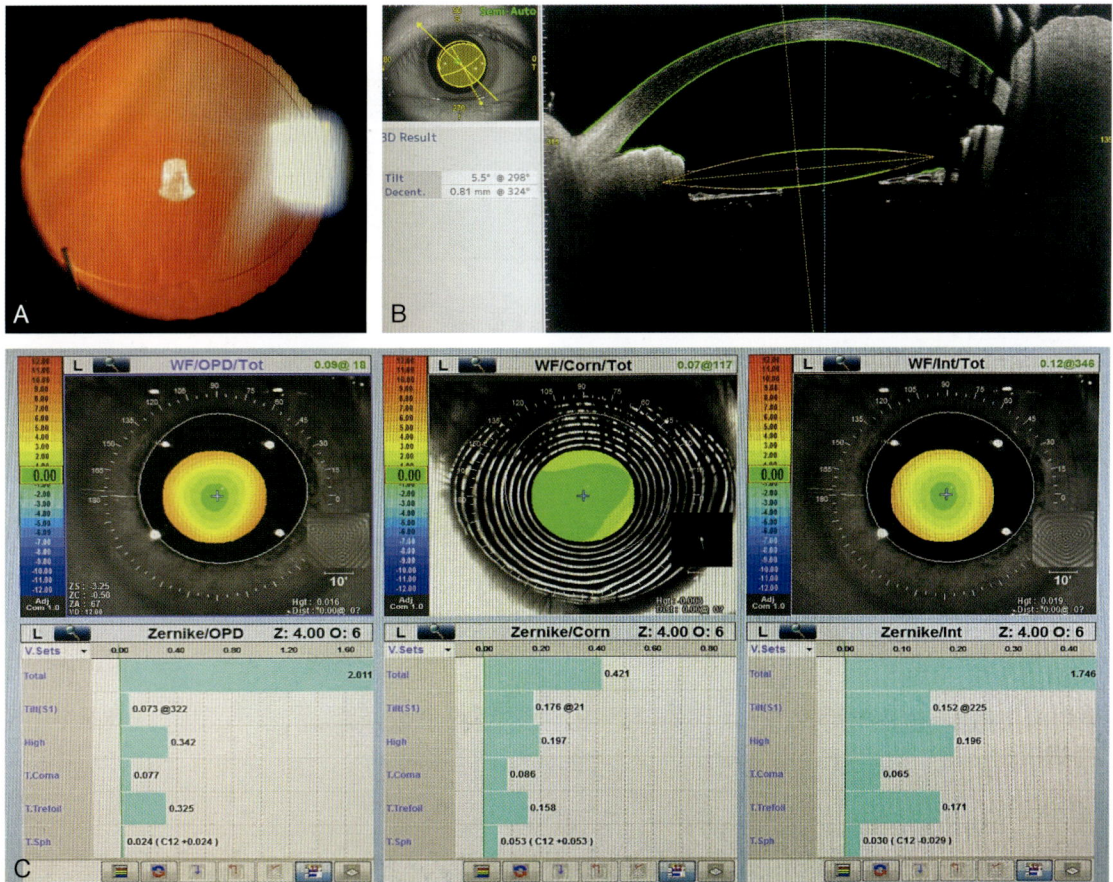

图 11-2-1　高度近视白内障患者术后人工晶状体的倾斜偏心和视觉质量

A. 裂隙灯检查，IOL 向鼻上方移位；B. CASIA2，IOL 倾斜为 $5.5°$，偏心为 0.81mm；C. OPD，全眼像差为 2.011μm，角膜像差为 0.421μm，眼内像差为 1.746μm。

倾斜与偏心引起。

2. PPV 术后白内障患者

白内障是 PPV 术后最常见的并发症,我们团队的研究也显示,PPV 是白内障术后 IOL 倾斜和偏心的危险因素。可能的原因是 PPV 术后患者 IOL 缺少玻璃体的支撑,前房深且易波动,后囊的活动度大,以及悬韧带薄弱等。此外,硅油或长效气体等玻璃体腔填充物,也会引起晶状体悬韧带的拉伸,增加 IOL 的倾斜和偏心。

【典型病例】

患者女,53 岁。因"右眼视网膜脱离术后视力欠佳 3 个月余"就诊。VOD 0.02,VOS 1.0。右眼为硅油填充眼,并发性白内障。局麻下行右眼玻璃体腔硅油取出+白内障超声乳化摘除+IOL 植入术,术后裂隙灯检查示:IOL 向鼻上方移位(图 11-2-2A)。CASIA2 示:IOL 倾斜为 7.2°,偏心为 0.69mm(图 11-2-2B)。OPD 示:全眼像差为 1.337μm,角膜像差为 0.897μm,眼内像差为 0.885μm(图 11-2-2C)。

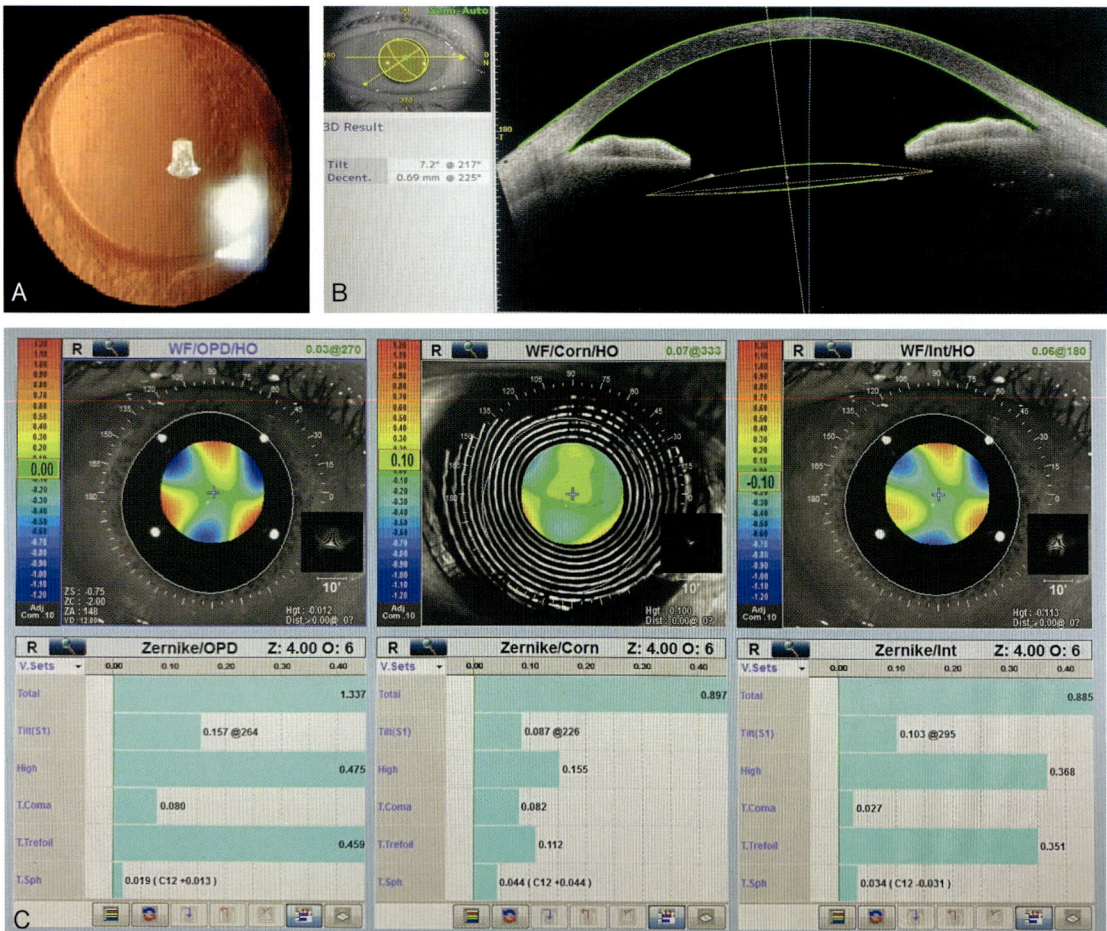

图 11-2-2　PPV 术后白内障患者人工晶状体的倾斜偏心和视觉质量

A. 裂隙灯检查,IOL 向鼻上方移位;B. CASIA2,IOL 倾斜为 7.2°,偏心为 0.69mm;C. OPD,全眼像差为 1.337μm,角膜像差为 0.897μm,眼内像差为 0.885μm。

3. IOL 睫状沟固定

IOL囊袋内植入,是最符合生理状态、术后并发症最少的IOL植入位置。然而,由于外伤、白内障术中后囊破裂、PPV术中玻切头损伤晶状体后囊或者后极性白内障伴有后囊膜缺损且范围比较大,或二期IOL植入术中发现前后囊膜粘连难以分离、囊袋皱缩、不能重新打开囊袋等情况,就无法在囊袋内植入IOL。此时,睫状沟固定是临床上常用的另一种IOL植入位置。然而,由于睫状沟的空间相对囊袋更大,且IOL可反复与虹膜睫状体接触导致慢性眼内炎症反应,以及原发病的影响,IOL睫状沟固定术后出现较大倾斜、偏心的风险较高。

【典型病例】

患者男,65岁。因"双眼无痛性视力下降5年"就诊。VOD指数/20cm,VOS 0.12。右眼晶状体混浊$C_2N_5P_1$,左眼晶状体混浊$C_2N_3P_1$,双眼眼底窥不入。先行右眼白内障超声乳化摘除+IOL植入术,术中后囊出现破裂,故将IOL植入睫状沟。术后裂隙灯检查示:IOL向鼻上方移位(图11-2-3A)。CASIA2示:IOL倾斜为2.7°,偏心为1.50mm(图11-2-3B)。OPD示:

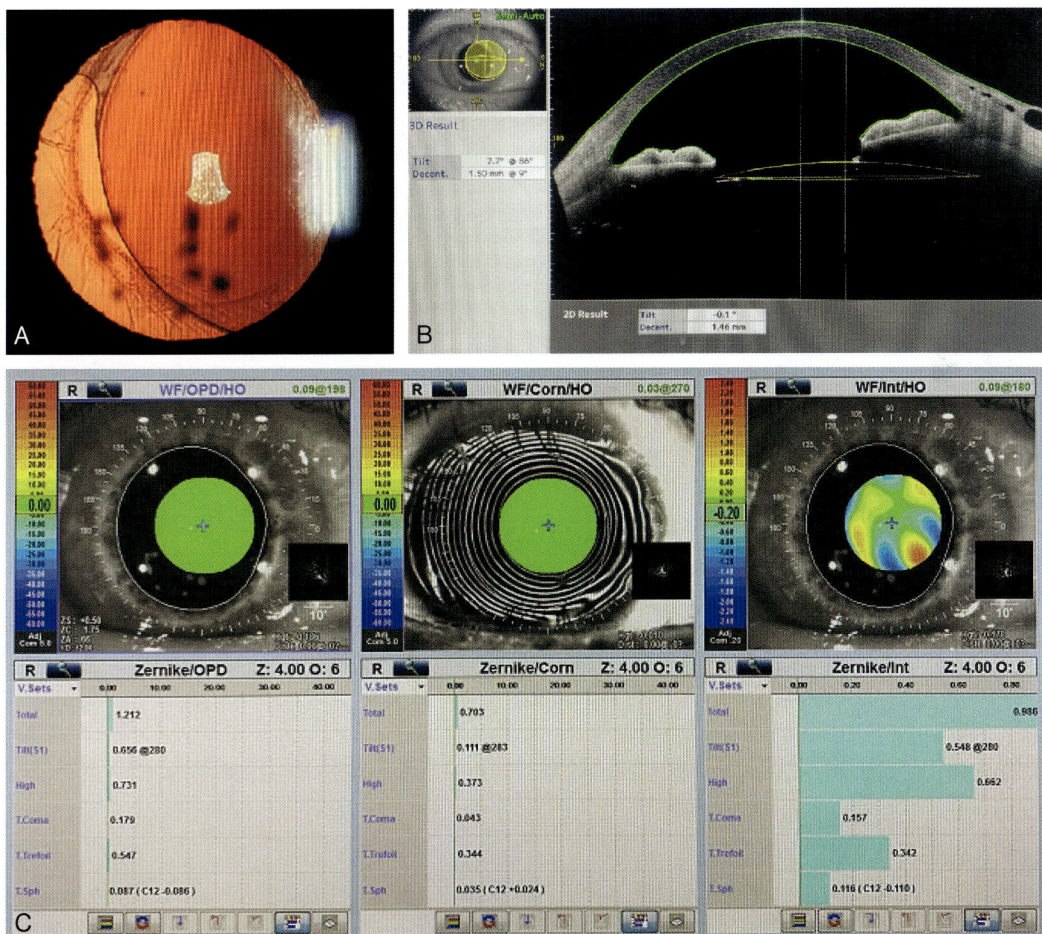

图11-2-3　睫状沟固定人工晶状体的倾斜偏心和视觉质量

A.裂隙灯检查,IOL向鼻上方移位;B.CASIA2,IOL倾斜为2.7°,偏心为1.50mm;C.OPD,全眼像差为1.212μm,角膜像差为0.703μm,眼内像差为0.986μm。

全眼像差为 1.212μm,角膜像差为 0.703μm,眼内像差为 0.986μm(图 11-2-3C)。

4. IOL 缝襻固定

当存在白内障术中残留的晶状体囊膜无法支撑 IOL 或严重的晶状体脱位等情况,可采用后房型 IOL 缝襻固定术。研究显示,IOL 缝襻固定术后倾斜、偏心程度明显高于常规 IOL 植入术,而当固定 IOL 襻的缝线张力不均匀或两个襻在巩膜的固定位置不对称时,往往会引起较大的 IOL 倾斜和偏心。此外,由于 IOL 的倾斜能引起大量的彗差,IOL 缝襻固定术后的彗差也明显高于常规 IOL 植入术;而两种术式术后的球差则无明显差异,这可能与倾斜、偏心对球差无明显影响有关。

【典型病例】

患者男,54 岁。因"左眼白内障术后无晶状体眼 3 个月余"就诊。VOD 0.07,VOS 0.03。左眼因晶状体不全脱位行左眼白内障超声乳化摘除术,本次于局麻下行 IOL 缝襻固定术。术后裂隙灯检查示:IOL 向鼻下移位(图 11-2-4A)。CASIA2 示:IOL 倾斜为 5.3°,偏心

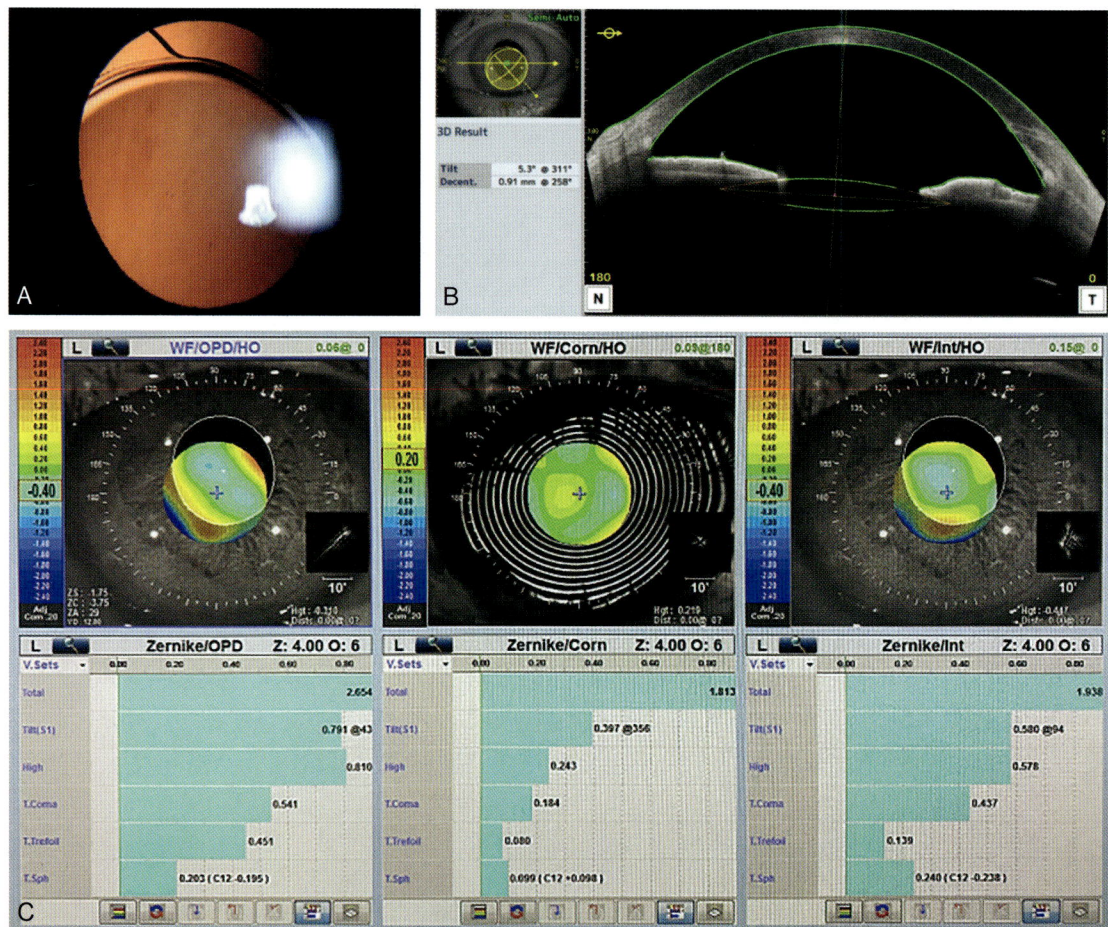

图 11-2-4　缝襻固定 IOL 的倾斜偏心和视觉质量

A. 裂隙灯检查,IOL 向鼻下移位;B. CASIA2,IOL 倾斜为 5.3°,偏心为 0.91mm;C. OPD,全眼像差为 2.654μm,角膜像差为 1.813μm,眼内像差为 1.938μm。

为 0.91mm（图 11-2-4B）。OPD 示：全眼像差为 2.654μm，角膜像差为 1.813μm，眼内像差为 1.938μm（图 11-2-4C）。

第三节　基于影像学检查的人工晶状体位置影响因素评价和预测

鉴于人工晶状体位置与视觉质量息息相关，选择合适的人工晶状体，对易出现人工晶状体位置异常的人群及时采取相关措施，是保障患者术后良好的视觉效果的关键环节之一。基于影像学检查技术评估人工晶状体位置异常的高危因素，在术前预测人工晶状体位置异常的风险，为上述临床工作的顺利开展提供了基本条件。

一、老年性白内障患者人工晶状体倾斜偏心的影响因素

普通的老年性白内障患者由于术前的自然晶状体本身就存在一定的倾斜和偏心，因此即使手术顺利，囊袋内植入的 IOL 也会存在一定的倾斜和偏心，而且两者存在一定的相关性。我们团队使用第二代眼前节扫频 OCT（CASIA2）测得白内障术前自然晶状体的倾斜在 5° 左右，85.71% 的患者 IOL 倾斜朝向颞下方；而偏心在 0.21mm 左右，方向较为分散，但大部分患者的晶状体会向颞侧偏心。而白内障术后 1 周的患者 IOL 也存在 5° 左右的倾斜，其中 82.14% 的患者 IOL 倾斜朝向颞下方；术后 1 周的患者 IOL 存在朝向颞侧 0.21mm 的偏心。术后 1 周 IOL 的倾斜偏心和术前自然晶状体的倾斜偏心数值接近，方向也比较一致，两者之间存在显著的相关性（图 11-3-1）。

由于 IOL 的倾斜和偏心直接影响白内障患者的术后视觉质量，因此，研究影响 IOL 倾斜、偏心的危险因素具有重要的临床价值。我们团队的最新研究发现，白内障术后 IOL 的倾斜、偏心与术前的眼轴、晶状体厚度和经睫状体平坦部玻璃体切除（pars plana vitrectomy，PPV）手术史相关。结果显示：IOL 倾斜和 PPV 手术史、眼轴正相关，而 IOL 偏心和眼轴正相关（图

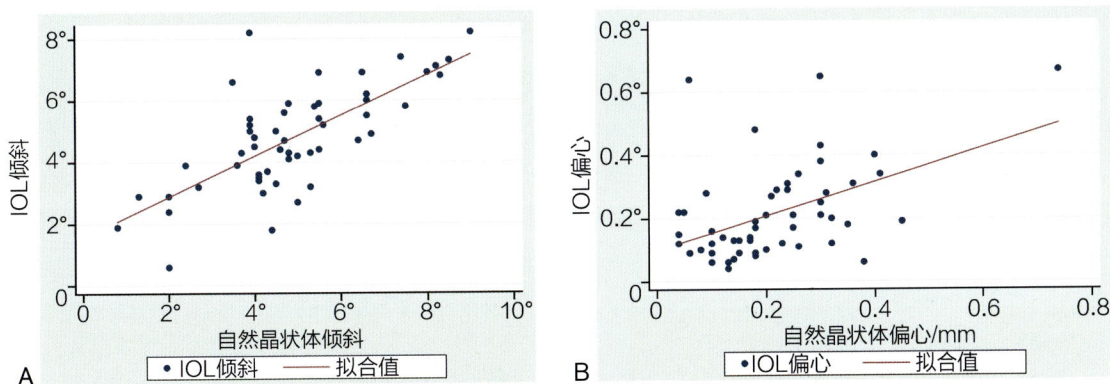

图 11-3-1　术后 1 周 IOL 的倾斜偏心和术前自然晶状体倾斜偏心的相关关系

A. 白内障术后 1 周 IOL 的倾斜和术前自然晶状体的倾斜正相关（$R=0.66$，$P<0.001$）；B. 白内障术后 1 周 IOL 的偏心和术前自然晶状体的偏心正相关（$R=0.30$，$P<0.001$）。

11-3-2）。此外,术中前囊撕囊口的直径及撕囊口覆盖 IOL 光学面的范围也会影响术后 IOL 的倾斜和偏心。结果显示:撕囊口直径过大会造成术后 IOL 倾斜>6° 的比例及偏心>0.5mm 的比例增大,而撕囊口部分覆盖 IOL 光学面和术后 IOL 偏心成正相关。我们的研究提示,居中的合适直径的 360° 覆盖 IOL 光学面的前囊撕囊口对于预防 IOL 的倾斜和偏心具有重要的意义。

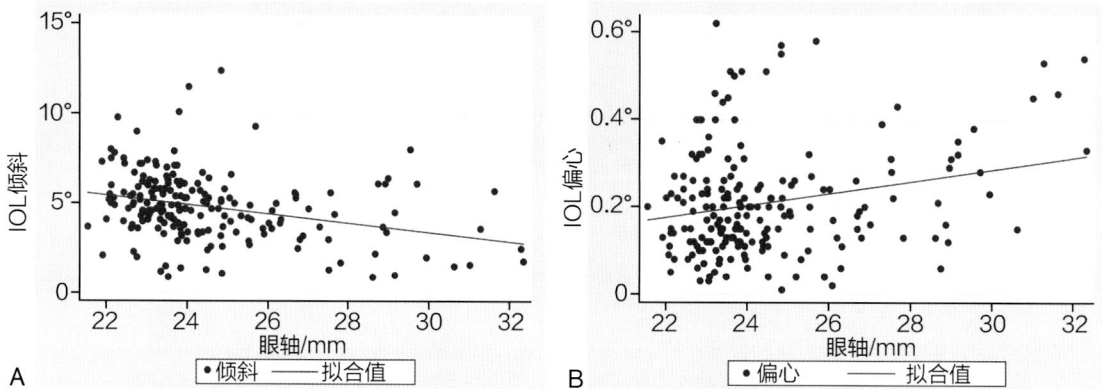

图 11-3-2　白内障术后 IOL 的倾斜、偏心与眼轴的相关关系
A. IOL 倾斜和眼轴负相关（$R=-0.21, P<0.001$）;B. IOL 偏心和眼轴正相关（$R=0.007, P=0.044$）。

二、玻璃体切除术后白内障患者人工晶状体倾斜偏心的影响因素

近年来,随着微创玻璃体切除手术的广泛开展和手术技术的提高,患者的手术预后和对视觉质量的要求越来越高。部分白内障医生也在考虑是否可以为这类特殊人群植入功能性 IOL（如非球面 IOL、散光矫正型 IOL 和老视矫正型 IOL 等）。但 IOL 的倾斜和偏心会造成术后的离焦、彗差增加、散光增加,进而降低患者术后的视觉质量和满意度。而 PPV 术后白内障患者由于晶状体悬韧带比较薄弱（玻璃体眼底疾病的影响、慢性眼内炎症及玻璃体切除术中损伤后组悬韧带等原因）,玻璃体腔内液体填充对晶状体囊袋的支撑力不足,以及眼内填充物（如硅油和长效气体）的影响,术后 IOL 的位置容易发生异常。

我们团队首次报道,有 PPV 手术史的白内障患者术后 IOL 的倾斜偏心显著大于普通白内障患者,且 IOL 倾斜大于 7° 和偏心大于 0.4mm（有临床意义的 IOL 倾斜偏心）的患者比例高达 20%。硅油填充史、糖尿病病史和亲水性 IOL 植入是有临床意义的 IOL 倾斜偏心的高危因素,且 IOL 倾斜和偏心与硅油填充时间正相关（图 11-3-3）。我们的研究提示,当眼底病变稳定后,应尽早行玻璃体腔硅油取出,以减少对晶状体和 IOL 位置的影响。此外,对有 PPV 手术史的白内障患者,尤其是有 IOL 倾斜偏心高危因素的患者,应谨慎选用功能性 IOL。

三、高度近视并发性白内障患者人工晶状体倾斜偏心的影响因素及预测

高度近视定义为眼轴长度≥26mm 或等效球镜≤–6.00D,其发病率逐年升高,尤其是亚洲国家。既往的研究表明,高度近视患者更早发生白内障,由于发病年龄早、脱镜意愿高,这

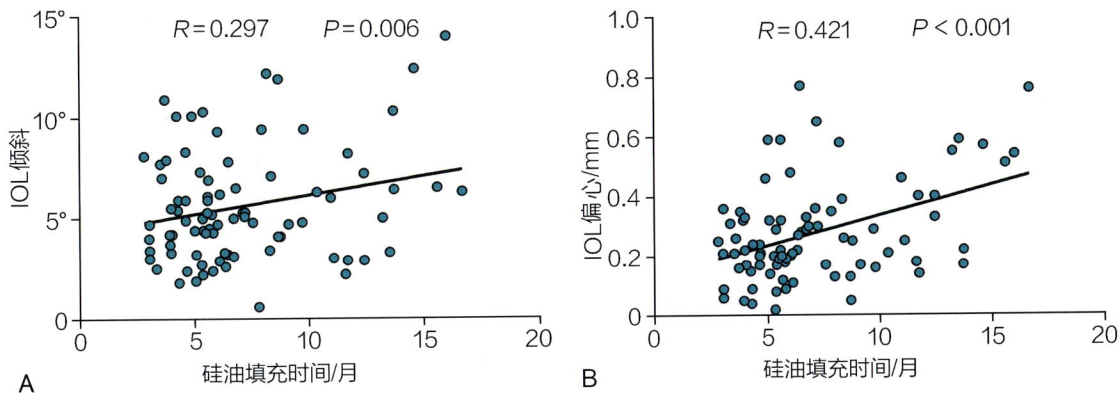

图 11-3-3　IOL 倾斜和偏心与硅油填充时间的相关关系
A. IOL 倾斜和硅油填充时间正相关；B. IOL 偏心和硅油填充时间正相关。

些患者更倾向于选择功能性 IOL 以获得更好的视功能。高度近视并发性白内障患者眼轴长、晶状体囊袋较大、悬韧带松弛，白内障术后 IOL 更易发生倾斜和偏心。既往研究表明，非球面 IOL 的偏心超过 0.4mm 或倾斜超过 7°可显著影响其术后视觉质量，而多焦点 IOL 对于 IOL 的居中性要求高，对倾斜偏心更加敏感。因此，对高度近视并发性白内障患者术后 IOL 倾斜和偏心的分布特点及影响因素进行研究，对于临床指导 IOL 的选择具有重要意义。

我们团队的最新研究发现，高度近视并发性白内障患者术后 3 个月 IOL 倾斜为 3.77°±1.95°，大部分朝向颞下方，其中 12.87% 的患者 IOL 倾斜≥7°；IOL 偏心为 0.27mm±0.16mm，其方向无明显趋势，其中 20.3% 的患者 IOL 偏心≥0.4mm；眼轴≥30mm 时，IOL 倾斜≥7°的比例和 IOL 偏心≥0.5mm 的比例显著增加。IOL 偏心与眼轴成正相关，而倾斜与眼轴无明显相关性（图 11-3-4）。此外，构建眼轴和 IOL 倾斜、偏心的预测模型，发现眼轴≥30.3mm 对白内障术后 IOL 偏心≥0.6mm 的预测率达到 80% 以上。研究结果提示，对于眼轴≥30mm 的白内障患者，选择植入功能性 IOL 应慎重。

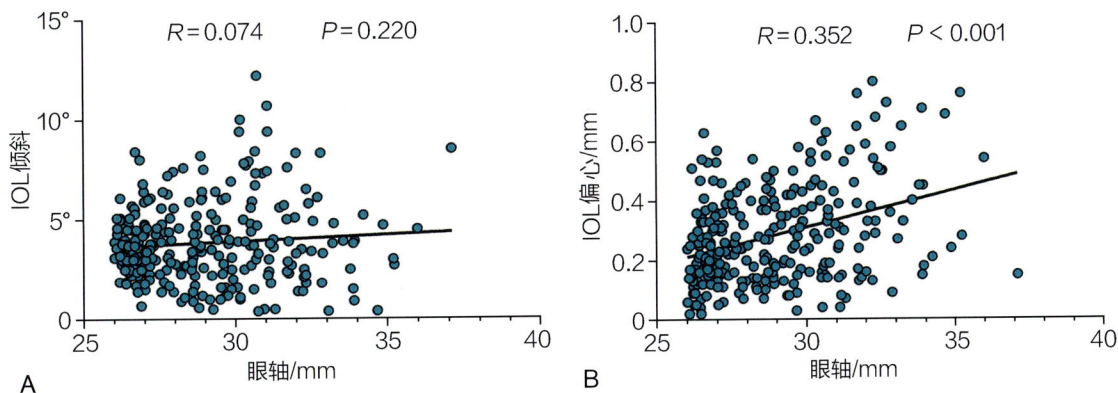

图 11-3-4　高度近视并发性白内障术后 IOL 倾斜偏心与眼轴的相关关系
A. IOL 倾斜和眼轴无显著相关性；B. IOL 偏心和眼轴正相关。

（陈晓云　张佳晴　谈旭华　罗莉霞）

参 考 文 献

［1］ ZHONG X,LONG E,CHEN W,et al. Comparisons of the in-the-bag stabilities of single-piece and three-piece intraocular lenses for age-related cataract patients:A randomized controlled trial［J］. BMC Ophthalmol,2016,16:100.

［2］ KIMURA S,MORIZANE Y,SHIODE Y,et al. Assessment of tilt and decentration of crystalline lens and intraocular lens relative to the corneal topographic axis using anterior segment optical coherence tomography［J］. PLoS One,2017,12（9）:e0184066.

［3］ FERNÁNDEZ-BUENAGA R,ALIO J L,PÉREZ-ARDOY A L,et al. Late in-the-bag intraocular lens dislocation requiring explantation:Risk factors and outcomes［J］. Eye（Lond）,2013,27（7）:795-801.

［4］ HOLLADAY J T,PIERS P A,KORANYI G,et al. A new intraocular lens design to reduce spherical aberration of pseudophakic eyes［J］. J Refract Surg,2002,18（6）:683-691.

［5］ GU X,CHEN X,YANG G,et al. Determinants of intraocular lens tilt and decentration after cataract surgery ［J］. Ann Transl Med,2020,8（15）:921.

［6］ CHEN X,GU X,WANG W,et al. Characteristics and factors associated with intraocular lens tilt and decentration after cataract surgery［J］. J Cataract Refract Surg,2020,46（8）:1126-1131.

［7］ FINDL O,HIRNSCHALL N,DRASCHL P,et al. Effect of manual capsulorhexis size and position on intraocular lens tilt,centration,and axial position［J］. J Cataract Refract Surg,2017,43（7）:902-908.

［8］ TAN X,LIU Z,CHEN X,et al. Characteristics and risk factors of intraocular lens tilt and decentration of phacoemulsification after pars plana vitrectomy［J］. Transl Vis Sci Technol,2021,10（3）:26.

［9］ WANG L,JIN G,ZHANG J,et al. Clinically significant intraocular lens decentration and tilt in highly myopic eyes:A swept-source optical coherence tomography study［J］. Am J Ophthalmol,2021,235:46-55.

中英文名词对照

第四章 超声生物显微镜

超声生物显微镜	ultrasound biomicroscopy,UBM
小梁网睫状体距离	trabecular-ciliary process distance,TCPD
虹膜睫状体距离	iris-ciliary process distance,ICPD
虹膜厚度	iris thickness,IT
小梁网睫状体夹角	trabecular-ciliary process angle,TCA
虹膜晶状体接触距离	iris-lens contact distance,ILCD
虹膜悬韧带距离	iris zonules distance,IZD
房角开放距离	angle open distance,AOD
前房角	anterior chamber angle,ACA
小梁网虹膜夹角	trabecular-iris angle,TIA

第六章 晶状体透明性改变的影像学表现

眼前节光学相干断层扫描	anterior segment optical coherence tomography,AS-OCT
晶状体混浊分类系统	Lens Opacities Classification System,LOCS
Pentacam 核分级系统	Pentacam nucleus system,PNS
超声生物显微镜	ultrasound biomicroscopy,UBM

第九章 术中光学相干断层扫描仪在白内障手术中的应用

术中光学相干断层扫描	intraoperative optical coherence tomography,iOCT
血管内皮细胞生长因子	vascular endothelial growth factor,VEGF
角膜后弹力层脱离	Descemet membrane detachment,DMD
人工晶状体	intraocular lens,IOL
累积超声能量	cumulative dissipated energy,CDE
眼前节光学相干断层扫描	anterior segment optical coherence tomography,AS-OCT
眼前节扫频光学相干断层扫描	anterior segment swept-source optical coherence tomography,AS-SS-OCT
糖尿病性视网膜病变	diabetic retinopathy,DR
年龄相关性黄斑变性	age-related macular degeneration,AMD
糖尿病性黄斑水肿	diabetic macular edema,DME
视网膜色素上皮	retinal pigment epithelium,RPE
脉络膜新生血管	choroid neovascularization,CNV

永存性胚胎血管	persistent fetal vasculature, PFV
牵牛花综合征	morning glory syndrome, MGS
早产儿视网膜病变	retinopathy of prematurity, ROP
家族性渗出性玻璃体视网膜病变	familial exudative vitreoretinopathy, FEVR

第十章 影像学检查在人工晶状体屈光力计算与选择中的应用

人工晶状体	intraocular lens, IOL
眼轴长度	axial length, AL
角膜曲率	keratometry readings, K
前房深度	anterior chamber depth, ACD
晶状体厚度	lens thickness, LT
角膜水平直径	white to white, WTW
中央角膜厚度	central corneal thickness, CCT
部分相干光干涉	partial coherence interferometry, PCI
光学低相干反射	optical low coherent reflectometry, OLCR
光学低相干干涉	optical low coherence interferometry, OLCI
扫频光学相干断层扫描	swept-source optical coherence tomography, SS-OCT
有效晶状体位置	effective lens position, ELP
聚甲基丙烯酸甲酯	polymethylmethacrylate, PMMA
角膜散光	corneal astigmatism, CA
角膜前表面散光	anterior astigmatism, AA
角膜后表面散光	posterior astigmatism, PA
散光角膜切开术	astigmatic keratotomy, AK
准分子激光角膜切削术	photorefractive keratectomy, PRK
准分子激光原位角膜磨镶术	laser assisted in-situ keratomileusis, LASIK
角膜缘松解切口	limbal relaxing incisions, LRIs
可调节型 IOL	accommodative IOL, AIOL
多焦点 IOL	multifocal IOL, MIOL
景深延长型 IOL	enhance depth of focal IOL, EDOF IOL
折射型多焦点 IOL	refractive multifocal intraocular lens, RMIOL
衍射型多焦点 IOL	diffractive multifocal intraocular lens, DMIOL
折射衍射混合型多焦点 IOL	hybrid multifocal intraocular lens, HMIOL

第十一章　影像学检查与人工晶状体位置的评估及预测	
人工晶状体	intraocular lens,IOL
眼前节光学相干断层扫描	anterior segment optical coherence tomography,AS-OCT
超声生物显微镜	ultrasound biomicroscopy,UBM
调制传递函数	modulation transfer function,MTF
玻璃体切除	pars plana vitrectomy,PPV